ISBN 978-3-662-23213-2   ISBN 978-3-662-25220-8 (eBook)
DOI 10.1007/978-3-662-25220-8

V. Osteochondrosis vertebrae, hinterer Bandscheibenvorfall und Lumbago-Ischias-Syndrom*.

Von

Heinz Junge - Kiel.

Mit 44 Abbildungen.

Inhalt.

Literatur 224

A. Einleitung 240

   Klinisches Gesamtmaterial 241

C. Die klinische Untersuchung des chronisch Lumbago-Ischiaskranken 241

D. Historischer Überblick 248

E. Die pathologisch-anatomischen Grundlagen 249

   Klinik des hinteren Bandscheibenvorfalls 261

     I. Vorgeschichte 262

     II. Spontanschmerzen 266

     III. Das klinische Bild 268

        1. Die Wirbelsäulensymptome 269

        2. Symptome seitens der nervalen Komplikation des Bandscheibenvorfalls . 273

        3. Vegetative Störungen 281

        4. Untersuchung des Liquors 283

        5. Weitere Laboratoriumsuntersuchungen 284

     IV. Röntgenbefunde 284

        1. Leeraufnahme 284

        2. Die myelographische Untersuchung 286

        3. Die peridurale Kontrastdarstellung (Peridurographie) 292

G. Die operative Behandlung 301

     I. Operative Technik 301

     II. Besondere operative Probleme und Fragestellungen 305

     III. Zur Frage der statistischen Schädigung der Wirbelsäule durch die Laminektomie 309

     IV. Operationsbefunde an der Bandscheibe (bei 91 lumbalen Eingriffen) . . . 313

     V. Ergebnisse 316

        1. Frühergebnisse 316

        2. Nachuntersuchungen 316

     VI. Operationsindikationen 320

     VII. Die versteifenden Operationen 321

H. Über die symptomatischen Behandlungsmethoden der Ischialgie 328

I. Konservative Behandlung des Bandscheibenvorfalles 330

K. Beobachtungen und Ergebnisse bei negativem Bandscheibenbefund 331

---

* Aus der Chirurgischen Universitäts-Klinik, Kiel (Direktor: Prof. Dr. *R. Wanke*).

L. Differentialdiagnose 334
M. Normale und pathologische Anatomie der gelben Bänder (Ligg. interarcualia sive
  flava) und die Beziehung zum Bandscheibenvorfall 335
N. Bandscheibenvorfall und Wirbelgleiten 342
O. Variationen der Lumbosakralgrenze und Bandscheibenvorfall 348
P. Gutachtliche Fragen 350
Q. Zur Frage der Neuritis und der Schmerzentstehung 352
R. Anhang 358
  I. Thorakaler Bandscheibenvorfall 358
  II. Zervikale Vorfälle 359

Literatur (ergänzt bis Ende 1949).

Abbot, W. D.: Compression of the cauda equina by the ligamentum flavum. J. A. K W. **106**, 2129 (1936.)

Adson, A. W.: Bandscheibenzerreißung mit Prolaps des Nucl. Pulp. als Ursache rezidivierender Ischias. Chir. **12**, 501 (1940).

Aitken, A. P., u. *C. H. Bradford:* End-results of ruptured intervertebrae discs. in industry. Amer. J. Surg. **73**, 365 (1947).

Alajouanine, Th., u. *D. Petit-Dutaillis:* Le nodule fibro-cartilagineux de la face postérieur des disques inter-vertébraux. Presse med. **II**, 1657 (1930).

Alajouanine, Th., R. Thurel, u. *H. Welti:* Radiodiagnostic de la sciatique après remplissage lipiodolé du cul-de-sac lombo-sacrè et des gaines des racines. Presse méd. **II**, 509—511 (1942).

Alajouanine, Th., u. *R. Thurel:* Lumbo-sciatique par hernie discale et anomalies vertebrales. Rev. neur. **79**, 369—70 (1947).

Albertini, A. v.: Spezielle Pathologie der Sehnen, Sehnenscheiden und Schleimbeutel. Henke-Lubarsch Handb. d. spez. path. Anat., Bd. **IX**.

Aleite: Liquor bei Ischias. Diss. Münster 1936.

Alexander, W.: Ischias und Simulation. Med. Klin. S. 142 (1919).

Alpers, B. J., F. C. Grant u. *J. C. Yaskin:* Chondroma of the intervertebral disk. Ann. Surg. **97**, 10 (1933).

Althoff, H.: Die therapeut. Novocainanwendung in der inneren Medizin. Dresden u. Leipzig: Steinkopff 1947.

Altschul, W.: Beitrag zur Behandlung der Ischias. Strahlenther. **56**, 181 (1936).

Andersen, T.: The frequency of prolapsus disci intervertebralis as a cause of sciatica. Acta med. scand. (Schwd.) **104**, 427—461 (1940).

— Further studies on the pathogenesis of sciatica. Acta med. scand. (Schwd.) **110**, 14 (1942).

Anderson, G. C., u. *E. Wexberg:* Protruded intervertebral disk. Report of a case; note on a possible inflammatory etiologie factor. Arch. Surg. **39**, 952 (1939).

Andrae, R.: Über Knorpelknötchen am hinteren Ende der Wirbelbandscheiben im Bereiche des Spinalkanales. Beitr. path. Anat. **82**, 464 (1929).

Antoni, N.: Ett fall av kronisk rotkompression med ovanlig orsak, hernia nucl. pulp. disc. intervertebral. Svenska Läk. Tidn. **28**, 436—442 (1931).

Arnell, S.: Weitere Erfahrungen über Myelographie mit Abrodil. Acta radiol. (Schwd.) **25**, 408 (1944).

— Myelography with watersoluble contrast. Acta radiol. (Schwd.) Suppl. **LXXV** (1948).

Arnell, S., u. *Lidström:* Myelography with Abrodil (Skiodan). Acta radiol. (Schwd.) **XII**, 237 (1931).

Asbury, J.: Spondylolisthesis. J. A. M. A. **88**, 555 (1927).

Axen, A.: Beitrag zur Behandlung der Ischias. Med. Klin. **27**, 657 (1931).

Ayers, C. E.: Lumbosacral backache. New Engl. J. Med. **200**, 592 (1929).

Baastrup, Chr. J.: Proc. spin. vert. lumb. und einige zwischen diesen liegende Gelenkbildungen mit pathologischen Prozessen in dieser Region. Fschr. Röntgenstr. **48**, 430 (1931).

Badgley, C. E.: Articular facets in relation to low back pain mand sciatic radiation. J. Bone Surg. (Am.) **23**, 481 (1941).

Bandi, W.: Beiträge zur Diagnose der lumbalen Bandscheibenprolapse. Schweiz. Med. Wschr. **50**, 1283—88 (1944).

Bär, G. F. J. M., u. *E. M. Heslinga:* Ein extraduraler Varix unter dem Bilde eines Nucl.pulp. Prolaps. Nederl. Tijdschr. Geneesk. **3897** (1941).

Bärtschi-Rochaix, W.: Die Diagnose lumbaler Bandscheibenprolapse und verwandter Zustände. Schweiz. med. Wschr. **II**, 729 (1942).

Bärtschi-Rochaix, W., u. *Weber:* Luftmyelographie. Schweiz. med. Wschr. **971** (1945).

Baker, A. F.: Lesion of the intervertebral disk caused by lumbar puncture. Brit. J. Surg. **24**, 385 (1947).

Bakke, S. N.: Röntgenologische Beobachtungen über die Bewegung der Wirbelsäule. Acta radiol. (Schwd.) Suppl. **13** (1931).

— Spondylosis ossificans ligamentosa localisata. Fschr. Röntgenstr. **53**, 411 (1936).

Ballassa, J.: Ein neues therapeutisches Verfahren zur Behandlung der Ischias. Med. Klin. **1064** (1918).

Bandi, W.: Über die Diagnose des lumbalen Bandscheibenprolapses. Schweiz. med. Wschr. **116** u. **1283** (1944).

Banks, S. W., u. *E. L. Compere:* Lesion of the intervertebr. disk as related to backache and sciatic pains.

Bancroft, F. W., u. *C. Pilcher:* Surgical treatment of the nervous system. Philadelphia: J. B. Lippingcott (1946).

Bannwarth, A.: Zur Ätiologie und Pathogenese der Ischias. Ärztl. Wschr. 417 (1948).

Bardenheuer, K.: Ischias, ihre Behandlung mittels der Nervinsarkokleisis. Dtsch. Z. Chir. **67**, 137 (1902).

Barr, J. S.: Sciatica caused by intervertebr. disk lesion . J. Bone Surg. (Am.) **19**, 323 (1937). Brit. med. J. No.(7, 1247 (1938). J. Bone Surg. 429 (Am.) **29, 429** 1947).

Barr, J. S., u. *W. J. Mixter:* Posterior protrusion of lumbar intervertebral discs. J. Bone Surg. (Am.) **23**, 444 (1941).

Barsony, Th., u. *K. Winkler:* Calcinosis circumscripta lig. nuchae. Fschr. Röntgenstr. **54**, 39.

Bartelink: Myelography and intervertebral disc. herniation Radiology **50**, 202 (1948).

Batts, J. B.: Rupture of nucleus pulposus. J. Bone Surg. (Am.) **21**, 121 (1939).

Bauer, K. H.: Über Thorotrastschäden und Thoratrastsarkomgefahr. Chir. **387** (1948).

Bauer, G., u. *V. Hellsten:* Sympathicusblockade als Hilfsmittel bei der Behandlung von Lumbago und Ischias. Nord. Med. (Schwd.) **601** (1941).

Baum, E.: Chirurgische Behandlung der chron. Ischias. Dtsch. Z. Chir. **228**, 312 (1930). Zbl. Chir. **2876** (1930).

Bauman, G. L.: The cause and treatment of certain types of low back pain and sciatica. J. Bone Surg. (Am.) **6**, 909 (1924).

Bdrna, J.: Unsere Erfahrungen in der Behandlung des Intervertebralplattenvorfalles. Rozhl. Chir. (Tschech.) **20**, 717—726 (1941).

Beadle, O. A.: The intervertebral discs. Med. Res. Counc. Spec. Rep. **161**, S. 79 (1931).

Begg, M. A., u. *A. C. Falconer:* Röntgenologie der intraspinalen Bandscheibenprotrusionen und die Beziehung zu operativen Befunden (engl.). Brit. Surg. **36**, 225 (1949).

Bembe, C.: Die Stellung der Röntgenbestrahlung in der Ischiastherapie. Med. Klin. **47**, 1174 (1941).

Benedetti, V., u. *O. Maggia:* Esperienze personali sul trattamento della sciatica con l'iniezione di alcohol nello spazio sotto aracnoidea. Gior. ital. Anest. **1**, 585 (1935).

Berg, A.: Contribution to the technique in fusion operations on the spine. Acta orth. scand. (Schwd.) **17**, 1 (1947).

Bergouignan, M., u. *F. Caillou:* Hernie discale et hypertrophie du ligament jaune dans les névralgies sciatiques. Paris méd. **11**, 201 (1941).

Beringer, K.: Schmerzentstehung und Schmerzbekämpfung bei Ischias. Med. Klin. **1947**, 682.

Bertocchi, C.: Anatom. und physiolog. Grundlagen der periduralen Anaesthesie. Boll. Soc. piemont. **1**, 835 (1931).

Biemond. A.: Rückenmarkstumor ohne Sensibilitätsstörungen, verlaufend als Neuritis ischiadica Ndld. Tschr. Gneesk. **II**, 4116 (1928).

Bing: Ischiasdiagnose. Schweiz. med. Wschr. **63**, 806 (1933).

— Lehrbuch der Nervenkrankheiten. 6. Aufl. 1940.

— Kompendium der topischen Gehirn- und Rückenmarksdiagnostik. 12. Aufl. Basel 1945.

Biocca, P.: Alterazioni della colonna vertebrale nelle sciatiche e loro significato. Chir. Org. Movim **28**, 197 (1942).

Biro, M.: Neuritis ischiadica, Neuralgica ischiadica und Hysterie. Dtsch. Z. Nervenhk. **11**, 207—229 (1897).

Blencke, A.: Die Scoliosis ischiadica alternans. Arch. Orth. **18**, 63 (1920).

Blum, F.: Über die Behandlung der Ischias mit epiduralen Injektionen. Münch. med. Wschr. **32** (1910).

Blum, E.: Scheuermann'sche Erkrankung mit Rückenmarksbeteiligung. Schweiz. med. Wschr. **I**, 283 (1936).

Bodechtel, G.: Zur Klinik und Pathologie der Neuralgie und Neuritis. Med. Klin. **45**, 1056 (1942).

Böhmig, R.: Makroskopische und mikroskopische Veränderungen der Wirbelbandscheibe. Z. Orth. **67**, 240.

— Die Blutgefäßversorgung der Wirbelbandscheiben usw. Arch. klin. Chir. **158**, 374 (1930). Arch. path. Anat. **280**, 873 (1931).

Bosworth, D. M.: Clothespin graft of the spine for spondylolisthesis and laminal defects. Am. J. Surg. **67**, 61 (1945).

Bourdillon, J.: Contributions à l'étude de la pathologie du dissoue intervertebrale. Ann. d'Anat. path. **11**, 253 (1934).

Brack, E.: Die Wirbelbandscheiben. Virch. Arch. **272**, 61 (1930).

Bradford u. *Spurling:* Intraspinal causes of low back pain (results in 60 low lumbar laminectomies. Surg. etc. **69**, 446 (1939).

— — The intervertebral disc. Springfield USA., C. C. Thomas (1945).

Bragard, K.: Über das Lasègue'sche Phänomen. Münch. med. Wschr. **1999** (1929).

Brahme, L.: Beitrag zur Kenntnis der Prognose der Ischias. Acta med. scand. (Schwd.) **110**, 1, (1942).

Brandenburg, K.: Hintere Bandscheibenvorfälle (Übersicht). Med. Klin. 1940.

Brav, Molter u. *Newcomb:* The lumbosacral Articulation. Surg. etc. **87**, 549 (1948).

Bresgen: Die Bedeutung der epiduralen Inj. in der Therapie und für die Diagnose der Ischias. Med. Rdsch. **8**, 299 (1948).

Briggs, H., u. *J. Krause:* The intervertebral foraminotomy for relief of sciatic pain. J. Bone Surg. (Am.) **43**, 475 (1945).

Briggs, H., u. *Milligan:* Vertebral fusion operations. J. Bone Surg. (Am.) **26**, 125 (1944).

Brocher, J. E. W.: Myelographie bei Ischias und Lumbago. Fschr. Röntgenstr. **65**, 1 (1942).

— Traumatische Wirbelverschiebungen in der Lumbosacralgegend. Fschr. Röntgenstr. **57**, 523 (1938).

— La sciatique d'origine vertébrale et nerveuse. Helv. med. Acta **7**, 355 (1940).

Bromer, R. S.: Significant skeletal changes in low back and sciatic pain. Radiology **33**, 688 (1939).

Bronson, S.: Diff. Diagnose zw. Discusrupt. u. gewissen Krankh. des Z. N. S. Surg. Chir. N. Amer. **26** (1946).

Brown, H. A.: Enlargement oft the lig. flavum. J. Bone Surg. (Am.) **20**, 325 (1938).

Buckley: Fibrositis, low back and sciatic pain. Practit. **134**, 29 (1935).

Bucy, P. C.: Chondroma of intervertebral disc. J. A. M. A. **94**, 1552 (1930).

Bunts, A. T.: Surgical aspects of ruptured intervertebral disc. Radiology **36**, 604 (1941).

Burns, B. H., u. *R. H. Young:* Backache. Lancet **1947**, 623.

Busch, E.: Über Luftmyelographie bei Discusprolaps. Acta radiol. (Schwd.) **22**, 556 (1941).

— Der lumbale Discusprolaps. Ugeskr. laeg. 165—188 (1949).

Busch, E., u. *E. Christensen:* Die lumbalen Pulposushernien. Zbl. Neurochir. **2**, 53 (1936).

Cacchi, R.: Le hernie del disco intervertebral. Giorn. Chir. med. **1535** (1940).

Calve, J., u. *M. Galland:* Le nucleus pulp. intervertébral. Presse méd. **I**, 520—524 (1930).

Camp, J. D., u. *E. A. Addington:* Intraspinal lesions associated with low back and vsciatic pain, and their localisation by means of lipiodol within the subarachnoid space.

Capener, N.: Spondylolisthesis. Brit. J. Surg. **19**, 374 (1931/32).

— Intractable sciatica due to prolapsed intervertebral disc., treatet by laminectomy. Proc. Soc. Med., Lond. **30**, 1262 (1937).

Catheline: Epidurale Injektion. Enke 1903, Stuttgart.

Cave, H. W.: The surgical treatment of sciatica Surg. Chir. N. Amer. **16**, 681 (1930).

Chaklin: Zit. nach *Priip-Buus.*

Chamberlain, E. W., uu. *B. R. Young:* The diagnosis of intervertebral disc protrusion by intraspinal ingestion of air. J. A. M. A. **113**, 2022 (1939).

Cotugno: De ischiade nervosa commentarius. Vienna 1764.

Chandler: Spinal fusion operations in the treatment of low back pain and sciatica. J. A. M. A. **93**, 1447 (1929).

Chiasserini, A.: L'importanza chirurgica delle hernie del nucl. pulposus e del disco intervertebral. Atti Soc. Rom Chir. 2171—88 (1939).

Chmielewski: Variationen des Lasègue'schen Zeichens. Polska Gaz. Lek. 1922.

Ciarla, E.: Große peridurale und epidurale Injektionen von Sauerstoff als neues Verfahren zur Röntgenuntersuchung (Ital.). Radiol. med. **28**, 247 (1941).

Clavel u. *Ménault:* Névralgie sciatique gauche. Laminectomie: Résection d'une bride étranglant le cul de sac dural.

Cleveland, Bosworth u. *Thompson:* Pseudarthrosen bei lumbosacraler Fusion. J. Bone (Am.) Surg. **2948**, 302 (1948).

Cloward u. *Bucy:* Spinal extradural Cyst and kyphosis dorsalis iuvenilis. Amer. J. Roentgenol. **38**, 681 (1937).

Cochrane, W. A.: Orthopedic aspect of sciatica. Brit. med. J. **4067**, 1251 (1938).

Colonna u. *Friedenberg:* Das Diskussyndrom. Resultat der kons. Behandlung bei Pat. mit positivem Myelogramm. J. Bone Surg (Am.) **31**, 614 (1949).

Coenen, H.: Der hintere Bandscheibenvorfall. Bruns Beitr. **175**, 512 (1944).

Compere, E. L., u. *Keyes D. C.:* Lesion of the intervertebral discs. Amer. J. Roentg. **19**, 774 (1933).

Congdon: Spondylolisthesis. J. Bone Surg. (Am.) **14,** 511 (1932).

Copleman: Zit. nach Köbcke.

Coste, F., u. *M. Gaucher:* La sciatica dite rhumatismale a-t'elle vécue? Presse med. 1941, **II,** 1012.

Coventry, M. B., R. K. Ghormley, u. *J. W. Kernochan:* The intervertebral disc, its microscopy, anatomy and pathology. J. Bone Surg. (Am.) **27,** 105, 233, 460 (1945).

Craig, W. M.: Jodölwirkung auf die Meningen. Arch. Psch. Psychiatr. u. Z. Neur. 48, 799 (1942).

— Dicsprolaps. Amer. J. Surg. N. s. 4999 (1939).

Craig, W. M., u. *Ghormley:* Signifiance and therapy of sciatic pain. J. A. M. A. **100,** 1143 (1930)

Craig u. *Lipmann-Hesse:* Prolaps of intervertebral discs. Brit. med. J. 450, 570 (1948).

Craig u. *Walsh:* Neuroanatomy of sciatica. J. Bone Surg. (Am.) **23,** 417 (1941).

Cramer: Gipsverbandbehandlung bei Ischias. Z. Orthop. **14,** 685.

Crips, E. J.: Zit. nach *Köbcke.* Lancet 6. 10. 45.

Crouzon, O., D. Petit-Dutaillis u. *J. Christopher:* Sur un cas de compression de la queue de cheval d'origine traumatique par un nodule fibrocartilagineux du disque intervertébrale. Rev. neur. **38, I,** 612 (1931).

Cruse, C.: Über die bisherigen Behandlungsmethoden der Ischias und ihre Erfolge. Diss. Kiel 1949.

Curschmann, H.: Behandlung der Ischias. Schmerz, Nark., Anaesthesie 1, 28 (1928).

— Zur Diagnose der Ischias. Münch. med. Wschr. **79,** 1785 (1932).

Cuturi, L.: Die Novocainausscheidung durch die Nieren bei der periduralen, epiduralen und subcutanen Schmerzausschaltung (ital.). Giorn. ital. Anest. 7, 1—21 (1941).

Cyriax, J.: Lumbago. Lancet 6. 10. 45.

Dandy, W. E.: Recent advances in the traetment of ruptured intervertebral discs. Ann. Surg. 118, 639 (1943).

— Loose cartilage from intervertebral disc simulating tumour of the spinal cord. Arch. Surg. 19, 660 (1929).

— The treatment of spondylolisthesis. J. amer. med. Assoc. **127,** 137 (1945).

— Concealed ruptured intervertebral disc. J. A. M. A. **117,** 821 (1941).

— Serious complications of rupturated intervertebral discs. J. A. M. A. **119,** 474 (1942).

Danforth, M. S., u. *P. D. Wilson:* The anatomy of the lumbosacralregion in relation to sciatic pain. J. Bone Surg. (Am.) **7,** 109 (1925).

Debrunner, H.: Über Lumbalgien. Schweiz. med. Wschr. **30,** 653 (1945) und Bern: Verlag Hans Huber 1948.

Decoulx u. *Soulary:* Lille chir. **16,** 157 (1948).

Deery, E. M.: Bandscheibenvorfälle. Surg. etc. **77,** 79 (1943).

Déjérine, J.: Les radiculites. Rev. neur. **29,** 321 (1916).

Delherm, L. u. *F. Nilus:* Le traitement électro-radiologique de la sciatique. Presse med. 343 (1932) u. Ref. Zbl. Radiol. **13,** 225.

Delitala, F., u. *A. Bonola:* Ernia del disco e sciatica vertebrale. Bologna: Capelli 1949.

Delmas-Marsalet: 25 cas de hernies méniscale (Bordeaux). Rev. neur. **73,** 456 (1941).

Demianoff: Ein neues Lumbagozeichen. Presse méd. **1933,** 1883.

Demme, H.: Die Ischias. Med. Klin. I, 265 (1942).

Deucher, W. C.: Pathologie des Discus intervertebralis. Acta radiol. (Schwd.) 22 (1941).

Deucher, W. C., u. *J. G. Love:* Pathologic aspects of posterior protrusion of the intervertebral discs. Arch. Path. **27,** 201—211 (1939).

Deutsch, Fr.: Über die Diagnose der Ischias auf Grund der Proben von *Lasègue, Feuerstein* und *Bonnet.* Wien. klin. Wschr. 293 (1921).

Dickson, C. W. E., u. *F. J. Twort:* Thickened lig. flava in low backache and sciatica. Lancet I, 1113 (1940).

Dockerty u. *Love:* Pathology of lig. flavum. Proc. Staff. Meet. Mayo Chir. **15,** 161 (1940).

Döring, G.: Neuritis lumbosacralis. Dtsch. Z. Nervenhk. 148, 171 (1939).

— Zur normalen und pathologischen Anatomie der cerebrospinalen Ganglien. Dtsch. Z. Nervenhk. **156,** 243 (1944).

— Intravenöse Pyramidonbehandlung. Klin. Wschr. 577 (1947).

Dogliotti, A. M.: Periduralanaesthesie. Zbl. Chir. 3141 (1931).

Drescik, A.: Modification nello spacio peridurale dopo ripetute anesthesie peridurali. Giorn. ital. Anest. 4, (1938).

Düttmann: Die peridurale segmentäre Anaesthesie. Zbl. Chir. 530 (1941).

Duncan, W., u. *T. J. Hoen:* New Approach to the diagnosis of herniation of intervertebral disc. Surg. etc. **75,** 257 (1942).

Duus, P.: Die Einengung der For. intervertebralia infolge degenerativer Wirbelprozesse als Ursache von neuralgischen Schmerzzuständen im Bereiche des Schulter- und Beckengürtels sowie der Extremitäten. Nervenarzt **19,** 489 (1948).

Dyes, O.: Röntgenuntersuchung des Bandscheibenprolapses. Med. Klin. **1,** 24 (1948).
Dzsinich: Histaminiontophorese. Münch. med. Wschr. **81,** 1693 (1934).
Eaglesham, D. C.: Observations on Pantopaque myelography of lumbar disc herniations.
Brit. J. Radiol. **17,** 343 (1944).
Echols, D. H.: The neurosurgical treatment of sciatic pain. J. A. M. A. **117,** 1435 (1941).
Echlin, F., u. *A. Fine:* Pantopaque-myelography as an aid in the praeoperative diagnosis of
protruded intervertebral discs. Surg. etc. **80,** 257 (1945).
Eaton, L. Mc. K.: Pain caused by disease involving the sensory nerve roots. J. A. M. A. **117,**
1435—39 (1941).
Eiselsberg, A.: Über eine bemerkenswerte Gestaltveränderung nach ausgedehnter Laminekto-
mie wegen Rückenmarktumors. Arch. Orthop. **28,** 132 (1930).
Ekvall, S.: Enquète cliniques sur les cas des sciatiques observée durant les années 1933—1934.
Acta med. scand. (Schwd.) 101 (1939).
Elliot, F. A.: Tender muscles in sciatica. Lancet 246 (1944).
Ellmer, G.: Rückenmarkschädigungen durch Erkrankungen der Zwischenwirbelscheiben.
Chir. **4,** 805 (1932).
Elsberg, C. A.: Erfahrungen bei der Spinalchirurgie. Surg. etc. **16,** 117 (1913).
Epps: Discdegeneration after lumbar puncture. Proc. Roy. Soc. Med. **35,** 220 (1942).
Erben, S.: Über die Ischiasskoliose. Wien. med. Wschr. 1993 (1909).
— Ischias und verwandte Zustände. Münch. med. Wschr. 1029 (1932).
— Symptomatologie der Ischias. Wien. klin. Wschr. 1934.
— Über Lumbago. Wien. klin. Wschr. **41,** 156 (1928).
Erlacher, Ph.: Zur operativen Behandlung ischialgischer Schmerzen. Wien. med. Wschr.
S. 48 (1949).
Everett: Bandscheibenverletzung durch Lumbalpunktion. Proc. Roy. Soc. Med. **35,** 208 (1942).
Ewald, G.: Lumbago, Ischias und Nucleus pulposus Hernie. Dtsch. med. Rdsch. **3,** 64 (1949).
Fading: Zit. nach *Fischer.*
Falconer, M. A., Mc. George and *A. C. Begg:* Beobachtungen über Ursache und Mechanismus
von Lumbago und Ischias. J. Neur. **11,** 13—26 (1948).
— — — Zwischenwirbelscheibenvorfälle. Brit. J. Surg. **35,** 225 (1948).
— — — Surgery of lumbar intervertebral disc protrusion. A study of principles and -results.
based upon 100. consecutive cases submitted to operation. Brit. J. Surg. **35,** 225—249
(1948).
Falconer, M. A., G. L. Glasgow and *D. S. Cole:* Sensory disturbances occuring in sciatica due
to intervertebral disc protrusions: Some observations on the 5. lumbar and 1. sacral
dermatomes. J. Neur. (Am.) **10,** 72—84 (1947).
Falconer and *Begg:* Plain roentgenography in intraspinal protrusion of the lumbar inter-
vertebra discs. Brit. J. Surg. **36,** 225 (1949).
Fajerstain: Über das gekreuzte Ischiasphänomen. Wien. klin. Wschr. 41 (1901).
Farell, B. P., u. *W. B. Mc. Cracken:* Fusion bei Bandscheibenprolaps. J. Bone Surg. April
1941.
Feltström, E.: Schnellbehandlung von Lumbago-Ischias. Sv. Läkartidn. (Schwd.) **1942,**
2172—2176.
— Myelografi med Abrodil. Nord. Med. (Schwd.) 1653 (1942).
Fenz, E.: Diff. Diagnose der Ischias. Wien. med. Wschr. I (1939).
— Novocain-Infiltrationen bei örtl. Schmerzzuständen. Neue Ergebnisse der Anaesthesie-
behandlung. Erg. Chir. Orthop. 34 (1943).
Ferens (poln.): Über Austritte der Kerne der Zwischenwirbelscheiben. Ref. Z. Org. Chir.
99, 504.
Fernet, C.: De la sciatique et de sa nature. Arch. gén. d. méd. **1,** 385 (1878).
Fick, R.: Handbuch der Gelenke I (1904). G. Fischer, Jena.
Fincher, E. F.: The differential diagnosis of intervertebral cartilago rupture and intraspinal
tumors within the lumbosacralcanal. South. Med. a. Surg. (Am.) **12,** 292—303 (1946).
Firica, Th.: Compressions médullaires d' origine rachidienne. Rev. Chir. **8,** 10 (1934).
Fischer, H.: Neue Methoden zur Darstellung von Bandscheibenveränderungen bei Lumbago
und Ischias. Schweiz. med. Wschr. **79,** 213 (1949).
Fletcher: Posterior displacement of the 5. lumbar vertebrae. J. Bone Surg. (Am.) **29,** 1019 (1947).
Flores, A.: Compression médullaire progressive à 6 ans de dures par hyperplasie du ligament
jaune consécutive à fracture d'une lame vertébrale. Rev. neur. **30,** 664 (1923).
Flothow: Bandscheibenvorfall mit Hypertrophie d. Lig. flavum. Nw. Med. (Am.) **37,** 14 (1938).
Förster, O.: Diagnostik und Therapie der Rückenmarkstumoren. Zbl. Chir. 18, 627 (1921).
Fraenkel, E.: Zit nach *Polgar.*
Franck: Interspinale Osteoarthrosis. Acta orthop. scand. (Schwd.) **XIV** (1943).
Francon, F., u. *R. Merklen:* Considérations sur le diagnostic différentiel de la sciatique et de
la coxarthrie. Bull. méd. **41,** 259 (1927).

Frede, M.: Untersuchungen an der Wirbelsäule und den Extremitätenplexus der Ratte. Z. Morph. u. Anthrop. **33**, 96 (1934).

Freiberg, A. H.: Sciatic pain and ist relief by operations on muscle and fascia. J. Bone Surg. (Am.) Arp. 1941. — Arch. Surg. (Am.) **34**, 337 (1937).

Freiberg, A. H., u. *Th. Vinke:* Sciatica and sacroliliac joint. J. Bone Surg. (Am.) **16**, 126 (1934).

Freund: Röntgenbehandlung der Ischias. Wien. klin. Wschr. 1611 (1907).

Friberg, S.: Studies on Spondylolisthesis. Acta chir. scand. (Schwd.) 1939.

— Low back pain and sciatic pain caused by intervertebral disc herniations. Acta chir. scand. (Schwd.) **85**, Suppl. 64 (1944).

— Über Untersuchungen der Eiweißkonzentration im Liquor bei lumbalen Bandscheiben-prolapsen. Acta chir. scand. (Schwd.) **87**, 128 (1942).

Friberg, S., u. *C. Hirsch:* On late results of operative treatment for intervertebral disc pro-lapses in the lumbar region. Acta chir. scand. (Schwd.) **93**, 161—168 (1946).

Friedl, E.: Ist die Form der Lendenwirbelquerfortsätze 3 und 4 konstant? Arch. Orthop. **37**, 471 (1937).

Fritz, H.: Über Ischiasdiagnose. Bruns' Beitr. 143 (1928).

Frugonti, P., u. *A. W. Adson:* Frattura del disco intervertebral con prolasso del nucleus pulposus. Arch. ital. Chir. **52**, 186 (1938).

van Gelderen, Chr.: Ischias und Hernie des Nucl. pulp. Bruns' Beitr. **176**, 167 (1944).

Gellmann, M.: Injury to intervertebral discs during spinal puncture. J. Bone Surg. (Am.) **22**, 980 (1940).

Ghormley, R. K.: Low back and sciatic pain. Surg. **4**, 139 (1938).

— Low back pain, with special reference to the articular facets, with presentation of an operative procedure. J. A. M. A. **101**, 773 (1933).

Gianturco, C.: Zit. nach *Stimpfl.* Amer. J. Roentgenol. **52**, 261 (1944).

Gierlich, N.: Über eine häufige und leicht verkannte Form der Wurzelischias. Med. Klin. **1928**, 1621.

Giordanengo, G.: Studi sullo spatio peridurale. Chir. Soc. med. **58**, 493 (1934).

Glatthaar: Über Tendinosen. Dtsch. Z. Chir. **258**, 393 (1943).

Glorieux, P.: La hernie posterieur du ménisque intervertebral. Paris: Masson Cie. 1937.

Glorieux, P., u. *Francon F.:* Sciatique rebelle par hernie post. du ménisque intervertebral. Acta baln. pol. **2**, 9—11 (1939).

Göcke, C.: Verhalten der Bandscheiben bei Wirbelverletzungen. Arch. Orthop. **31**, 42 (1932).

Goepel, K. H.: Übergangswirbel der Lendenkreuzbeingegend und Rückenschmerzen. Diss. Kiel 1937.

Gold, E.: Chirurgie der Wirbelsäule. Neue Dtsch. Chir. 54.

Goldwaith, J. E.: The lumbosacral articulation. Boston M. S. J. **164**, 365—372 (1911). J. Surg. W. s. **32**, 37 (1936).

Goff, C. W.: Sciatic neuralgia. Controlled by intraspinal injections of ethyl alcohol. Amer.

Goldwaith, J. E.: Die lumbosacrale Articulation. Bost. med. J. **164**, 365 (1911).

Gräff, S.: Bandscheibe und Trauma. Arch. Orthop. **41**, 70 (1941).

Gräff, H.: Chirurgische Behandlung der Ischias. Bruns' Beitr. **126**, 187 (1922).

Grant, Austin, Friedenberg u. *Hansen:* Correlation of neurologic, orthopedic and roentgeno-graphic findings in displaced intervertebral discs. Surg. etc. **87**, 561 (1948).

Green, G. C., u. *J. R. Gondy:* Treatment of sciatic syndrome by ilitibial fascial band section. Amer. J. Surg. **109**, 1024 (1939).

Grießmann, H.: Chronaxiemessungen bei Bandscheibenvorfällen. Im Druck in Bruns' Beitr. Chir. 1950.

Groh: Chir. Diff. Diagnose der Ischias. 64. Chir. Kongr. 1940. Arch. Klin. Chir.

Groß, A.: Muskelrheumatismus und Muskelschmerz (Myalgie), Rheumatismus Bd. **26**, Dresden Leipzig: Steinkopf 1943.

Großmann, M.: Perineurale Na Cl-Injektionen bei Ischias. Wien. klin. Wschr. 1254 (1906).

Großmann, M., u. *M. Keschner:* Sciatic syndrom. Arch. Neurobiol. etc. (Sp.) **21**, 398 (1929).

Grünberg: Antipyrinbehandlung der Ischias. Med. Welt **3**, 1149 (1929).

Gudzent: Spina bifida und Ischias. Verl. klin. Wschr. **58**, 249 (1921).

Günther, E.: Pulposushernie und Unfall. Mschr. Unfallhk. **52**, 257 (1949).

Günther, G. W.: Zur Pathologie der Fascien und der ihnen verwandten Gewebe. Bruns' Beitr. **166**, 32 (1937).

Güntz, E.: Die Erkrankungen der Zwischenwirbelgelenke. Arch. Orthop. **34**, 333 (1934).

— Schmerzen und Leistungsstörungen bei Erkrankungen der Wirbelsäule. Enke 1937.

— Fibrinöse Versteifung der Wirbelsäule. Mitt. Grenzg. Med. u. Chir. **42**, 490 (1931).

Günzburg: Physiologische Behandlung der Ischias. Arch. Orthop. **13**, 48—52 (1914).

Guilleminet: Le spondylolisthésis. Rev. Orthop. (Fr.) **23**, 385 (1936).

Guleke, N.: Operationslehre Kirschner Bd. III/1 (1935).

Gurdijan, E. S., und *J. E. Webster:* Lúmbal herniations of the nucleus pulposus. Amer.J.
  Surg. **76**, 235 (1948).
Gussenbauer: Zit. nach *Thomsen.*
Haas: Fusion operations after removal of disc. prolaps. J. Bone Surg. (Am.) **28**, 544 (1946).
Habermann, H.: Über den Nucleus pulposus-Prolaps im Bereich der Lendenwirbelsäule und
  seine Bedeutung für das Wurzelreizsyndrom. Nervenarzt **20**, H. 7, 289 (1949).
Hadley, L. A.: Pathologic conditions of the spine painful distrubances of intervert. foramina.
  J. Bone Surg. (Am.) **18**, 428 (1936).
Häußler, G.: Über die Operation des hinteren lumbalen Bandscheibenvorfalles. Chir. **20**,
  405—413, (1949).
Haglund, P.: Scoliosis ischiadica. Zbl. Chir. **20**, 132 (1923).
Hallgrimson, S.: A case of pseudospondylolisthesis with affektion of spinal rocts. Acta orthop.
  scand. (Dän.) **121**, 309 (1941).
Hallock, H.: The diagnosis and treatment of low back pain with sciatica. Surg. Chir. W. (Am.)
  17, 251 ((1937).
Hamby, W. B.: The interlaminal removal of protusions of the intervertebral disc. at the 3
  and 5. lumbar interspaces. Surg. etc. **71**, 344 (1940).
Hammerbeck, W.: Der äußerlich sichtbare Bandscheibengewebsprolaps der Wirbelsäule.
  Arch. path. Anat. 1935.
Hampton, A. O.: Jodized oil myelography. Arch. Surg. (Am.) **40**, 444 (1940).
Hamton, A. O. and *J. M. Robinson:* The roentgenographic demonstration of rupture of the
  intervertebral disc. into the spinal canal after the injektion of lipiodol. Amer. Roentgenol.
  1936, 36, 782.
Handschin, G.: Ischias und Trauma. Arch. Orthop. usw. **24**, 468 (1927).
Hanke, H.: Fremdkörper im praesacralen Gewebe als Ursache von Pseudoischias. Zbl. Chir.
  62, 2354 (1935).
Hart, A.: Über eine noch wenig bekannte Ursache für Rücken- und ausstrahlende Bein-
  beschwerden. Hypertrophie des Ligamentum flavum. Arch. klin. Chir. **205**, 137 (1944).
— Der Bandscheibenvorfall und die Hypertrophie des Ligamentum flavum in klinischer und
  gutachtlicher Hinsicht. Chirurg **3**, 113 (1947).
Hartmann, O.: Behandlung der Ischias. Arch. Orthop. **1**, 408 (1903).
Hawk, W. A.: Spinal compression caused by eochondrosis of the intervertebral fibrocartilago
  Brain **59**, 204 (1936).
Hecht: Röntgenkontrastmittel. Handb. exp. Pharmak. A. Helffter Erg. Werk 1939 Springer-
  Verlag Berlin.
Heidenhoffer, J.: Ursächliches zum Lumbago-Problem. Z. Orthop. Bd. **78**, 3, S. 279 (1949).
Heidsieck, E.: Der Nervus obturatorius bei Sacralisation des 5. Lendenwirbels. Z. Orthop.
  1935, 63, 163.
Heile, B.: Der peridurale Raum. Arch. klin. Chir. **101**, 845 (1913).
— Operative Behandlung der Ischias. Dtsch. Z. Chir. 174 (1922).
Heine, J.: Über den hinteren Bandscheibenprolaps. Chirurg **12**, 611 (1940).
Heinrich, A., und *K. Krupp:* Über die neurologischen Symptome bei der Spondylolisthesis
  Nervenarzt **11**, 63 (1938).
Heldt und *Maloney:* Negative pressure in epidural space. Amer. J. M. Sc. **175**, 371 (1928).
Hellmer, H.: Ein Fall von Verlagerung von Bandscheibengewebe nach hinten. Acta radiol.
  (Schwed.) **14**, 165 (1933).
Helweg, J.: Ischias. En klinisk studie. Koppel, Kophg. 1920.
Henninger, H.: Die segmentäre peridurale Anaesthesie bei urologischen Operationen. Wien.
  klin. Wschr. 1148 (1936).
Henschen, C.: Operation der Spondylolisthesis durch vordere transabdominelle transplantative
  Spanversteifung. Zbl. Chir. **1939**, 882, Bd. 62.
Herbert, J.: A propos des reidives des hernies discales. Mém. Soc. Chir. **73**, 427 (1947).
Hertzler, A. E.: The nature and treatment of sciatic. Amer. J. Surg. **1**, 200 (1926).
Hertz und *Mylechreest:* Zit. nach *Roney.*
Herzog, W.: Zur Morphologie und Pathologie des Lig. flav. Frankf. Z. Path. **61**, 250 (1949).
v. Heuss: Über die Kupierung der frischen unkomplizierten Erkältungsischias auf relations-
  pathologischer Grundlage. Med. Welt 18, 289 (1944).
Heyman, C. H.: Posterior fasciotomy in the treatment of back pain and sciatic. J. Bone Surg.
  (Am.) Apr. **1939**, 21, 397.
Hildebrand, A.: Über Osteochondrosis im Bereiche der Wirbelsäule. Fschr. Röntgenstr. **47**,
  551 (1935).
Hinricsson, H.: Über den Schmerz durch Nießen bei der durch Bandscheidenvorfall verur-
  sachten Ischias. Sv. Läkartidn. 1899—01 (1942).
Hirsch, C.: Zur Frage der Sakralisation. Fschr. Röntgenstr. **44**, 215 (1931).
Hirsch, W. C.: Intervertebral foraminotomy. Acta chir. scand. **94**, 75—80 (1946).

Högler, F.: Über die epidurale Antipepsininjektion bei Ischias. Wien. klin. Wschr. 974 (1922).
Hoessly, H.: Osteoplastische Behandlung der Wirbelsäulen-Erkrankungen. Bruns Beitr. 102, 163 (1916).
Hoffmann, A.: Zur chirurgischen Behandlung des Nucleus-Pulposus-Prolapses. Zbl. Chir. 74, 35 (1949).
Hofmann: Über die Gefäßverhältnisse des N.ischiadicus und die Beziehung zur Dehnungs-lähmung. Arch. klin. Chir. 69, 677 (1903).
Hohmann, G.: Statistisch mechanische Veränderungen als Ursache ischiasähnlicher Erkran-kungen. Zbl. inn. Med. 113 (1935).
Hohmann, G., u. *E. Güntz:* Einseitige Gelenkfortsatzentzündung und schwere Bewegungs-störung. Z. Orthop. 66, 115 (1937).
Holmes, J. M., u. *B. R. Sworn:* Lumbo-sacral root pain. Brit. med. J. 4459, 946 (1946).
Horvath: Ultraschallbehandlung der Ischias. Ärztl. Forschg. 11 (1949).
Horwitz, T.: Lesions of the intervertebral disc and lig. flav. of lumbar vertebrae. Surgery 6, 410 (1939).
Hyndman, O. R.: Pathologie intervertebral disc and its consequences. Arch. Surg. 6, 410 (1939).
Idelberger, K. H.: Beitrag zur Diagnose und orthopädischen Behandlung des Bandscheiben-prolapses. Arch. klin. Chir. u. Dtsch. Z. Chir. 263, 180 (1949).
Ingebrigtsen, R.: Toksisk arachnoidit efter.inj. of iodipin. Nord. med. 9, 293 (1941).
Jaeger, F.: Über traumatische und krankhafte Veränderungen der Zwischenwirbelscheiben. Münch. med. Wschr. I, 991 (1939).
— Disk. Bemerk. 36 Kongr. Dtsch. Orth. Ges. 1947.
— Über Nucleus Pulposus Hernien und Lumbago. Zbl. Chir. 73, 838 (1948).
— Die Verletzungen der Wirbelsäule unter besonderer Berücksichtigung der Nucleus Pul-posus Hernie. Med. Rdsch. 3, 960 (1949).
Janker: Die Epiphysen der Wirbelkörper und ihre Veränderungen. Fschr. Röntgenstr. 41, 597 (1930).
Janzen, R.: Zur Klinik der Brachialgien, insbesondere des Scalenussyndroms. Bruns Beitr. 1950 (im Druck).
Jequier, E., u. *J. Rossier:* Deux observations de hernie postérieur d'un disque intervertébrale. Schweiz. med. Wschr. I, 273 (1939).
Jespersen, K.: Contracture of the iliotibial fascia in sciatic pain. Acta psychiatr. (Dän.) 19, 195 (1944).
Joisten, F.: Über persistierende Apophysen an der Lendenwirbelsäule. Arch. Orth. 28, 622 (1930).
Johnson, R. W.: Posterior luxations of the lumbosacral joint. J. Bone a. Joint Sorg. 708 (1940)
Jonckheere, F., et *R. Lecterqu:* La spondylolyse. Etiologie méconnue de sciatalgie rébelle. J. Chir. etc. (Belg.) 8/9 (1935).
Jung u. *Brunschwig:* Innervation der Wirbelgelenke. Presse méd. 27, 316 (1932).
Junge, H.: Peridurographie. 61. Tgg. Nordw. Chir. 1948 u. Dtsch. med. Wschr. 682 (1949).
— Die Behandlung der Osteochendrosis vertebrae (Ischiaschirurgie). 16. Sitzg. Med. Ges. Kiel v. 27. 5. 48.
— Anatomie und Pathologie des Lig. flavum. 62. Tagg. Nordw. Chir. 1948.
— Über Wirbelgleiten im Kindesalter nebst Bemerkungen zur operativen Behandlung. Bruns Beitr. klin. Chir. 178, 61 (1949).
Junge, H., u. *L. Diethelm:* Die Kontrastmittel der Myelographie. Rö.-Blätter 3, 121 (1949).
— — Wirbelsäulensteckschuß mit eigenartiger Geschoßwanderung im Periduralraum. Zbl. Chir. 74, 236 (1949).
— — Scalenotomie bei Scalenussyndrom. Bruns's Beitr. 1950 (im Druck).
Junghanns, H.: Pathologie der Wirbelsäule In Henke Lubarsch, Handb. der spez. path. Anat. IX. Bd.
— Nucleus pulposus Prolaps. 62. Tagg. Nordw. Chir. 1948.
— Die Zwischenwirbelscheiben. Chir. 6, 213 (1934). — Fschr. Röntgenstr. 43, 275 (1931).
— 5. Lendenwirbel und Bandscheibe. Arch. Orthop. 33, 2.
Jungmichel, G.: Todesfall nach Perabrodilinjektion. Münch. med. Wschr. 87, 393 (1940).
Karlen: Komplikationen bei intraduraler Perabrodil-Myelographie. Acta chir. scand. 87 (1942).
Kausch: Vordere Freilegung des Wirbelkörpers. Dtsch. Z. Chir. 106, 346 (1910).
Kazmeier, Fr.: Zur Pathogenese der Polyneuritiden unter besonderer Berücksichtigung des Guillaim-Barréschen Syndroms. Dtsch. Z. Nervenhk. 160, 10—12 (1949).
Keegan, J. J.: Dermatome hypalgesia associated with herniations of intervertebral disc. Arch. Neur. u. Psychol. 50, 67 (1943).
— Relations of nerve roots to abnormalities of lumbar and cervical portions of the spine. Arch. Surg. 55, 246 (1947).
— Distribution of referred pain. Chlin. Sc. 4, 35 (1949).
— Sciatica. Lancet I, 561 (1941).

Kellgren, J. H.: Preliminary account of referred pains arising from muscle. Brith. M. J. **1,** 325—327 (1938).
— Sciatica. Lancet **I,** 561—564 (1941).
Kemmler, H.: Vorderer Bandscheibenvorfall der Halswirbelsäule auf traumatischer Grundlage. Mschr. Unfallhk. **45,** 194 (1938).
Key, J. A.: On paraplegia depending on the ligaments of the spine. Guy's Hosp. Rep. **III,** 17 (1938).
Key, J. L. Ford: Experimental lesions of intervertebral discs. J. Bone Surg. (Am.) 621 (1948).
Keyes, D. C., u. *E. L. Compere:* Normal and pathological physiology of nucleus pulposus of intervertebral dis. J. Bone Surg. (Am) **14,** 897 (1932).
Kienböck, R.: Kreuzschmerzen und Ischias. Z. Orthop. **69,** 282.
King, E. J.: Internal fixation at lumbosacral fusion. J. Bone Surg. (Am.) **1948,** 560.
Klein, O.: Ätiologie und Pathogenese der Ischias. Münch. med. Wschr. 1692, 1925.
Kleinberg, S.: Sciatic scolosis due to low backache. Amer. Surg. N. s. **37,** 418 (1937).
— Low back pain and sciatica secundary to a strain in a prespondylolisthesis of the 4. and 5. lumbar vertebrae. Amer. J. Surg. N. s. **45,** 584 (1939).
Kleinschmidt, E.: Phlebalgia ischiadica. Klin. Wschr. **1,** 17 (1922).
Klinge: Neuralgiforme Schmerzen bei W. S.-Anomalien. Nervenarzt **6,** 284 (1933).
Knaggs: Zit. nach *Polgar.*
Knutsson, F.: Volum- und Formvariationen des Wirbelkanals bei Lordosierung bzw. Kyphosierung und ihre Bedeutung für die myelographische Diagnostik. Acta radiol. (Schwed.) XXIII (1942).
— Das Myelogramm nach Operation von Diskushernien. Acta radiol. (Schwed.) XXXII **1,** 60 (1949).
— Epidurale Kontrastuntersuchung bei Bandscheibenprotrusion im Lendenteil. Acta chir. scand. (Schwed.) **87,** 214 (1941).
Köbcke, H.: Zwischenwirbelscheibenschädigungen. Dtsch. med. Wschr. **71,** 69 (1946).
Környey, J. (ung.): Über die sog. Hernienbildung der intervertebralen Scheibe und über die Hypertrophie des gelben Bandes. Orv. Hetil. 161—164 (1941).
Kocher, T.: Die Verletzungen der Wirbelsäule, zugleich als Beitrag zur Physiologie des menschl. Rückenmarkes. Mitt. Grenzgeb. Med. Chir. **1,** 415—480 (1896).
Kohlschütter, R.: Neues über Wesen und operative Behandlung der Ischias. Arch. Orthop. **18,** 93 (1920).
Kortzeborn, A.: Schmorlsches Knorpelknötchen unter dem Bilde eines Rückenmarktumors im Gebiete des Halsmarkes. Zbl. Chir. 2318 (1930).
Krayenhühl, H.: Schäden bei Myelographie. Z. Unfallmed. u. Berufskr. (Bern) **34,** 165 (1940).
— Lipiodolschäden. Arch. Nervenhk. **156,** 97 (1944).
Krayenhühl, H., u. *Weber:* Ergebnisse von Prolapsoperationen. Ärztl. Monatshefte (Schweiz) **I,** 20 (1945).
Krebs, W.: Balneo-Therapie der Ischias. Dtsch. med. Wschr. **59,** 492 (1933).
Kristoff, F. V., u. *C. O. Odom:* Variations in the prolaps-syndrom. Surgery **22,** 38 (1947).
— — Ruptured intervertebral disc in the cervical region. A report of 20 cases. Arch. Sutrg. **54,** 287 (1947).
Kühne: Die Zwillingswirbelsäule. Stuttgart: Enke 1936.
Küttner, H.: Beiträge zur Rückenmarkschirurgie. Bruns' Beitr. **142,** 882 (1928).
Kuhlendahl, H.: Zur Diagnostik des Nucl. pulp.-Prolapses. Ärztl. Wschr. 946—55 (1947) und 414 (1948).
Kuhns: Conservative treatment of sciatic. J. Bone Surg. (Am.) Arch. 1941.
Kutomanoff, P. (russ.): Über epidurale Injektionen bei der Behandlung von Rückenmarksneuralgien und der infektiösen Ischias. Ref. Z. Org. Chir. **30,** 525 (1925).
Läwen, A., u. *v. Gaza:* Experim. Untersuchungen über Extraduralanaesthesie. Dtsch. Z. Chir. **111,** 289.
Landouzy: Über Muskelatrophie bei Ischias. Arch. gén. de méd. **1,** 303, 61875.
Lane, J. D., u. *E. S. Moore:* Transperitoneal approach to the intervertebral disc in the lumbar area. Ann. of Surg. **127,** 537 (1948).
Lange, M.: Ischias und Pseudoischias. Münch. med. Wschr. **79,** 1409 (1932).
— Die kleinen Wirbelgelenke. Stuttgart: Enke (1936).
v. Lanz: Inhalt der Intervertebrallöcher. Arch. Entw. mechan. **118,** (1929).
Lasegue, C.: Considérations sur la sciatique. Arch. gén. d. méd. **2,** 558 (1864).
Laserre: A propos des „fausses sciatiques". Arch. Franco-helge Chir. **31,** 193 (1934).
Laubenthal, F.: Ischias und Bandscheibenvorfall. Klin. Wschr. **26,** 11 (1948).
Lauritzen: Über die Veränderungen der Dura mater spinali bei maximaler Kyphosierung und Lordosierung. Diss. Kiel 1948.
Lehmann: 32. Kongr. Dtsch. Orth. Ges. 1937.
Lenhard, R. E.: End-results study of the intervertebral disc. J. Bone Surg. (Am.) **29,** 425 (1947).

Léri, A.: Sur les injections épidurales de lipiodol. Rev. neur. (Fr.) **1**, 363 (1922).
Lériche: Sympathektomie bei Ischias. Lyon chir. **31**, 62 (1934).
Lewey, F. H.: The mechanism of the interbertebral disc protrusion. Surg. etc. **88**, 592 (1949).
Lewis, M. J., u. *W. J. Taylor:* The treatment of chronic sciatica. Ther. Gaz. (Am.) **37**, 392 (1913).
Liebesny, P.: Ischiassymptome. Med. Klin. **858** (1918).
Liedberg, N.: Klin. Bedeutung des hinteren Bandscheibenvorfalles. Chir. **14**, 193 (1942).
Lievre, J. A.: Les hernies disquales de la région cervicale. Presse méd. **57**, 303 (1949).
Lindblom, K.: Lumbar myelography by abrodil. Acta radiol. (Schwd.) Vol **27**, 1—7 (1946).
— The subarachnoid spaces of the root sheaths in the lumbar region. Acta radiol. (Schwd.) **XXX**, 419 (1948).
— Anatomische Untersuchungen über den Bandscheibenprolaps. Acta radiol. (Schwd.) **22**, 711 (1941).
Lindblom, K., u. *B. Rexed:* Spinal nerve injury in dorso-lateral protrusions of lumbar disks. J. Neursurg. **5**, 413—432 (1948).
Lindgren, E.: Diagnose von Rückenmarkstumoren durch Luftmyelographie. Nervenarzt **1939**, 12, 57.
— Myelographic changes in kyphosis dorsalis iuvenilis. Acta radiol. (Schwd.) **22**, 461 (1941).
Lindgren, St.: Some problems concerning the herniated intervertebral disc from a clinical point of view. Acta Chir. scand. (Schw.) **98**, 295—315 (1949).
Lindstedt, F.: Ätiologie und Pathogenese der Ischias. Acta med. scand. (Schwd.) **53**, 733 (1920). Dtsch. med. Wschr. **46**, 688 (1920).
— Über Ätiologie und Pathogenese der Ischias. Klin. Wsch. **2254** (1926).
Linton, R. R., u. *P. D. White:* Arteriovenous fistula between the right common iliac artery and the inferior vena cava. Arch. Surg. (Am.) **50**, 6—13 (1945).
Lob, A.: Die Zusammenhänge zwischen der Verletzung der Bandscheibe und der Spondylosis deformans im Tierversuch. Dtsch. Chir. **240**, 421, und Dtsch. Z. Chir. **243**, 283.
— Die Wirbelsäulenverletzungen und ihre Ausheilung. Leipzig: Thieme 1941.
Löw, A.: Zwischenwirbellöcher, Spondylarthrose und Neuralgie. Med. Klin. **I**, 870 u. 906 (1937).
van Loon, L.: Kurzer Bericht über Nachuntersuchung bei 25 wegen Bandscheibenprolapses operierten Patienten. Ndld. Tschr. Geneesk. **435** (1942).
Lorenz, A.: Über ischiadische Skoliose. Dtsch. med. Wschr. **39** (1905).
Lortat, L., Jacob u. *G. Sabareanu:* Sciatique radiculaire unilatérale. Presse méd. **2**, 633 (1904).
Love, J. G.: Removal of protruded intervertebral discs without laminectomy. J. Amer. med. Assoc. **113**, 2029 (1939).
— The disc factor in low back pain with or without sciatica. J. Bone Surg. (Am.) **29**, 438—447 (1947).
Love, J. G., C. P. Symonds, C. Golding, J. Mc. Donald, B. Holmes, u. *Ollerenshaw:* Discussion on prolapsed intervertebral discs and protruded intervertebral dis. Proc. Soc. Med. Lond. **32**, 1697—1721 (1939).
Love, J. G., u. *J. D. Camp:* Root pain resulting from intraspinal protrusion of intervertebral discs. J. Bone Surg. (Am.) **19**, 776 (1937).
Love, J. G., u. *M. N. Walsh:* Intraspinal protrusion of intervertebral discs. Arch. Surg. (Am.) **454** (1940).
Lucca, F.: Spondiloartrosi con manifestazioni dolorose lombari et ischialgiche. Med. contemp. (It.) **I**, 179 (1935).
Luckner, H.: Konservative Behandlung des Bandscheibenvorfalles. Med. Klin. **43**, 698 (1948).
Luschka, H.: Die Halbgelenke des menschlichen Körpers. Berlin 1858.
Macey, H. B.: Clinical aspects of protruded intervertebral disc. Arch. Surg. (Am.) **40**, 433 (1940).
Maciewski, A.: Facettektomie in der Behandlung der Ischias. Chir. Narz. Ruchu (Pol.) **12**, 71 (1939).
Major, H.: Die operative Behandlung der durch einen Nucleus-pulposus-Prolaps bedingten Ischias. Med. Rdsch. **1**, 107—111 (1947).
Malcolmson, P. H.: Radiologic study of the development of the spine and patholog. changes of the intervertebral disc. Radiology (Am.) **25**, 98 (1935).
Malmros, R.: Den lumbale Discusprolaps og ligamentaere Rodkompression. Munksgaard Kphg.: 1942.
Maltby, G. L., u. *R. C. Pendergrass:* Täuschungsmöglichkeiten bei Myelographie beim Bandscheibenprolaps. Radiology (Am.) **47**, 35—46 (1946).
Mann: Über das Vorkommen motorischer Störungen bei Ischias mit Einschluß der ischiadischen Wirbelverkrümmungen. Zit. nach *Mutschler.*
Marble, H. C., and *W. A. Bishop:* Intervertebral disc injury: an analysis of 113 industrial cases. J. industr. Hyg. (Am.) **31**, 46—50 (1949).

Mardersteig, K. C.: Spaltbildungen in den Zwischenwirbelscheiben im Röntgenbild. Fschr. Röntgenstr. **52,** 278 (1935).

Martius: Die Kreuzschmerzen der Frau. Leipzig: Thieme 1947.

Mathieu u. *Demirleau:* Chirurgische Behandlung der schmerzhaften Spondylolisthesis. Rev. d'Orthop. (Fr.) **43,** 352 (1936).

Mau, C.: Spätresultate der Albee'schen Operation bei der Spondylitis-Tbc. Dtsch. Z. Chir. **187,** 353 (1924).

Melamed u. *Ansfield:* Posterior displacement of lumbar vertebrae. Surg. etc. **86** (1948).

Mennell: Backache. Churchill London 1935.

Mercer, W.: Spondylolisthesis. Edinbourgh med. J. **43,** 545 (1936).

Merckelbach: Ein Beitrag zur Genese der Hernia nuclei pulposi. Med. Mschr. **10,** 743 (1949).

Meredith, J. M., u. *E. P. Lehmann:* Hypertrophy of the ligamentum flavum. Surg. **4, 587** (1938).

Mestric, M.: Hernie des Nucleus pulposus. (Serb.-kroat.) Ref. Z. Org. Chir. **94,** 113.

Meyer-Burgdorff, H.: Untersuchungen über das Wirbelgleiten. Leipzig: Thieme 1931.

Meyer-Burgdorff, H., u. *H. Sandmann:* Die Bedeutung der praesacralen Bandscheibe für die Spondylolisthesis. Dtsch. Z. Chir. **245,** 173 (1935).

Meyerding, H. W.: Low backache and sciatic pain associated with spondylohsthesis and protruded intervertebral disc. J. Bone Surg. (Am.) **23,** 461 (1941).

Middleton, G., u. *J. H. Teacher:* Injury to the spinal cord due to rupture of an intervertebral Disc. Glasg. M. J. **I,** 1 (1911).

Milward, F. J., u. *J. L. A. Grout:* Changes in the intervertebral discs following lumbar puncture. Lancet **II,** 183 (1936).

Mixter, W. J.: Rupture of the lumbar intervertebral disc. Etiologic factor for so-called sciatic pain. Ann. Surg. **106,** 777 (1937).

Mixter, W. J., u. *J. B. Ayer:* Herniation or rupture of the intervertebral disc into the spinal canal. N. Engld. J. Med. **213** (1935).

Mixter, W. J., u. *J. S. Barr:* Rupture of intervertebral disc with involvement of spinal canal. New Engld. J. Med. **211,** 210 (1934). 3. intern. neurol. Kongr. 1939.

Mock, H. E.: Low back pain and trauma. Amer. J. Surg. **51,** 779 (1941).

Monnier, M.: Les syndromes radiculalgiques cervico-brachial et lombo-sacré d'origine vertébrale. Schweiz. med. Wschr. **II,** 1480 (1941).

de Morsier, G.: Hyperaesthetische Zonen bei Bandscheibenvorfall. Schweiz. Med. Wschr. 9/10 (1942). Schweiz. Med. Wschr. **719** (1944).

— La dislocation traumatique des disques intervertébraux lombaires avec hernie nucléaire postérieure. Rev. méd. Suisse (rom. **60,** 999 (1940).

de Morsier, G.: Pathogénie des sciatiques et des brachialgies. Les discopathies tramatiques et dégénératives. Schweiz. med. Wschr. **I,** 249 u. 277 (1942).

Müller, W.: Transperitoneale Freilegung eines Wirbelkörpers bei tuberkulöser Spondylitis. Dtsch. Z. Chir. **85,** 128 (1906).

— Weitere Beiträge aus dem Gebiete der Knorpelknötchen. Dtsch. Z. Chir. **235,** 440 (1931).

Mutschler, H. H.: Die Ischiasskoliose und ihre Behandlung. Z. Orthop. **67,** 105 (1938).

Murphy, J. P.: Lumbar intervertebral disc protrusion contralateral to the side of symptoms and signs. Amer. J. Roentgenol. **61,** 77—79 (1949).

Mouchet, A.: Sciatique et chirurgie ou la mise au tombeau de la sciatique essentielle, dite „rhumatismale". Paris Méd. **I,** 229—241 (1941).

Naffziger, H. C., V. Imman u. *J. B. Saunder:* Lesions at the intervertebral dics and lig. flava. Surg. etc. **66,** 228 (1938).

Niedner: Schaltknochen in den Zwischenwirbelscheiben. Fschr. Röntgenstr. **47,** 70 (1930).

Nilsonne, H.: Some views of the problem of sciatica and sciatic scoliosis. Acta orthop. scand. (Dän.) **6,** 184 (1935).

Nitsche, F.: Ischias, Nucleus-Pulposos-Hérnie und praesacrale Überflutung. Chir. **20,** 414 (1949).

Norlén, G.: On the value of the neurological symptoms in sciatica for the localisation of a lumbar disc herniation. Acta chir. scand. (Schwd.) Vol. XCI. Suppl. 95.

Nürnberger, F.: Über praesacrale Injektionen zu therapeutischen Zwecken. Münch. med. Wschr. **68,** 230 (1921).

v. Nußbaum: Bloßlegung und Dehnung der Rückenmarksnerven. Dtsch. Z. Chir. **1,** 450 (1872).

Ober, F. R.: Relation of fascia lata to mechanical disabilities of spine. Surg. etc. **4,** 21—32 (1938).

— Fasciotomie for sciatic pain. J. Bone Surg. (Am.) **23,** 471 (1941).

O'Connel, J. E. A.: Sciatica and mechanism of production of clinical syndrom in protrusions of lumbar intervertebral discs. Brit. J. Surg. **30,** 315 (1943). — Brit. med. J. 4438, 119 (1946).

Odegaard: The absorption of Abrodil in the spinal canal. Acta radiol. (Schwd.) **XXX,** 446 (1948).

Olin, H. A.: The intervertebral disc. Involvement in vertebral fractures and in spinal pathology. Amer. J. Roentgenol. 42 (1939).

Olivecrona, H. The operative procedure in intervertebral disc protrusions. Acta radiol. (Schwd.) **22**, 743 (1941).
— Die Chirurgie des Schmerzes. Acta psychiatr. (Dän.) Suppl. **46**, 268 (1947).
Oppenheim, H., u. *F. Krause:* Über Einklemmung bzw. Strangulation der Cauda equina. Dtsch. Med. Wschr. 697 (1909).
Orbach, E.: Ischias nach Rückgratprellung? Unfallfolge abgelehnt. Mschr. Unfallhk. **38**, 59 (1931).
Otto, E.: Bandscheibenprolaps zwischen 1. und 2. Lendenwirbel mit den Erscheinungen der Querschnittsmyelitis. Münch. med. Wschr. **1938**, 1171.
— Ein Beitrag zur Kenntnis der traumatischen Bandscheibenprolapse. Mschr. Unfallhk. **45**, 573—80 (1939).
Ovens, J. M., u. *H. B. Williams:* Intervertebral spine fascia with removal of herniated intervertebral disc. Amer. J. Surg. **70**, 24 (1945).
Overgaard, Kr.: Beobachtungen und Betrachtungen über Prolapse des Nucleus pulposus und Scheuermannsche Krankheit. Nord. med. Ark. (Schwd.) 593 (1940).
Ownatanian, K. T.: Fragen der Neurochirurgie X, 42 (1946). Ref. Zbl. Chir. 349 (1947).
Pais: Pseudohypertrophie des gelben Bandes als Ursache der Kompression der Cauda. Chir. Org. Movim. **30**, 261 (1946).
Pampari, D.: La protrusione de disco intervertebrale e l'ipertrofia del ligamento giallo. Clin. J. 194 (1941).
Paltrinieri, M.: Sciatica paralizzante da hernia posteriore di un disco lombare. Chir. Org. Movim. **23**, 97 (1937).
Pancenko: Ischialgie als ein Symptom der obliterierenden Endangitis. Med. Klin. **1**, 163 (1941).
Parenti, G. C.: Prime osservazioni di anestesia peridurale con soluzioni gelationose. Ref. Z. Org. Chir. 88, 163.
Paulian: Vorfall der Zwischenwirbelscheiben. Arch. Neur. (fr.; Rum.) **5**, 138 (1944).
Pease, Ch. N.: Injuries to the vertebral and intervertebral discs following lumbar puncture. Amer. J. Dis. Childr. **49**, 849 (1935).
Péchy: Zur Kenntnis der gutartigen Wirbelsäulengeschwülste im Wirbelkanal. Frankf. Z. Path. 37, 562.
Peet, M. M., u. *D. H. Echols:* Herniation of nucleus pulposus. Arch. Neur. (Am.) **32**, 924 (1934).
Peiper, H.: Die Myelographie im Dienste der Diagnostik von Erkrankungen des Rückenmarkes. Erg. med. Strahlenforsch. II (1926).
Pendl, F.: Praesacrale Injektionen zur Behandlung der Ischias. Zbl. ges. Chir. **61**, 2139 (1934).
Pennybaker, J.: Sciatica and the intervertebral disc. Lancet I, 771 (1940).
Pers, A.: Über chirurgische Behandlung der Ischias. Dtsch. med. Wschr. **34**, 1237 (1908).
Petit-Dutaillier, D.: Quelques réflexions sur les manifestation cliniques, le diagnostic et le traitment des hernies posterieures des disques intervertébraux. Mém. Acad. Chir. Par. **67**, 307—314 (1941).
Petit-Dutaillis, D., u. *B. Pertuiset:* La choix de la meilleure méthode opératoire dans les sciatiques d'orgines discales après l'études des résultats. Mém. Acad. Chir., Par. 73 (1947).
Petit-Dutaillis, D., u. *S. de Seze:* Sciatique et lumbalgies par hernie postérieur des disques intervertébraux. Paris: Masson Cie. 1945.
Petrén, K.: Zit. nach *Norlén.*
Pette, H.: Die akutentzündlichen Erkrankungen des Nervensystems. Leipzig: Thieme 1942.
Pette, H., u. *P. E. Becker:* Zur Symptomatologie und Pathogenese der Neuritis lumbosacralis. Z. Nervenhk. **147**, 1 (1938).
Petter, C. K.: Methods of measiring the pressure of the intervertebral disc. J. Bone Surg. (Am.) **15**, 365 (1933).
Peyton, W. T., u. *D. R. Simmons:* Herniated intervertebral disc. Analyses of 90 cases.
Philippides, D.: Periduralanaesthesie. Chir. 217 (1938).
Pohlmann, R., R. Richter u. *E. Parow:* Über die Ausbreitung und Asorption des Ultraschalls im menschlichen Gewebe und seine therapeutische Wirkung bei Ischias und Plexusneuralgie. Dtsch. med. Wschr. **65**, 251 (1939).
Polgar, F.: Über interarcuelle Wirbelverkalkung. Fschr. Röntgenstr. 40, 292.
Popescu, R.: Paravertebrale Injektionen bei der Behandlung der Ischias. Rev. san. mil. (Rum.) **37**, 771—777 (1938).
Popowa, N. N.: Chronische Kreuzschmerzen als Folge von Nucleus pulposis Hernien. Fragen d. Neurochir. X, 37 (1946).
Poppen, J. L.: The herniated intervertebral disc. New Engl. J. Med. 232, 211 (1945). — Surg. Clin. N. Amer. 18, 879 (1938).
Porta, R., u. *C. Chirio:* L'ernia posteriore del disco intervertebrale. Arch. Radiol. (It.) **17**, 1—18 (1941).
Priip-Buus: Über Spondylolisthesis. Acta orthop. scand. (Dän.) **XIV**, 1 (1943).
Prima (estnisch): Rückenmarksschädigung durch Erkrankung der Zwischenwirbelscheibe. Ref. Z. Org. Chir. **66**, 208 (1934).

Püschel, J.: Der Wassergehalt normaler und degenerierter Zwischenwirbelscheiben. Beitr. path. Anat. **84,** 123 (1930).

Pugh: Zit. nach *Koebcke.*

Puky: Schwankungen der Körperlänge. Acta orthop. scand. (Dän.) **6,** 338 (1935).

Putti, V.: Die Ischias-Scoliotica, ein Reflex. Wien. med. Wschr. **II** (1940).

— Lumboartrite e sciatica vertebrale. Bologna: Capelli 1936.

Puusepp, L.: 2 cas d'ecchondrome de la région lombaire avec spasme des vaissaux du pied. Bull. Cos. nat. chir. Paris 61, 24—30.

— Kompression der Cauda durch das verdickte Lig. flavum. Fol. Neuropath. Eston **12,** 38 (1932).

Raaf, J.: Our changing ideas concerning protrusion of intervertebral discs. Amer. J. Surg. **51,** 803 (1941).

Reichart: Halbseitige Sensibilitätsstörungen und andere halbseitige Erscheinungen bei Ischias. Münch. med. Wschr. **32** (1919).

Reinhard: Über die Varizen des Nervus ischiadicus und ihre Beziehungen zur Ischias. Münch. med. Wschr. **699** (1918).

Reis, Sahlgren u. *Sjoequist:* Eine Operationsmethode bei Arthrosis deformans. Nord. med. **21,** 557 (1944).

Renton, J. M.: The surgical treatment of chronic sciatica. Brit. med. J. **557** (1921).

Robertson, R. C. L., u. *W. C. Peacher:* Herniation of nucleus pulposus, refinement in operative technique. Surg. **18,** 768 (1945).

Robinson, J. M.: Retropulsion of the lumbal intervertebral discs as a cause of low back pain with unilateral „sciatic radiation". Amer. J. Surg. N. s. **49,** 71 (1950).

Roith: Ischias und Schwangerschaft. Med. Klin. **93** (1906).

Romberg, M. H.: Zur Kritik der *Valleix*schen Schmerzpunkte bei Neuralgien. Arch. Psychiatr. 1, 1—7 (1868).

Römer, K.: Zum Ischiasproblem. Dtsch. Med. Rdsch. **3,** 21 (1949).

Roney: Progress in orthopedic Surgery in 1946. Arch. Surg. (Am.) **58,** 352—372 (1949).

Roofe, P. C.: Innervation of Annulus fibrosus and post. long. ligament. Arch. Neurobiol. etc. (Sp.) **44,** 100 (1940).

Rosenheck, Ch., u. *H. Finkelstein:* Sciatica. A neuro-orthopedic consideration. J. amer. med. Assoc. **84,** 939 (1925).

Rubino, A.: Sindromi neurologiche da ernia del nucleo polposo. Riv. Neur. **10,** 491 (1937).

Rüsken, W.: Behandlung der Nervenkrankheiten durch Röntgentiefenbestrahlung. Strahlenther. **78,** 1 (1948).

Säker, G.: Die Kontrastmittel der Myelographie. Nervenarzt **216** (1947).

— Die Periduralanaesthesie als Therapie bei Ischiassyndrom. Nervenarzt **323** (1947).

Sahlgren, E.: Beror ischias alltid pa lokal affektion av rod eller nerv ? Sv. Läkartidn. (Schwed.) **1137** (1942).

Sahlgren, E., u. *O. S.K. Sjöquist:* Myalgisk trykpunkter vid ischias. Nord. med. Ark. (Skand.) **22,** 1141 (1944).

Saiz u. *Gortan:* Erforschung des periduralen Raumes mit Lipiodol. Z. Neur. **115,** 108 (1928).

Samson, J. E.: Greffe osseuse dans le traitment de la sciatique. Un. méd. Canada **65,** 321—325 (1936).

Sanford, H., u. *P. D. Howard:* Epidurography. A method of roentgenologic visualization of protruded intervertebral disks Radiol. **36,** 712 (1941).

Sashin, D.: Critical analysis of anatomy and pathologic changes in sacroiliac joints. J. Bone Surg. (Am.) **12,** 891 (1930).

Sattler, F.: Kochsalzinjektionen bei Ischias. Fschr. Ther. Jg. **3,** 715 (1927).

Saunders, J. B., u. *V. T. Inman:* Patholgy of intervertebral discs. Arch. Surg. (Am.) **40,** 389 (1940).

Schachtschneider, H.: Der hintere Bandscheibenvorfall in seinen klinischen Auswirkungen. Fschr. Röntgenstr.450, 7.

Schapiro, C.: Sindromo lombo ischialgiche e degenerazione primitiva del disco interverte-brale. Chir. Org. Movim. **23,** 371 (1938).

Scheller, H.: Zur Diagnose des lumbalen discusprolapses. Dtsch. Med. Wschr. S. 249 (1950).

Scherb: Spondylolisthesis, Sacrum acutum, Sacrum arcuatum, Regio lumbosacralis fixa, als häufige Ursachen von Kreuzschmerzen. Zbl. Chir. **50,** 304 (1928).

Scherewsky, A.: Röntgenbefunde bei Ischias. Fschr. Röntgenstr. **39,** 139 (1929).

Schlesinger, K.: Ischialgie und Coxitis. Mitt. Grenzg. Med. Chir. **33,** 611 (1921).

Schlimpert u. *Schneider:* Hohe epidurale Anaethesie. Münch. med. Wschr. **49** (1910).

Schmieden, V.: Chirurgie der Wirbelsäule. Ref. 54, Chir. Kongr. 1930. Arch. klin. Chir. **162** (1930).

Schmorl, G.: Über die pathologische Anatomie der Wirbelbandscheiben. Bruns' Betr. **151,** 360 (1931).

— Über Knorpelknoten an der Hinterfläche der Wirbelbandscheiben. Fschr. Röntgenstr. **40,** 629 (1929).
— Über Verlagerung von Bandscheibengewebe und ihre Folgen. Arch. klin. Chir. 172 (1933).
— Über Chordareste in den Wirbelkörpern. Zbl. Chir. **37,** 2305 (1928).
— Beiträge zur pathologischen Anatomie der Wirbelbandscheiben. Arch. Orthop. **29,** 389 (1931).
— Über Knorpelknötchen an den Wirbelbanbscheiden. Rotschr. Röntgenstr. **38,** 265 (1928).
Schmorl, G., u. *H. Junghanns:* Die gesunde und kranke Wirbelsäule im Röntgenbilde. Leipzig: Thieme 1932.
Schneider, A.: Konservative Behandlung des Bandscheibenvorfalles. Grenzgeb. d. Med. **II,** 11 (1949).
Schneider, H.: Acute traumatic posterior dislocation of an intervertebrale disc with paralysis. Journ. Bone **31,** 566 (1949).
Schober, P.: Kritische Betrachtungen über das Laségue'sche Zeichen. Dtsch. med. Wschr. **66,** 1269 (1940).
Schoen, A.: Die Verkennung des Ischiassyndroms infolge mangelnder Röntgenuntersuchung. Med. Klin. **41,** 388 (1946).
Schöpe, M.: Beitrag zur Klinik der Ischialgie. Wien. klin. Wschr. **729** (1941).
Schoppe, W.: Operative Ischiastherapie. Zbl. d. Grenzg. Med. u. Chir. **19,** 1—63 (1917).
Schrader: Der Bau der Zwischenwirbelscheiben in seinen Beziehungen zur Beanspruchung. Z. Orthop. **53,** 6—42 (1930).
Schrader, E. A.: Die Bedeutung des Bandscheibenprolapses für die Manifestation von arteriellen Durchblutungsstörungen. Dtsch. Z. Nervenhk. **160,** 400—412 (1949).
Schüdel: Ischias scoliotica. Arch. klin. Chir. **38** (1889).
Schüller, J.: Der Pulposus-Prolaps Ursache des Ischiasleidens? Med. Mschr. **3,** 166—167 (1949).
Schümmelfeder, W. u. *N.:* Lebensalter und Wasserhaushalt der Zwischenwirbelscheiben. Chir. **20,** 395 (1949).
Schüssler: Chirurgische Behandlung der Ischias. Dtsch. Z. Chir. **181,** 256 (1923).
Schulz: Kompression der 5. Lumbalwurzel bei Spondylosis. Ref. Ärzteblatt f. Hessen Febr. 1935.
Schuster, W.: Die Einwirkung der Laminektomie auf die Statik der Wirbelsäule. Diss. Kiel 1948.
Schwenkenbecher: Bäderbehandlung der chronischen Ischias. Balneologe **2,** 11 (1935).
Semmes, R. E.: Lateral ruptures of cervical intervertebral discs. Amer. J. Surg. **75,** 137 (1948).
— Diagnosis of ruptured intervertebral discs. without contrast myelography. Yale J. Biol. a. Med. (Am.) **11,** 433 (1939).
Senning, A., u. *O. Sjöquist:* Senresultaten vid disbrack. Nord. med. **34,** 1128 (1947).
de Sèze, S.: Sciatique banale et disques lombosacré. Presse Méd. **I,** 570 (1940).
— Sciatiques traumatiques; leur fréquence leur traitement. Conséquences médico-légales. Presse méd. **I,** 219 (1942).
Severin, E.: Degeneration of the intervertebral disks in the lumbar region. Acta chir. scand. (Schwed.) 1939.
Sherwood, K. K., u. *S. U. Berens:* Displacements of nucleus pulposus. West. J. Surg. **45,** 646 (1937).
Shinners, B. M., u. *W. B. Hamby:* The results of surgical removal of protruded lumbar discs. Neurosurg. **1,** 117 (1944).
Sicard, A.: Funiculatis. Mém. Acad. Chir., Par. **67,** (1941).
— Le role de la hernie discall posterieure dans la sacralisation douloureuse. Rev. d'othop. **27,** 192—200 (1941).
— Hernie intrarachidienne des disques intervertébraux. Mém. Acad. Chir. Par. **67,** 314—319 (1941).
Sicard, A., et *J. Forestier:* Méthode génerale d'exploration radiologique par l'huile iodée. Mém. Soc. méd. et Chir. Bord. **46,** 463—469 (1922).
Scoville, Moretz and *Hankins:* Discrepances in Pantopaque-myelography. Radiology 47, 35—46 (1946).
Silbermann, S.: Operative Heilung der Ischias. Wien. klin. Wschr. **650** (1933).
Siegmund, N.: Hinterer Bandscheibenvorfall und Unfall. Mschr. Unfallhk. **43,** 609 (1936).
Simons, B.: Die klinische Bedeutung der Zwischenwirbelscheiben. Arch. Othop. (It.) **35,** 43—49 (1934).
Sjöquist, O.: Den lumbala diskbrackens, Klinik Diagnos samt exstirpation utan laminektomi. Nord. Med. **13,** 687 (1942).
— The mechanism of origin of Lasèguees sign. Acta psychiatr. Suppl. **46,** 290 (1947).
Smith, W. C.: End-resultats of certain procedures in the surgery of trauma. Amer. J. Surg. **76,** 619—624 (1948).

Smith, Alan de Forest: Posterior displacement of 5. lumbar vertebra. Bone a. Jount. Surg. **16,** 877—88 (1934).

Smith, M. N., et *Petersen:* Untersuchung bei Kreuzschmerz mit besonderer Berücksichtigung der Differentialdiagnose zwischen lumbocacraler und sacroiliacaler Region. Bone J. Surg. (Am.) **16,** 819 (1924).

Solotuchin: Über die Gefäßversorgung der menschlichen Wirbelsäule. Fschr. Röntgenstr. **47,** 175.

Soule, G., u. *Irving:* Myelography by the use of pantopaque in the diagnosis of disc-herniations.

Speed, Kellog: Spondylolisthesis. Arch. Surg. **37,** 175 (1938).

Spiess: Anaesthesie und Entzündung. Münch. med. Wschr. **1,** 345 (1906).

Spurling, R. G., u. *Grantham:* Ruptured intervertebral discs in the lower lumbar regions. Amer. J. Surg. **75,** 140—158 (1948).

Spurling, R. G., u. *F. K. Bradford:* Neurologic aspects of herniated nucl. pulp. at the 4. and 5. lumbar interspace.

Spurling, R. G., u. *E. C. Grantham:* The end-results of surgery for ruptured lumbal disc. Journ. Neurosurg. **6,** 57—64 (1949). — Amer. J. Surg. **65,** 140 (1948).

— — Neurologic picture of herniations of nucl. pulp. in lower part of lumbar region. Arch. **40,** 375 (1940).

— *Mayfield, F. H.,* u. *J. B. Rogers:* Hypertrophy of ligamenta flava as cause of low back pain. J. A. Med. Ass. **190** (1937).

— u. *W. B. Scoville:* Lateral rupture of the cervical disk. Surg. etc. **78,** 350—358 (1944).

Stalmann: Über Mitschwingung, ein neuartiges Klopfsymptom bei frischen und alten Wirbelsäulenerkrankungen. Münch. med. Wschr. **873** (1924).

Steel, W. M.: Non-operative procedures for the relief of lumbar sciatica. Amer. J. Surg. N. s. **44,** 76 (1939).

Stefan, H.: Ekchondrose einer Zwischenwirbelscheibe. Med. Welt **889** (1940).

Stein: Über die Beziehungen zwischen Ischias, Lumbago-Skoliose. Z. Orth. **25,** 479 (1910).

Steindler, A.: Interpretation of sciatic radiation and syndrome of low back pain. J. Bone Surg. (Am.) **22,** 28 (1940).

Stender, A.: Ischiassyndrom und Bandscheibenprolaps. Berl. Med. Zschr. **85** (1949).

Stengström, R.: Widening of the root defect in lumbar myelogram by abrodil. Acta radiol. (Schwd.) **XXIX,** 303 (1948).

Stettbacher, H. F.: Lumbaler Bandscheibenvorfall. Dtsch. Z. Chir. **259** (1944).

Stimpfel, A.: Der Prolaps des Nucleus pulposus als Ursache der Ischias. Ärztl. Forschg. **309** (1947).

— Die Operation des lumbalen lateralen Nucleus-pulposus-Prolapses unter besonderer Berücksichtigung der interlaminären Fensterung nach Love. Chir. **20,** 397 (1949).

— Die Ischias als chirurgisches Problem. Nervenarzt **552** (1947).

— 36. Kongr. Dtsch. Orth. Ges. 1947.

Störring, F., u. *E. Schorre:* Halbseitensensibilitätsstörungen nach Verletzungen peripherer Nerven. Dtsch. Z. Nervenhk. **159,** 375 (1948).

Stoffel, A.: Neues über das Wesen der Ischias und neue Wege über die operative Behandlung des Leidens. Münch. Med. Wschr. **60,** 1365 (1913).

Stookey, B.: Compression of the spinal cord due to ventral extradural chondromas. Arch. Neur. **20,** 275 (1948).

— Compression of spinal cord and nerv roots by herniations of the nucl. pulp. in the cervical region. Arch. Surg. **40,** 417 (1940).

Stotzer: Arthrosis deformans coxae und Ischias. Schweiz. med. Wschr. **I,** 286 (1936).

Strassburger, J.: Über das Fehlen des Achillessehnenreflexes und seine diagnostische Bedeutung. Dtsch. Z. Nervenhk. **17,** 106 (1900).

Strasser, W.: Ischias. Kritische Sichtung von Diagnose und Therapie. Verl. Liestal 1944, 2. Aufl. Ref. Schweiz. med. Wschr. **1337** (1944).

Strasser, A., A. Weissmann, u. *H. Weiss:* Ischias und ihre Behandlung. Münch. med. Wschr. **1037** (1937).

Streng, H.: Das Verhältnis des N.ischiadiadicus zum M. piriformis und die sogenannte hohe Teilung des Ischias. Ref. Z. Org. Chir. **85,** 342. Duodecim (Helsinki) (finn.) **53,** 797—813 (1937).

Stursberg, H.: Über Wurzelischias. Münch. med. Wschr. **57,** 1776 (1910).

Scolbova-Budinova: Hernien des Intervertebralplättchens in den intravertebralen Raum. Ca. lék. cask. (Tschech.) **895** (1940).

Tamann, H.: Über die Wundheilung im Bereich der Zwischenwirbelscheiben. Arch. Orth. **34,** 356 (1934). Arch. Klin. Chir. **177** (1933).

Tavernier: La hernie postérieure du disque intervertébral. Lyon chir. **37,** 58 (1942).

Taylor, W. J.: The surgical treatment of chronic sciatica. Atlant. med. J. (Am.) **28,** 756 (1926).

Teneff, St.: Trattamento de la sciatalgia con novocain-izzazione periartucolare intervertebrale. Bull. Soc. peimont. Chir. **7,** 381 (1937).

Termier: Traitement des sciatiques rebelles par l'élongation non sanglante. Ref. Z. Org. Chir. **56,** 845 (1932).

Thiébaut, Fr.: La hernie discale est elle la cause ou la conséquence de la sciatique? Paris med. **38,** 417 (1946).

Thode, F.: Ischiasskoliose. Dtsch. med. Wschr. **869** (1907).

Thoma, E.: Die Zwischenwirbellöcher im Röntgenbild, ihre normale und pathologische Anatomie. Z. Orthop. Chir. **55,** 115 (1931).

Thomsen: Verkürzung des Ischias und der ischiocrualen Muskeln. Zbl. inn. Med. **769** (1937).

— Scoliosis ischiadica. Z. Orthop. **60,** Beil. H. 82 (1934).

Thoyer-Rozat, P.: Radiothérapie de la sciatique. Rev. Physiothér. **14,** 90—92 (1938).

Tipplet: Zit. nach *Köbcke.* Brit. med. Journ. 29. 9. 45.

Toprover, G.: Zur Behandlung der primären Ischias durch blutige Dehnung der Nerven. Wien. Klin. Wschr. **400** (1932).

Towne, E. B., Bancrojtt u. *F. L. Reichert:* Compression of lumbosacral roots of spinal cord by thickand lig. flav. Amer. J. Surg. **94,** 327 (1931).

Turner: Die Spondylolysis und ihre Bedeutung für die statische Insuffizienz der Wirbelsäule. Z. orthop. Chir. **51,** 23 (1929).

Turyn, F.: Ein neues Ischiaszeichen. Münch. med. Wschr. **76,** 834 (1929).

Übermuth, H.: Die Bedeutung der Altersveränderungen der menschlichen Bandscheiben für die Pathologie der Wirbelsäule. Z. Altersforschg. **1,** 57 (1939).

Uehlinger u. *Gsell:* Spinale Varicose der intra- und extramedullären Venen. Helvet. med. Acta **11,** 85 (1944).

Valls, J. (span.): Neue Auffassungen über Ätiologie und Therapie der Ischias. Rev. otoneuro oft y de cirurg. neur. **1,** 100—184 (1927).

Vaubel, E.: Zur Lokalisation der Schmerzzustände im Gebiet des Nervus ischiadicus. Dtsch. med. Wschr. 49 (1943).

— Injektionsbehandlung der Ischias. Z. Rheumaf. **4,** 34 (1941).

le Vay: Sciatica. Lancet 22, 1, 44, 116.

de Veer, A.: Wirbelverschiebung nach hinten unter dem Bilde schwerer Ischias. Rö. Prax. **7,** 27 (1935).

Veraguth: Arachnoidose. Schweiz. med. Wschr. 1043 (1944).

Veraguth u. *Braendli-Wyss:* Der Rücken des Menschen. Bern: Huber 1940.

zur Verth: Lumbago. Leipzig: F. GW. Vogel 1931.

Veyrassat, J., u. *F. Ody:* Le Lumbago. Rev. méd. Suisse rom. **48,** 868 (1928).

Virchow, R.: Untersuchungen über die Entwicklung des Schädelgrundes. Berlin: Georg Reimer 1857.

Viviani: Myelographische und encephalographische Versuche mit einer löslichen, schattengebenden Substanz: Abrodil. Zbl. Radiolog. **14,** 792 (1933) Ref.

Vogt: Wirbelverschiebung nach hinten. Acta radiol. (Schwd.) **18,** 227 (1937).

Voßschulte: Anatom. u. funkt. Untersuchungen zum Problem des Wurzelkompressionsyndroms 101. Tgg. Vereinigg. Niederrh. Westf. Chir. 1949.

Vranesik: Ischias und entzündliche Erkrankung im Beckeninnern. Dtsch. Z. Nervenhk. **120,** 38 (1932).

Vulpius, A.: Knochenplastik nach Laminektomie. Zbl. Chir. **41,** 1110 (1914).

Wagner: Die Endigung des Durasackes. Arch. Anathrop. u. Gesch. 1890.

Wagoner, G.: Chronic sciatic pain due to adhesions about the nerve trunk and the results of the removal by operation. Surg. etc. **5,** 609 (1939).

Wahren, H.: Hernie des Nucleus pulposus bei einem 12jährigen Kinde. Acta orthop. scand. (Dän.) **16,** 40 (1945).

— On treatment of sciatica with plaster corsett. Acta orthop. scand. (Dän.) **10,** 286 (1939).

— Über Ischiasskoliose. Acta orthop. scand. (Dän.) **32,** 153 (1930).

Walls, Rambouts et *Petit:* Les funiculalgies rachidiennes dependant de lèsions discales et d'arthrosis interapophysaires. Acta orthop. belg. **4,** 105 (1949). Ref. Surg. etc. Vol. 90 (1950).

Waldenström, H.: Lumbago und Discusvorfall. Acta chir. scand. (Schwd.) 91 (1944).

Walsh, M. N.: Klinische und neurologische Bilder bei Kreuzschmerzen und Ischias. Radiology **33,** 681 (1939).

Wanke, R.: Lumbago und Scalenussyndrom. Arch. Orthop. **38,** 297 (1937).

— Das Scalenussyndrom, ein Beitrag zu statischen Pathologie der Wirbelsäule. Erg. Chir. u. Orthop. Bd. **33,** S. 158 (1939).

Waris, W.: Lumbar disc herniation, clinical studys and late results of 374 cases. Acta chir. scand. (Schwd.) Suppl. 1940.

Warner: Zur Begutachtung des Bandscheibenvorfalls. 36. Kongr. Dtsch. Orthop. Ges. 1947.

Watson-Jones: Zit. nach *Friberg.*

Wawersik, F.: Klinische Diagnose des Pulposus-Syndroms. Med. Klin. 623 (1947).

Weber, G.: Zur Diagnose und Behandlung lumbaler Discushernien. Praxis (Rev. Suisse de Med.) 23 (1948).
— Operative Behandlung lumbaler Diskushernien. Ärztl. Mschr. (Bern) 1, 20 (1945).
v. d. Werff: Myelography with water soluble contrast. Acta radiol. (Schwd.) 1949.
Werner, R.: Epidurale Injektion von Calc. gluconicum. Med. Klin. I, 1275 (1941.)
Wiberg, G.: Zusammenhang zwischen Trauma und Zwischenwirbelscheibenvorfall. Sc. Läkartidn. (Schwd.) 1219 (1941).
— Anaesthesie bei Prolaps-Operation. Acta chir. scand. (Schwd.) 1942.
— Rückenschmerzen in ihrer Beziehung zur Nervenversorgung der Zwischenwirbelscheiben. Acta orthop. scand. (Schwd.) 19, 2, 211 (1949). Ref. Schweiz. med. Wschr. 7, 188 (1950).
Wiedhopff, O.: Die Ursache und Bedeutung des *Laségue*schen Phänomens bei der Ischias. Klin. Wschr. I, 739 (1927).
— Zur Therapie und Diagnose der Ischias. Bruns' Beitr. 132, 523 (1924).
Wigand, R.: Perineurale Injektion des Plexus sacralis im spatium retrorectale bei Ischias. (Präsakrale Injektion.)
Williams, P. C.: Reduced lumbosacral joint space. J. amer. med. Assoc. 99, 1677 (1932).
Willis, T. A.: Anatomical variations and roentgenographic appearence of low back in relation to sciatic pain. J. Bone Surg. (Am.) 23, 410 (1941).
Wolkoff, K. W. (russ.): Über die operative Behandlung entzündlicher Neuralgien des N. ischiadicus. Ref. Z. Org. Chir. 28, 79 (1924).
Wood, Jones, F.: Some anatomical considerations of the disposition of the sciatic nerve and femoral artery. Lancet 184, 752 (1913).
Wright: Zit. nach *Köbcke.*
Yaskin, J. G., u. *A. Finkelstein:* Low back and beg pains, Clinical considerations. Clinics 3, 261 (1944).
Yeoman, W.: Relation of arthritis of sacroiliac joint to sciatica. Lancet 2, 1119—22 (1928).
Young, B. R.: Prolaps of intervertebral discs. Proc. Soc. Med. Lond. 40, 233 (1947).
Young, B. R. u. *M. Scott:* Air myelography. Amer. J. Roentgenol. 39, 187 (1938).
Zahradnicek: Zit. nach *Priip-Buus.*
Zanoli, R.: L'artrectomie apofisaria nella cura della sciatiche ribelli. Atti Soc. lomb. Chir. 6, 429—435 (1938).
Zeller: Erfahrungen der Schweizer Unfallversicherungsanstalt mit Discusprolapsen. Diss. Zürich 1948.
Zeno, L. O., u. *O. Cames* (span.): Kompression der Cauda durch einen Tumor der Zwischenwirbelscheibe. Rev. Cir. (It.) 9, 28—34 (1930).
Zielke, A.: Scheuermannsche Krankheit, Bandscheibenvorfall und Tuberkulose. Chir. 15, 542.
Zlaff, S. (estnisch): Klinische Beobachtungen einiger Zwischenwirbelscheibenveränderungen. Ref. Z. Org. Chir. 80, 15. Fol. neuropath. eston. 15/16, 429—443 (1936).

A. Einleitung.

Die vorliegende Abhandlung geht von der Feststellung aus, daß die pathogenetische Grundlage des im Thema bezeichneten Leidenszustandes die Erkrankung der Wirbelsäule und der Bandscheiben ist, während die nervale Komplikation, die Kompression der Wurzel, lediglich ein wenn auch klinisch am meisten auffallendes Symptom darstellt. Es handelt sich danach zunächst um ein chirurgisch-orthopädisches Problem[1], in zweiter Linie erst um ein neurologisches bzw. neuro-chirurgisches.

Die Verwertung chirurgischer und orthopädischer Gesichtspunkte erwies sich als besonders fruchtbringend, da gerade diese Fragestellungen in vielen der bisher vorliegenden Arbeiten unverdientermaßen in den Hintergrund getreten sind.

Eine zusammenfassende Darstellung unter einem Gesamtgesichtspunkt ist bisher in der deutschen Literatur noch nicht vorhanden, wohl aber dürften in nächster Zukunft mehrfach Stellungnahmen zu dem ganzen Komplex der bandscheibenbedingten Lumbago und Ischias vorgelegt werden. Es wurde daher für notwendig

---

[1] Der Verfasser ist in der glücklichen Lage, als langjähriger früherer Schüler von *Güntz,* eine eingehende Kenntnis der Pathologie der Wirbelsäule im Sinne der *Schmorl*schen Schule vermittelt erhalten zu haben. Andererseits verdankt er dem Direktor der Klinik, Herrn Prof. *Wanke,* fortlaufende Anregung und Unterstützung, da dieser selbst seit vielen Jahren an der Erforschung der klinischen Pathologie der Wirbelsäule maßgeblich beteiligt und interessiert ist.

erachtet, das klinische Material sehr in das Einzelne gehende durchzuarbeiten, um einwandfreie Vergleichsmöglichkeiten zu bieten. Verfasser hat es sich ferner zur Aufgabe gemacht, gerade einige der zahlreichen noch ungeklärten Fragen einer Lösung näher zu führen, wobei es allerdings nicht zu umgehen war, auf die noch ungelöste Probematik mancher von ihnen ausdrücklich hinzuweisen, ohne in jedem Falle eine endgültige Stellungnahme einnehmen zu können. Die heute drohende zu starke Vereinfachung des Problems bedarf einer sehr kritischen Abwägung, um einerseits die Gefahr des Entstehens einer Modeoperation abzuwenden, andererseits durch Rückschläge die operative Behandlung dieser Zustände nicht in unverdienten Mißkredit zu bringen. Ein Vorzug wird darin gesehen, daß das gesamte verarbeitete pathologisch-anatom. klinische und röntgenologische Material in einer Hand verwertet wurde, wodurch die Geschlossenheit der Darstellung gewahrt sein möchte[1].

B. Klinisches Gesamtmaterial.

Die Grundlage der vorliegenden Abhandlung bilden 110 unter der klinischen Diagnose „Bandscheibenvorfall" im Verlaufe von etwa 20 Monaten operierte Patienten[2]. Davon hatten 93 einen positiven, 17 einen negativen Befund an der Bandscheibe, 108 lagen lumbal, je einer thorokal bzw. zervikal, währenddessen wurden 14 operative Eingriffe bei anderweitigen Erkrankungen mit ausschließlichen oder vorwiegenden Symptomen einer Lumbago-Ischias durchgeführt.

Im gleichen Zeitraum wurde bei mehr als 250 Patienten der chirurg. und orthop. Poliklinik die klinische Verdachtsdiagnose eines Bandscheibenvorfalles gestellt, davon in etwas weniger als ⅓ der Fälle die Operationsindikation. Die übrigen Patienten kamen ohne Zwischenschaltung der Poliklinik zur Operation bzw. wurden an der neurochirurgischen Abt. des Landeskrankenhauses Schleswig (neurolog. Leiter: Dozent Dr. med. habil. *Rosenhagen*) operiert.

Die zahlenmäßige Bedeutung der Lumbago-Ischiasfälle unter den ambulanten Patienten innerhalb eines Jahres überhaupt mag aus folgenden Zahlen ersichtlich sein:

Unter insgesamt 13000 ambulanten Durchgängen des Jahres 1948 befanden sich
183 Patienten mit Lumbago-Ischias
124 Patienten mit Lumbago.

Von der ersten Gruppe lautete bei 153 Patienten die klinische Verdachtsdiagnose „Bandscheibenvorfall", 43 wurden operiert, die übrigen konservativ behandelt.

C. Die klinische Untersuchung
des chronisch Lumbago-Ischiaskranken.

Wenn man die besonders seit den *Schmorl*schen Untersuchungen in das Riesenhafte angewachsene Zahl der Veröffentlichungen über die Erkrankungen der Wirbelsäule überblickt, wenn man bedenkt, daß die Chirurgie, das orthopädische Spezialfach vor allem, die Erkrankungen der WS. zu seinem Hauptarbeitsgebiet rechnet, daß der Neurologe wie der Internist sich speziell mit der Ischialgie beschäftigen, daß der Rheumatologe, der Gynäkologe daran größtes Interesse haben, sollte man meinen, die grundlegenden Untersuchungsmethoden seien

---

[1] Die technische Ausführung der Skizzen stammt größtenteils von Herrn Dr. *de Cuveland*, Volontärassistent der Klinik.

[2] Inzwischen ist die Zahl der operierten Fälle auf mehr als 200 angestiegen, ohne daß sich eine irgendwie bemerkenswerte Verschiebung der in dieser Arbeit mitgeteilten Zahlenverhältnisse ergeben hat.

inzwischen Allgemeingut der Ärzteschaft geworden. Um so erstaunter ist man über die noch immer herrschende Unkenntnis auf dem Gebiet dieser Erkrankungen nicht nur beim Allgemeinpraktiker. Gerade der Spezialist neigt dazu, allzu einseitige Gesichtspunkte zur Beurteilung heranzuziehen, der Orthopäde und Chirurg statisch-mechanische, der Neurologe und Internist infektiös-toxische bzw. rheumatische, wobei gerade der letztere Gesichtspunkt noch heute der vorherrschende ist, d. h. der Reflex Ischias = Neuritis = rheumatisch.

Mit der vorgefaßten Meinung, bei der Untersuchung einer Lumbago finde man praktisch überhaupt nichts, bei einer Ischialgie nur wenig, wird oft genug eine Untersuchung entweder völlig unterlassen und die Entscheidung dem Röntgenbilde, der Liquoruntersuchung oder anderen Laboratoriumsbefunden überlassen, oder sie wird pro forma am mehr oder weniger bekleideten Patienten in oberflächlicher Weise durchgeführt, mehr um der Psyche des Patienten Genüge zu tun als in der Erwartung, objektive Befunde erheben zu können.

Bei einiger Mühe, das kostet allerdings 10 min Zeit, wird man aber von der Fülle der auch objektivierbaren Symptome überrascht sein, die ein Lumbago-Ischias-Kranker bietet, wenn man zweckmäßigerweise nach einem gewissen Untersuchungsschema vorgeht.

Es soll hier nicht unsere Aufgabe sein, eine abgeschlossene Darstellung zu geben. Eine solche findet sich bezüglich der Wirbelsäule in ausgezeichneter Weise bei *Güntz*, in dem schönen Buche von *Veraguth* u. *Braendli-Wyss* über den Rücken des Menschen, für die feinere neurologische Diagnostik in der entsprechenden Fachliteratur. Unsere Darstellung soll vor allem die für unsere spezielle Fragestellung wichtigen Punkte betonen, die Beziehung der Bandscheiben-Wirbelsäulenerkrankungen zum chronischen Lumbago-Ischias-Syndrom. Es ist allerdings unsere noch zu begründende Überzeugung, daß es sich um den überwiegenden Prozentsatz dieser Kranken handelt.

Die Vorgeschichte.

Es ist bereits überraschend, wie sehr sich die Mühe lohnt, eine eingehende Vorgeschichte zu erheben. Aus der Familienanamnese ist u. a. eine Tbc.-Belastung familiäres Vorkommen von Ischialgien, von Wirbelsäulendeformitäten von Bedeutung. Der überwiegende Teil der Patienten kommt im akuten Anfall zum Arzt. Es ist von Bedeutung zu wissen, wann zum ersten Male überhaupt Kreuzschmerzen bzw. Ischiassymptome aufgetreten sind. Rückenschwäche im Schulbzw. Lehrlingsalter, Teilnahme am orthopädischen Schulturnen, früher beobachtete schlechte Haltung, Wirbelsäulenverkrümmungen sind auch dann von Bedeutung, wenn Jahre und Jahrzehnte Intervall bis zum Wiederauftreten von Beschwerden bestehen. Neben unbestimmten Rückenschmerzen beginnt das Leiden plötzlich mit einem „Hexenschuß". Von großer Wichtigkeit ist der zeitliche Zusammenhang dieser Lumbago mit dem Ischiasschmerz, entweder gleichzeitig, kurz darauffolgend oder erst nach mehrfachen reinen Lumbagoanfällen eintretend.

Genaue Exploration der vom Patienten vermuteten ursächlichen Auslösung weist den Weg zu traumatischen oder pseudo-traumatischen Zusammenhängen. Die Erkältungsnoxe führt zu Angaben über frühere sog. rheumatische Affektionen. Verschiedenartig kann die Auslösung der Rezidive erfolgen. Bestimmte Tätigkeiten, Bewegungen sind zu analysieren, wenn sie zu Exacerbationen führen bzw. auch einmal das Gegenteil, eine Linderung bewirken. Unterschiedlich ist auch die Angabe der bevorzugt eingenommenen nächtlichen Lage, ob in Ruhe eine Besserung erfolgt. Fingerzeige ergibt schließlich die berufliche Gliederung, Kopf- oder körperliche Arbeit.

Angaben über Anginen, Katarrhe der Nebenhöhlen usw. deuten in Richtung auf Herdinfektionen.

Spontanschmerzen.

Es erscheint zweckmäßig, die Angaben über Spontanschmerzen, deren Auslösung durch gelegentliche Traumen, Verheben usw., getrennt zu betrachten, da gerade die subjektiven Schmerzen bei guter Analyse bereits viele Hinweise für die Lokalisation ergeben. Man darf sich nicht mit unbestimmten Angaben über Rückenschmerzen, Schmerzen „im ganzen Bein“, begnügen, sondern muß sich genau die Art der Schmerzen, ob brennend, elektrisierend, in der Tiefe liegend, schildern lassen. Bei Ausstrahlung gürtelförmig oder in ein oder beide Beine pflegen bestimmte Maximalpunkte, Kreuz, Gesäß, Kniekehle, Ferse, Großzehe oder Fußaußenrand angegeben zu werden. Manchmal sind frühere derartige Beobachtungen des Patienten verwertbar. Spontanangaben über Schwäche im Fuß, taubes Gefühl genauerer Lokalisation sind von Bedeutung wie auch Störungen der Mastdarm-Blasenfunktion, der Libido. Man wird sehr bald herausfinden, ob die Angaben konstant sind, natürlich unter Vermeidung suggestiver Befragung und unter Berücksichtigung der psychischen Überlagerung, zu denen gerade diese Patienten neigen, sei es primär oder sekundär auf Grund ihres schmerzhaften Leidens. Die vorgefaßte Meinung über die vermeintlich hohe Zahl von Simulanten wird sich dann erheblich revidieren lassen. Die Abhängigkeit von Husten, Niesen, der Bauchpresse spielt eine große Rolle.

Die körperliche Untersuchung.

Erst nach genauer Erhebung der Vorgeschichte, die schon so überaus wichtige Hinweise gibt, gehe man an die körperliche Untersuchung, nochmals sei es betont, des völlig entkleideten Patienten.

Die allgemeine Konstitution, der Befund von Deformitäten gerade der unteren Gliedmaßen, Varicen gibt Hinweise auf die große Gruppe der sog. Bindegewebsschwächlinge, die vermehrt auch zu degenerativen Erkrankungen der Wirbelsäule neigen. Das Verhalten der peripheren Pulse, vor allem der Fußpulse ist immer zu prüfen. Wichtige Organerkrankungen, die, da sie Kreuzschmerzen auslösen können, beachtet werden müssen, sind vor allem gynäkologische Affektionen, Prozesse an den männlichen Adnexen, Rektumtumoren, Erkrankungen der Bauchorgane (*Head*sche Zonen), Haemorrhoiden, luetische Veränderungen, schließlich Allgemeininfektionen. Die rektale Untersuchung ist nicht zu unterlassen.

Erst nach wenigstens orientierender Untersuchung dieser Organe wende man sich dem Lokalbefund zu und beginne zweckmäßig mit der Untersuchung der Wirbelsäule im Stehen. Die äußere Besichtigung achtet auf Hypertrichosen, Haltungsfehler, Tonusunterschiede der Muskulatur, Atrophien besonders in der Glutäalregion, fibrilläre Zuckungen, Form des Taillendreiecks, Stellung der Schulterblätter und der Beckenkämme, letztere evtl. unter Prüfung mit einer Wasserwaage. Die palpatorische Untersuchung erfolgt indessen zwecks völliger Entspannung besser in Bauchlage.

Ein wichtiges Symptom ist die abnorme Geradehaltung der Lendenwirbelsäule, die relative Kyphose bzw. ausgesprochene lumbale Kyphose. Man hüte sich in der Überschätzung einer Geradehaltung bei adipösen Patienten, besonders bei Frauen, wenn keine Bewegungsfixierung besteht. Ebenso vorsichtig sei man hinsichtlich der Deutung der Konvexität einer Skoliose in der BWS. Sie ist häufig genug die sekundäre einer gegenseitig konvexen, klinisch auf dem ersten Blick nicht auffallenden d. h. kryptogenen lumbalen Skoliose. Eine gewisse Fehlerquelle, eine umschriebene Skoliose vortäuschend, kann ein von der Sagittalebene abweichender Dornfortsatz sein. Die Röntgenaufnahme im Stehen wird manchmal zur endgültigen Entscheidung unerläßlich sein. Die Prüfung des Klopfschmerzes vollziehe man bei leicht vorwärtsgebeugtem Patienten. Man registriert eine solche diffuser Art, eines bestimmten Dornes, der Sakroiliakalfugen usw.

Das sog. *Stalmann*sche Zeichen, vermehrtes Schwingen benachbarter Dornfortsätze bei Verknöcherungen, aufgehobenes bei Destruktionen ist wenig verläßlich und hat uns keine Fingerzeige gegeben. Ebenso erscheint die Auskultation der WS. bzw. der Sakroiliakalfugen von geringer praktischer Bedeutung.

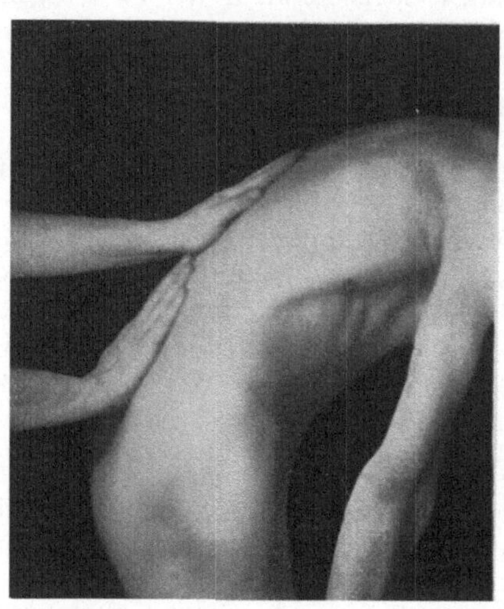 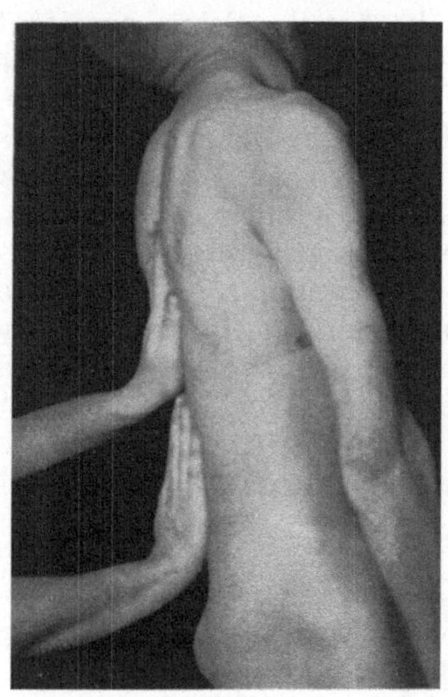

Abb. 1a.					Abb. 1b.

Prüfung der regionären Beweglichkeit der WS. Bei a richtet sich der Pat. allmählich auf, bei b geht die Bewegung in die Hyperlordosierung über.

Die Untersuchung der Beweglichkeit der WS. beginnt mit der Beugung nach vorwärts. Die Beweglichkeit jedes Wirbels gegen den benachbarten fühlt man am besten mittels des aus Abb. 1a und 1b ersichtlichen einfachen Handgriffes. Für die Beurteilung ist die Kenntnis der normalen Bewegungsverhältnisse an den einzelnen Wirbelsäulenabschnitten unerläßlich. Die maximale Bewegung erfolgt im Lenden- und Halsteil, während die Brustwirbelsäule in Höhe des vierten B. W. schon normalerweise am meisten fixiert ist. Eine gut bewegliche LWS. setzt bei Vorwärtsbeugen die Rundung der BWS. gleichmäßig fort. Eine dabei abgeflachte lumbale Kurve ist ein feines Zeichen auch geringerer Veränderungen.

Die maximal mögliche Vorwärtsbeugung der Gesamtwirbelsäule ist annähernd objektivierbar durch Messung des Erdboden-Fingerspitzenabstandes, wird jedoch außerhalb der Wirbelsäule behindert durch einen Dehnungsschmerz des Nervus ischiadicus, andererseits kann eine maximale Hüftbeugung trotz fixierter Wirbelsäule eine scheinbar gute Vorwärtsbeugung vortäuschen.

Bei der Wiederaufrichtung aus gebückter Haltung oftmals im Augenblick der Umschaltung in die gegenläufige Bewegung kann es zu einer Schmerzsensation kommen, die auf eine Bandscheibenlockerung deuten mag. Die Hyperlordosierung läßt eine relative Kyphose noch deutlicher hervortreten. Eine Schmerzäußerung evtl. mit Ausstrahlung kann mehr in die Tiefe lokalisiert werden oder oberflächlicher in den Bereich der Dorne, wenn sie sich knöchern berühren. Man untersuche, seitlich vom Patienten stehend, in dem man die eine Hand in die Kreuzgegend, die andere auf das Sternum legt und die Rückwärtsbeugung psasiv und ruckartig vollzieht. Bei allen diesen Bewegungen, vor allem aber auch bei der Seitwärtsbeugung mit festgestelltem Becken, ist der Spannungszustand der Rückenstrecker zu beachten. Eine nach einer Seite bessere bzw. schlechtere Möglichkeit offenbart eine bereits erwähnte kryptogene Skoliose. Regionäre Fixierung erscheint als knickartige Abweichung an Stelle eines kontinuierlichen Bogens. Anschließend versäume man nicht die Prüfung der Torsionsbeweglichkeit um die Längsachse bei festgestelltem Becken.

Es folgt die Untersuchung in Bauchlage, wobei völlige Flachlagerung und Entspannung von entscheidender Wichtigkeit sind. Die Druckpunkte bevorzugen bestimmte Lokalisationen und sind einzuteilen in Insertionsschmerzen oder Periostosen, Myalgien und Nervendruckpunkte. Die statisch bedingten Periostosen finden sich am Kreuzbeinansatz des Erector trunci, am Beckenkamm im Iliolumbalwinkel (Abb. 13) zwischen unterem Teil der LWS. und hinterem Darmbeinkamm, an den in der Tiefe durchtastbaren Querfortsätzen und als oberflächlicher umschriebener Schmerzpunkt an den Dornfortsätzen, seltener am Fibulaköpfchen und am Pes anserinus am Schienbeinkopf. Die Myalgien liegen vor allem am lateralen Rande der Längsmuskulatur der Lendenwirbelsäule und in der Gesäßmuskulatur. Täuschungsmöglichkeiten und als Myogelosen imponieren können sehnige Inskriptionen, nicht jede intramuskuläre Induration ist eine Myogelose.

Von besonderer Bedeutung im Rahmen unserer Betrachtung ist ein im lateralen Verlaufe des M. piriformis gelegener „Piriformisdruckpunkt", dessen Bereich sich lateral vom eigentlichen Nervenstammverlauf bis zur hinteren Begrenzung des großen Rollhügels erstrecken kann. Die Myalgie der Wadenmuskulatur manifestiert sich bei seitlicher Kompression der Wade, die kaum einmal vorkommende des Psoas bei Überstreckung der Hüftgelenke. Von den soeben beschriebenen Befunden abzugrenzen sind die allgemeiner bekannten klassischen *Valleix*schen Druckpunkte des Nervus ischiadicus selbst, d. h. in der Tiefe der Glutäalregion, der Mitte der Gesäßfalte, in der Kniekehle, hinter dem Fibulaköpfchen, an der Archillessehne und in der Fußsohle.

Ober hat auf eine Kontraktur der Fascia lata hingewiesen, ein Zeichen, das wir bei unseren Untersuchungen nicht nachweisen konnten. Die Prüfung erfolgt in Seitenlage und Adduzierung des Beines.

Auf eine abnorme Lockerung der Bandscheiben mag eine Schmerzauslösung bei Ausführung des in Abb. 2 dargestellten Handgriffes hinweisen.

Anschließend wird der Patient in die Rückenlage auf flacher harter Unterlage gebracht. Die Untersuchung beginnt mit der Prüfung der Gelenkbeweglichkeit. Der Beckenkippschmerz wird durch maximale Flexion beider Beine in Hüft- und Kniegelenk ausgelöst und lokalisiert sich durch Schmerz in der Lendenwirbelsäule oder bei entsprechender Erkrankung in der Sakroiliakalfuge. Letztere ist differentialdiagnostisch von Wichtigkeit, jedoch nicht in dem großen Maße, mit der ihre Bedeutung in der angelsächsischen Literatur überschätzt, in der deutschen allerdings unterbewertet wird. Die Funktionsprüfung der Kreuzdarmbeinfuge erfolgt durch die von *Mennell* angegebenen Handgriffe.

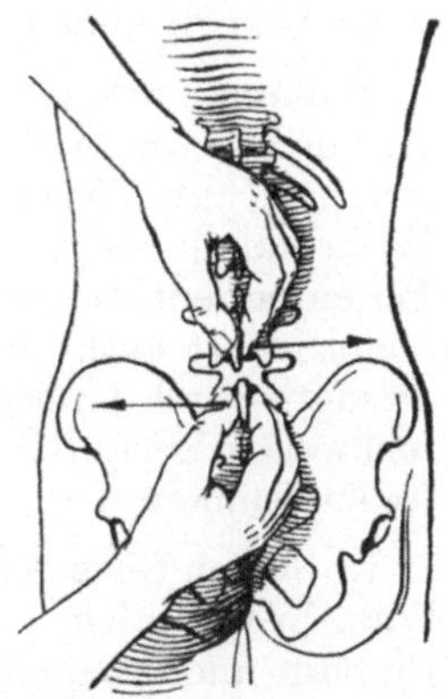

Abb. 2. Schematische Darstellung der Prüfung der Lockerungsbeweglichkeit zwischen zwei Wirbeln.

Die eine Hälfte des Beckens wird fixiert, indem der Patient auf die Seite des nicht geprüften Beines gelagert, dieses maximal bauchwärts flektiert und in dieser Stellung gegen die Brust gedrückt wird. Nun wird die obenliegende Beckenhälfte direkt rotiert, was jetzt unter Ausschaltung des Hüftgelenkes möglich ist. Sodann wird das obere Bein retropulsiert. Schließlich erfolgt durch Zug an den Darmbeinschaufeln ein Auseinanderdrängen der Beckenhälften, durch Druck eine Kompression. In Bauchlage zieht man den im Knie gebeugten Unterschenkel nach oben, indem man gleichzeitig durch Druck der anderen Hand auf das Kreuzbein das Becken nach unten fixiert. Ein direkter Druckschmerz von vorn her liegt am sog. *Bear*schen Punkt, Mitte zwischen Mac Burney und Nabel.

Die neurologische Untersuchung beginnt mit der Auslösung des Dehnungsschmerzes des Nervus ischiadicus nach *Lasègue*. Aus der flachen Rückenlage heraus wird zunächst das gestreckte gesunde Bein von der Unterlage passiv gehoben. Der gekreuzte *Lasègue* bedeutet Auftreten eines Ischiasschmerzes auf der Gegenseite. Es folgt das gleiche Manöver am kranken Bein. Die Unterscheidung von muskulären Kontrakturen kann Schwierigkeiten bereiten. Eine Verfeinerung bedeutet das Verfahren nach *Bragard*, Auslösung des beginnenden *Lasègue*-Schmerzes, in dieser Stellung Dorsalflexion des Fußes. Ein so erzeugter Schmerz im Gesäß und Oberschenkel kann nicht muskulär sein, sondern beruht auf nervaler Dehnung. Manchmal genügt schon eine kräftige Dorsalflexion allein der Großzehe (*Turyn*). Gleiche Vorgänge liegen der Tatsache zugrunde, daß der *Lasègue* bei Außendrehung und Abduktion des Beines später positiv wird als bei Innendrehung und Adduktion. Die bei forcierter Innendrehung des gestreckten Beines erzeugte Ischalgie hingegen, die auch auf Anspannung des M. piriformis beruhen soll, ist wenig konstant und nur in schweren Fällen positiv. Die objektive Messung bis zum beginnend positiven *Lasègue* geschieht meist durch Messung des Winkels von der Unterlage aus, bei Null Grad angefangen. Wir halten es für besser, auf die Beugung des Hüftgelenkes Bezug zu nehmen, d. h., die volle Streckung der Beine bedeutet einen Winkel von 180 Grad, die senkrechte Elevation bei liegenden Patienten einen solchen von 90 Grad.

Wichtig ist für die Erkennung von Simulation das mit hochrotem Gesicht demonstrierte Ächzen und Stöhnen bei jedem Dehnungsversuch einschließlich der verfeinerten Proben. Oftmals bringt ein sog. umgekehrter *Lasègue* die Überführung, d. h., man fordert den Patienten unter der beiläufigen Bemerkung, man wolle die Lunge abhorchen, auf, sich aufzusetzen. Der echte Ischiadiker wird das nicht können ohne zumindest die Beine in den Kniegelenken anzuziehen.

Während schon die anamnestische Angabe einer Schmerzauslösung durch Husten, Niesen, Defäkation auf eine vermutliche intervertebrale Ursache hingewiesen hat, dienen weitere Prüfungen, die sämtlich auf Drucksteigerung im Wirbelkanal beruhen, dem gleichen Zwecke. Nach *Naffziger* läßt man den Patienten entsprechend dem *Valsalva*schen Druckversuch pressen oder man komprimiert evtl. mit einer Blutdruckapparatmanschette die Halsvenen. *Néri* erzeugte durch forciertes passives Heranbringen des Kinnes an die Brust, durch ruckweises Vorwärtsbeugen des Kopfes einen auf gleicher Grundlage ausgelösten Ischiasschmerz.

Unter den Reflexen interessieren diejenigen, die über die lumbalen und sakralen Wurzeln verlaufen. Weniger bedeutungsvoll sind der Bauchdecken-, Cremaster-, Glutäal- und Analreflex. Die Prüfung der Sehnenreflexe erfordert völlige Entspannung. Man erreicht das beispielsweise für den ASR., indem man den Patienten derart knien läßt, daß die Füße frei über die Unterlage herausragen. Motorische Ausfälle durch Inaktivität oder infolge echter Paresen werden gegebenenfalls schon äußerlich erkannt, evtl. beim Gang, Zehenstand, bei Prüfung des *Trendelenburg*schen Zeichens, auch als Hypotonie besonders der Gesäß- und Wadenmuskulatur, als Erschlaffung der Achillessehnen oder durch aktives Zehenbeugen und Zehenstrecken gegen den Widerstand der Hand des Untersuchers. Die spezielle Diagnostik der Sensibilitätsstörungen gehört in das Gebiet des

Fachneurologen, jedoch genügt es für unsere diagnostische Zwecke, d. h., für die des Chirurgen, vollauf, mit den wichtigsten Untersuchungsmethoden vertraut zu sein, die bei einiger Erfahrung keine besonderen speziellen Erkenntnisse erfordert. Obenan steht die Schmerzempfindung, die uns die Kenntnisse der streifenförmigen, hypalgetischen Dermatome nach *Keegan* vermittelt. Wir prüfen sie am zweckmäßigsten mit dem Wattebausch oder auch nur mit der gut dosierbaren Fingerberührung. Zunächst vergleichen wir korrespondierende Bezirke beider Seiten vor allem am Unterschenkel und Fuß, sodann gehen wir kontinuierlich von normalen Regionen der kranken Seite aus und umgrenzen den Beginn hyp- oder hyperaesthetischer Zonen. Die Spitz-Stumpfempfindung ist meist weniger deutlich gestört. *Veraguth* empfiehlt das *Wartenberg*sche Nadelrad. Ferner gehört hierzu die Temperatur-empfindung evtl. auch die Prüfung der Tiefensensibilität, dem *Head*schen Instrument usw. Es interessieren uns schließlich auch vegetative Störungen, Unterschiede der Hauttemperatur, der Hautfeuchtigkeit, der Dermographis-mus. Die Messung der Umfänge gibt objektive Befunde besonders gegenüber Simulation.

Damit ist die körperliche Untersuchung beendet. Sie gibt uns eine Fülle nicht nur subjektiver sondern ebenso auch objektivierbarer Symptome, deren Umfang nur denjenigen überraschen wird, der bei einer Lumbago-Ischias nichts oder nur wenig zu finden vermutet. Die Analyse der Symptome, ihre Deutung und Aus-wertung, ihre Wichtigkeit für die Diagnose und Entstehung wird im entsprechen-den klinischen Kapitel abgehandelt werden. Das gleiche gilt für die mehr der Klinik zugehörigen Untersuchungsmethoden, die Liquordiagnostik, die übrigen Laboratoriumsbefunde, die Kontrastuntersuchungen. Hinsichtlich der Röntgen-untersuchung sei auf das bereits erwähnte Buch von *Güntz* verwiesen, wo sich eine grundsätzliche Darstellung findet. Unsererseits werden speziell bedeutsame Punkte im entsprechenden Zusammenhang eine Würdigung finden.

Abschließend sei eine Übersicht über den Untersuchungsgang gegeben, die demjenigen eine Hilfe sein wird, der nicht täglich Gelegenheit hat, derartige Patienten zu untersuchen.

Wichtige Punkte bei der Untersuchung der Bandscheibenvorfälle.

I. Vorgeschichte: Sog. rheumatische Anamnese, Foki, Einfluß der „Erkältung". Zeitlicher Zusammenhang Lumbago (Hexenschuß), Ischias. Auslösung des ersten Anfalles (Trauma, Mechanik). Häufigkeit der Rezidive und deren Auslösung. Auslösung des letzten akuten Anfalles. Arbeitsfähigkeit, Kopf- oder körperliche Arbeit. Bisherige Behandlung.

II. Spontanschmerzen: Art der Schmerzen. Ursprung (Kreuz, Gesäß) und Maximalpunkte. Ausstrahlung, evtl. in ein bestimmtes Dermatom (Fuß, erste oder fünfte Zehe). Abhängigkeit von bestimmten Bewegungen, Haltungen. Abhängigkeit von Husten, Niesen, Defäkation. Subjektive Paresen oder Paraesthesien. Blasen-Mastdarmfunktion, Libido.

III. Befund: Allgemein: Konstitution, Deformitäten der Beine, Füße. Rektale Unter-suchung. *Untersuchung der Wirbelsäule:* Haltung im allgemeinen, Entlastungsstellung, Form der WS., speziell der LWS. (Geradehaltung, *Güntz*sches Zeichen), relative oder manifeste lumbale Kyphose, Fixierung bei Bewegungen, Skoliose (vor allem lumbale) heterolog oder homolog, Hyperlordosierung. *Druckpunkte:* Erector trunci, Beckenkamm, Iliolumbalwinkel, Gesäß (vor allem lateraler sog. Piriformispunkt), Oberschenkel, Kniekehle-Fibulaköpfchen, Wade, Fußsohle. Achtung auf Unterschiede Nervendruckpunkte, Myalgie, Periostosen. *Untersuchung in Rückenlage:* Hüftgelenke, Sakroiliakalschmerz, Beckenkippschmerz, aktive Streckhalte der Beine. *Dehnungssymptome: Lasègue* (evtl. gekreuzt) mit Winkelangabe, *Bragard*, Verstärkung durch Innendrehung und Adduktion, Kontraktur der Fascia lata (*Ober*sches Zeichen), Zeichen von *Naffziger:* Jugulariskompression, Valsalva, Zeichen von *Neri:* forcierte Kopfbeugung, Kinn auf die Brust. *Spezielle neurologische Untersuchung:* Reflexe: PSR. und vor allem ASR. Sensibilität: *Keegan*sche Dermatome. Motorische Paresen: vor allem Zehenkraft, Hypotonie bestimmter Muskelgruppen, Fußpulse, Hauttemperatur.

D. Historischer Überblick.

Die Benennung Malum Cotugnii für die Erkrankung des Nervus ischiadicus deutet auf den ersten Beschreiber des Krankheitsbildes, den Italiener *Cotugno* im Jahre 1764 hin und findet sich beispielsweise noch in *Bumke-Försters* Handbuch der Neurologie vom Jahre 1935. Ein Jahrhundert später haben sich *Valleix,* kurze Zeit später *Lasègue* um die Symptomatik verdient gemacht. Sie beobachteten bereits das Vorkommen von Myalgien im Bilde der Ischialgie und die Kombination mit dem Kreuzschmerz. *Lindstedt, Helweg* u. a. haben die muskuläre Symptomatik vor einigen Jahrzehnten ausschließlich in den Vordergrund gestellt, die Ischialgie sei bedingt durch Deformitäten und andere örtliche Bedingungen, es komme zu funktionellen Reflexerscheinungen auf der Basis einer sog. neurotischen Veranlagung.

Die überwiegende Mehrzahl vor allem der Internisten und Neurologen sahen jedoch und sehen z. T. noch bis heute als wesentlichste aetiologische Faktoren toxisch-infektiöse Einflüsse an, d. h. die Ischialgie als eine Affektion des Nerven im Sinne einer Neuritis. Hierhin gehören Allgemeinerkrankungen wie Diabetes, Lues, Grippe, Malaria, haematologische Erkrankungen, Scharlach, Anginen, toxische Einflüsse, Virusinfektionen (*Pette* und *Becker*), Gifte wie Blei, Arsen, Alkohol, Wismut, B-Avitaminosen und manches Andere mehr. Schließlich gehört hierher der große Komplex der allergischen besonders sog. rheumatischen Leiden, infolgedessen die Kausalverbindung Ischias — Neuritis = rheumatisch bis in die neueste Zeit die noch am meisten verbreitete ist. Sicherlich gibt es Einzelfälle, die in diese Bilder einzuordnen sind, wenn auch beispielsweise schon *Petrén* vor vielen Jahren den Zusammenhang gerade des Diabetes mit der Ischialgie weitgehend verneinen konnte.

Im chirurgisch-orthopädischen Lager hat man gerade was die chronisch-rezidivierenden Fälle anlangt bereits frühzeitig Zweifel geäußert und die mechanischen Faktoren, Kompressionswirkungen in den Vordergrund gestellt. Eine solche Einwirkung kann peripher, am Stamm erfolgen, im Bereiche des Plexus sowie an den Wurzeln. Die erste Möglichkeit ist gegeben bei Tumoren, Entzündungen, Verletzungen usw. Von *Petrén,* später *Freiberg* und *Vinke* (1908), *Ober, Heymann* ist auf die Rolle des Musculus piriformis, des Tractus iliotbialis hingewiesen worden. Der Plexus kann betroffen werden ebenfalls bei den eben genannten Erkrankungen, schließlich in der Gravidität. Eine wichtige Rolle wurde Erkrankungen der Sakroiliakalfugen beigemessen, zuerst wohl von *Goldwaith* und *Osgood* im Jahre 1905. Diese Zusammenhänge haben besonders in der amerikanischen Literatur eine sicherlich überschätzte Bedeutung gewonnen (*Smith-Petersen, Sashin, Pitkin, Haldemann* u. *Yeoman, Kleinberg, Ayers, Ghormley, Meyerding, Williams, Soto-Hall*), wenn es auch dort nicht an kritischen Stimmen fehlte (*Danforth* und *Wilson*). Nach *Hertzler, Rosenheck* und *Finkelstein* greife der Prozeß, etwa ein entzündlicher, auf den Plexus über.

Die größte Bedeutung hat jedoch die Ansicht von der radikulären Kompression erlangt, nachdem zuerst französische Autoren (*Dejerine, Leri, Sicard* u. *Forestier*) die an dieser Stelle angreifende Noxe vermuteten, vor allem im Zusammenhang mit der Diskussion kongenitaler Anomalien der Lumbo-Sakralregion. Schon 1904 beobachteten *Lortat-Jacob* und *Sabaréanu* segmentäre Sensibilitätsstörungen. Mit der Anwendung der Röntgenstrahlen begann die umfangreiche Literatur über die Skeletveränderungen der Lumbosakralgegend und ihre Bedeutung für die Schmerzzustände, einseitige und doppelseitige Sakralisation, Spondylolisthesis usw. Eine eingehende Würdigung fanden die kleinen Wirbelgelenke vor allem in *Putti*s vertebraler Ischias sowie durch *Lange, Danforth* u. *Wilson, Badgley. Brocher* u. a. nehmen einen viscero-sensiblen Reflexvorgang an. Bei allen diesen Veränderungen kommt es u. a. zu Veränderungen der Lichtung der Zwischenwirbellöcher. Die Rolle reaktiver Veränderungen der Nachbarschaft, der Spondylosis, der Verschmälerung der Bandscheiben, der Wirbelverschiebungen wurde diskutiert. Auf die Beziehung Lumbago-Ischias verwies als erster *Romberg* im Jahre 1853. *Danforth* u. *Wilson* führten bereits die verschiedenen Symptome auf Beteiligung höherer oder tieferer Wurzeln zurück, gerade die Kombination Kreuzschmerz-Ischialgie verwies ja auf die lumbosakrale Auslösung.

Es ist nicht zu bezweifeln, daß man mit diesen Erkenntnissen bereits auf dem richtigen Wege war und die Zukunft sollte zeigen, daß zwar alle die genannten Prozesse mittelbar und auch unmittelbar zum Bilde der Lumbago-Ischias führen können, daß die häufigste pathogenetische Grundlage jedoch in der Erkrankung eines bis in die zwanziger Jahre vernachlässigten Organes zu suchen ist, in der Erkrankung der Zwischenwirbelscheiben. Hier setzten die grundlegenden Forschungen von *Schmorl* und seiner Schule ein, die, jedenfalls in pathologisch-anatomischer Beziehung, bis heute grundlegend geblieben sind.

Es ist allerdings bemerkenswert, bereits bei *Luschka* im Jahre 1858 in seiner Schrift „Die Halbgelenke des menschlichen Körpers" eine eindrucksvolle und richtig gedeutete Darstellung vorzufinden, eine von der Bandscheibe ausgehende Ausstülpung in den Wirbelkanal hinein. *Virchow* bestätigte diese Beobachtung kurz darauf. Dieses Wissensgut ist in den folgenden Jahren der Allgemeinheit verloren gegangen, jedoch liegen in größeren Abständen veröffentlichte Einzelmitteilungen vor. Die erste klinische Beobachtung stammt von *Kocher* aus dem

Jahre 1896, ein traumatischer Fall. 1911 beschrieben *Middleton* u. *Teacher* ein Querschnitt-syndrom, im gleichen Jahre *Goldwaith* eine Paraplegie, von *Cushing* operiert.

Wenn *Schmorl, Junghanns* und ihre Schüler in groß angelegten systematischen Unter-suchungen der deutschen Forschung das Verdienst gesichert haben, die pathologisch-anato-mischen Grundlagen gegeben zu haben, auf denen später das Ausland aufbauen konnte (*Calvé* u. *Galland, Beadle, Keyes* u. *Compere, Saunders* u. *Inman, Deucher* u. *Love*), so muß andererseits darauf hingewiesen werden, daß gerade die große Autorität *Schmorls*, besonders infolge der Veröffentlichung seines Schülers *Andrae* über die etwa 15%ige Häufigkeit autop-tischer Bandscheibenvorfälle bei klinisch negativem Bild, es verhindert hat, daß die deutsche Klinik, die deutsche Chirurgie, die praktischen Folgerungen gezogen hat. Allerdings hat *Schmorl* durchaus anerkannt und auch im einzelnen beschrieben, daß klinische Komplikationen vorkommen können, zumeist im Sinne eines Tumorsyndromes.

Einzelne Beobachtungen dieser Art, zumeist in der Zervikalregion, stammen von *Stookey, Dandy, Alajouanine* u. *Petit-Dutaillis, Antoni* u. *Olivecrona*, in der deutschen Literatur von *Kortzeborn, Löwenstein*. Meist wurde der Prozeß fehlgedeutet im Sinne einer Ekchondrose, eines Knorpeltumors, als Fibro- oder Myxochondrom (*Adson* u. *Ott, Elsberg, Oppenheim* u. *Krause, Bucy*).

Zweifellos gebührt aber das Verdienst, die große Bedeutung der Bandscheibenerkrankungen im Lumbago-Ischiassyndrom zuerst erkannt und vor allem die chirurgischen Folgerungen daraus gezogen zu haben, amerikanischen und auch französischen Chirurgen, zuerst *Mixter* u. *Barr* im Jahre 1933, die damals bereits über 23 operierte Fälle berichteten. Um die neuro-logische Symptomatik haben sich vor allem *Spurling* u. *Bradford, Spurling* u. *Grantham, Norlèn, de Sèze, Sjöquist* verdient gemacht. Es begann damit ein Zeitraum sich häufender Arbeiten, die einzeln zu zitieren zu weit führen würde, die jedoch im entsprechenden Zu-sammenhange ihre Würdigung finden werden. Erwähnt seien hier nur *Love* u. *Walsh, Glorieux, Pennybaker, Malmros, Lindgren, Andersen, Friberg, Lindblom, Knutsson* außer den Oben-genannten. Deutscherseits griff als erster *Schachtschneider* 1936 die amerikanischen Anregun-gen auf und ergänzte sie durch eigene Beobachtungen, die z. T. auf Fällen der Kieler Chirur-gischen Klinik, damals allerdings klinisch fehlgedeutet, beruhen. Immer noch unter dem Eindruck der *Schmorl*schen Veröffentlichungen stehend folgte die deutsche Chirurgie nur verhältnismäßig zögernd den ausländischen Erkenntnissen. Durch den Krieg wurde zusätzlich eine Fühlungnahme und ein Erfahrungsaustausch verzögert.

Güntz hat zuerst in seinem grundlegenden Buche „Über die Schmerzen und Leistungs-störungen bei Erkrankungen der Wirbelsäule" die *Schmorl*schen Forschungen auf die Klinik übertragen. Aber auch er konnte damals im Jahre 1937 noch nicht die Bedeutung speziell der neurologischen Komplikationen in dem großen Umfange würdigen, wie es die Zukunft als notwendig erwiesen hat.

Während in den Kriegsjahren nur wenige Arbeiten erschienen sind (*Coenen, Hart*), häufen sich seit Kriegsende die Veröffentlichungen. Obwohl wir in Deutschland den Vorteil haben, auf die Erfahrungen des Auslandes zurückgreifen zu können, kann man sich des Eindruckes nicht erwehren, daß oftmals die notwendige kritische Einstellung fehlt. Es besteht die gleiche Gefahr, die in den USA. die Operation der Bandscheiben zumindest vorübergehend zu einer Modeoperation hat werden lassen, bis sich schließlich die Gefahren, die Nachteile und Rück-schläge abzeichneten. Wie so oft in der medizinischen Wissenschaft ist das Pendel von einem Extrem in das andere ausgeschlagen, die eigene Aufgabe muß es sein, es in eine vernünftige Mittelstellung zu bringen.

E. Die pathologisch-anatomischen Grundlagen.

Normale Bandscheibe.

Die normale Bandscheibe hat 3 Hauptbestandteile, den Annulus fibrosus oder lamellosus, den Nucleus pulposus und die obere und untere Knorpelplatte. Letztere liegen der Lamina cribrosa der benachbarten Wirbelkörper auf. Die Knorpel-platten verbreitern sich beim Kinde nach dem Wirbelrande zu, dort entwickeln sich im sechsten bis zehnten Lebensjahr beginnend Knochenkerne, die schließlich zu einem Ring zusammenfließen und so die knöcherne Randleiste (*Schmorl*) bilden. Mit Beendigung des Wachstums verschmilzt dieser Ring mit dem Wirbelkörper und läßt sich von der Siebplatte dadurch abgrenzen, daß die Sieblöcher fehlen. Beim Erwachsenen reicht also die Knorpelplatte peripherwärts nur bis zu dieser knöchernen Randleiste.

Der Annulus fibrosus, Lamellenring, besteht aus durch Querfasern verbundenen, kreisförmig angeordneten Bindegewebslamellen, die in die Knorpelplatten einstrahlen, am Rande aber direkt in fester Verbindung mit der knöchernen Randleiste stehen, am sog. Randleistenannulus. In ihm befinden sich die Spannfasern. Nach innen werden die Fasern allmählich lockerer und gehen ohne scharfe Grenze allmählich in den mit synoviaähnlicher Flüssigkeit gefüllten Nucleus pulposus, den Gallertkern über. Man kann diesen von *Luschka* als Gelenkhöhle bezeichneten Raum mit Kontrastmitteln darstellen. Der stark flüssigkeitshaltige Nucleus steht in starker innerer Spannung und strebt die Kugelform an im Gegendruck gegen Deckplatten und Faserring, es resultiert der Turgor, der Innendruck der Bandscheibe. Bei Bewegungen verformt sich der Nucleus und verändert je nach Belastung seine Lage. Die Bewegungsachsen verlaufen nach *Fick* immer durch ihn. Im Bereiche des Nucleus pulposus können die Deckplatten halbkugelig eingebuchtet sein, ohne daß dieser Erscheinung eine pathologische Bedeutung zukommen muß. Liegt diese Einbuchtung mehr dorsal, so soll das zu hinteren Bandscheibenvorfällen praedestinieren, eine Ansicht, die wir an unserem Material nicht bestätigen können.

Die faserknorplige Zwischenwirbelscheibe des Erwachsenen ist ein bradytrophes Gewebe und besitzt keine Gefäße. Diese sind normalerweise nur im jugendlichen Alter vorhanden (*Böhmig*), spätestens bis zum 24., 25. Lebensjahr. Die spätere Ernährung erfolgt mittels Diffusion durch die Knorpelplatten hindurch.

Im zentralen Teil der Bandscheibe sind keine Nerven vorhanden, neuerdings hat *Roofe* über ihr Vorkommen im äußeren Teile des hinteren Faserringes berichtet Diese Befunde bedürfen unbedingt noch der Bestätigung. Es ist jedenfalls auffallend, daß am Faserring, an der Bandscheibe, am hinteren Längsband schmerzlos operiert werden kann.

Unter besonderen Bedingungen, ganz allgemein gesagt bei einem Mißverhältnis zwischen mechanischer Beanspruchung und Widerstandskraft des Gewebes kann es nun zu einem Vorpressen des Bandscheibengewebes in die Nachbarschaft kommen. Einmal erfolgt das im Bereiche der Knorpelplatte an praedestinierten Stellen, früheren Gefäßkanälen (*Schmorl, Böhmig*) und in der Gegend der alten Chorda dorsalis. Es kommt zum Vorfall von Bandscheibengewebe, zur Bandscheibenhernie (*Geipel*) in die Spongiosa hinein, zur Ausbildung eines reaktiven Knochenwalles, wodurch dann das Knorpelknötchen (*Schmorl*) im Röntgenbilde sichtbar wird. Einzelne solche Knötchen, ein überaus häufiger Befund, haben keine besondere klinische Bedeutung (*Güntz*), in größerer Zahl und Ausdehnung bewirken sie jedoch am wachsenden Knochen Störungen, die letzten Endes zum Bilde der juvenilen Kyphose führen. Entsprechende Vorgänge am vorderen Rande eines Wirbelkörpers können das Bild der vorderen Abtrennung hervorrufen (*Schmorl, Mardersteig*), die in dieser Form auch nach unserer Auffassung und auf Grund vielfältiger Erfahrung nicht mit persistierenden Epiphysen zu tun haben, wie es u. a. von *Janker, Joisten, Hellner* behauptet worden ist.

Die zweite wichtige Veränderung, die mit einer Verlagerung von Zwischenwirbelscheibengewebe einhergeht, ist der Komplex der Spondylosis deformans. Nach den ersten Untersuchungen von *Beneke* haben *Schmorl* und sein Schüler *Hammerbeck* die pathologisch-anatomischen Vorgänge in dem Sinne geklärt, daß es außerordentlich häufig zu Einrissen des vorderen und seitlichen Randleistenannulus kommt, der als Gegenspieler des Innendruckes der Bandscheibe anzusehen ist, zu Abrissen am Eintritt in die knöcherne Randleiste und zum Ausweichen des Bandscheibengwebes in diese Lücken hinein. Der nächste Halt ist jetzt das vordere Längsband, das an den Wirbelkörpern ansetzend Randleisten und Bandscheiben überspringt. Durch die abnorme Ausbuchtung des vorderen Längsbandes, die mechanische Zerrung an den Ansatzstellen entstehen die typischen spondylotischen Knochenappositionen, die sich also von der Wirbelkörperecke, der Randleiste absetzen und diese freilassen. Bedingung ist die weiterbestehende mechanische Beanspruchung und ein gewisser erhaltener Turgor der Bandscheibe, während stärkere Austrocknungserscheinungen, größerer Elastizitätsverlust und Höhenverminderung sekundär sind und mit der Entstehung der spondylotischen Randwülste nichts zu tun haben. Es sei hier auch auf die tierexperimentellen Untersuchungen von *Schrader* und *Lob* verwiesen, die durch Verletzung des vorderen Faserringes der Spondylosis deformans entsprechende Veränderungen erzeugen konnten, Versuche, die wir nachahmen und bestätigen konnten. Es ist von größter Bedeutung, auf die entscheidende Rolle des vorderen Längsbandes ausdrücklich hinzuweisen. Ganz anders liegen die Verhältnisse dort, wo das nur vorn und seitlich befindliche Ligamentum longit. ant. fehlt, d. h. im Bereiche des hinteren Längsbandes. Dieses Band haftet fest an den Bandscheiben und hat keine innigere Beziehung zum Wirbelkörper. Es kann hier keine echten spondylotischen Randwülste geben. Von andersartigen dortselbst möglichen reaktiven Veränderungen wird noch die Rede sein.

In ganz seltenen Fällen kann sogar das kräftige vordere Längsband von vorfallendem Bandscheibengewebe stärker ausgebuchtet und selbst einmal durchbrochen werden, so daß ein vorderer oder seitlicher Bandscheibenvorfall entsteht (*Hammerbeck*). Ein solcher Prozeß kann im Halsteil, retropharyngial, klinische Bedeutung erlangen, wie ein Fall von *Kemmler* erweist. Im Lendenteil kommen natürlich klinische Erscheinungen nicht in Frage.

Die dritte Möglichkeit einer Verlagerung von Bandscheibengewebe ist die uns speziell interessierende nach dorsalwärts, nach dem Wirbelkanal zu. Dieses Vorkommnis war *Schmorl* durchaus bekannt, die grundlegenden Bilder finden sich bei ihm. Daß er die große Bedeutung in klinischer Hinsicht nicht erkennen konnte, wurde bereits erwähnt. Auch *Güntz* bespricht den hinteren Bandscheibenvorfall lediglich anhangsweise in seiner sonst grundlegenden klinischen Ausdeutung der *Schmorl*schen Befunde. Eine gewisse Vorwölbung des prall elastischen Faserringes ist physiologisch, zum eigentlichen krankhaften Vorfall von Bandscheibengewebe kommt es jedoch auf Grund besonderer Vorgänge im Inneren der Bandscheibe, die im folgenden eine eingehendere Darstellung erfahren müssen.

Es ist durchaus physiologisch und aus der Pathologie beispielsweise der Sehnen und Bänder, des Knorpelgewebes, überhaupt des Binde- und Stützgewebes bekannt, daß mit dem dritten bis vierten Lebensjahrzehnt degenerative Abnutzungs- und Abbauvorgänge einsetzen. Diese beruhen auf Nachlassen der Elastizität, des Turgors, auf physikalisch-kolloidchemischen Vorgängen, Abnahme des Flüssigkeitsgehaltes usw. und stehen in engem Zusammenhang mit der funktionalen, meist mechanischen Beanspruchung. Auf die Gewebe des Gallertkernes und des Faserringes übertragen bedeutet das einen Verlust des normalen Flüssigkeitsgehaltes (*Püschel*) evtl. nach einem vorübergehenden Zustand vermehrter Aufquellung, der schließlich in eine Auffaserung des Bandscheibengewebes übergeht. An der längsdurchsägten Wirbelsäule quillt eine solche ausgetrocknete Bandscheibe nicht mehr wie normal über die Schnittfläche hervor, im Horizontalschnitt tritt die mattsilbrig, sehnige Färbung des Faserringes zurück zugunsten einer mehr gelblichen bis bräunlichen. Es entstehen makroskopisch sichtbare Riß- und Spaltbildungen, häufig konzentrisch am medialen Rande der Randleiste verlaufend, die in nicht seltenen Fällen zu einer völligen Ablösung des Randleistenannulus von seinen Verbindungen führen können. Das zentrale Bandscheibengewebe einschließlich des Nucleus pulposus verfallen weiterer

Zermürbung und Zerstörung, die normale Struktur verschwindet immer mehr und schließlich bleibt eine breiigfasrige und zottige Masse übrig, die als freier Körper, als Bandscheibensequester im Bandscheibenraum liegt bzw. nur noch mit einigen Zotten fest haftet, die schließlich vollständig verflüssigt und sogar resorbiert werden kann.

Die physiologische Rolle der Bandscheibe, die der hydraulischen Pufferwirkung, geht verloren, die Bandscheibenhöhe verringert sich, die Längsbänder erschlaffen im Gegensatz zu den geschilderten Vorgängen bei der Entstehung der Spondylose. Der feste Halt der Bandscheibe macht einer abnormen Lockerung Platz, der im klinischen Geschehen eine ganz besondere Bedeutung zukommt. Die nun ungepufferte Knorpelplatte ist vermehrten Belastungen ausgesetzt und fällt langsamer Zerstörung anheim, die angrenzenden knöchernen Deckplatten reagieren durch Sklerosierung. Dadurch sind die röntgenologischen Erscheinungen bedingt. Die Gesamtheit dieser sich am Faserknorpel und Knochen abspielenden Vorgänge hat *Schmorl* unter der Bezeichnung Osteochondrose zusammengefaßt. Unter einer Osteochondrosis dissecans sind diejenigen Bilder zu verstehen, bei denen freie Bandscheibenstücke disseziert im Intervertebralspalt liegen unter der Einschränkung, daß eine Analogie zu den freien Gelenkkörpern allerdings nicht besteht. Die Endung „osis" soll darauf hinweisen, daß rein degenerative Prozesse vorliegen und entzündliche keine Rolle spielen. Typische spondylotische Randzacken können natürlich vor der völligen Zermürbung der Bandscheibe entstehen. Die eigentlichen spondylitischen Randzacken haben wie gesagt nichts mit der Osteochondrose an sich zu tun. Die hierdurch bedingten Knochenapositionen entstehen in gleicher Weise wie die Deckplattensklerosen, grenzen das vorgewölbte Bandscheibengewebe nach oben und unten ab und pflegen dachfirstartig ringsherum zu verlaufen, ohne zumeist größere Ausdehnung zu erreichen. In solchem Falle kann es auch im dorsalen Bereich an der Wirbelkörperecke zu reaktiven Anbauvorgängen geringeren Ausmaßes kommen.

Der durch die Bandscheibenlockerung verlorengegangene Halt muß abgesehen von der aktiven Muskelkraft nunmehr von den Gelenkfortsätzen übernommen werden, die ein Abgleiten nach vorn verhindern, solange sie sich nicht arthrotisch verändern bzw. umbauen. Dann kommt es zu dem von *Junghanns* beschriebenen Bilde der Pseudospondylolisthesis. Größere Verschiebungen sind nur dann möglich, wenn wie bei der echten Spondylolisthesis eine Unterbrechung der Bogenwurzeln vorhanden ist. Ob es zum Abgleiten kommt, ist weitgehend abhängig von der Stellung der Gelenkflächen bzw. dem Neigungswinkel der Bandscheiben zur Horizontalen. Diese ist im oberen Lendenteil nach dorsal abschüssig. Die Druckrichtung wirkt nach dorsal, bei einem Zusammensintern oder auch nur Lockerung der Bandscheibe ziehen die elastischen Zwischenbogenbänder den kranialen Wirbel auf der schiefen Gleitebene der Gelenkflächen nach hinten, es kommt zur Wirbelverschiebung nach hinten, zur sog. Dorsaldislokation, ein sicheres Zeichen einer Bandscheibenerkrankung, auch ohne daß eine röntgenologische Verschmälerung bereits sichtbar zu sein braucht. Auf die wichtigen Formveränderungen der Zwischenwirbellöcher wird noch zurückzukommen sein (Abb. 3).

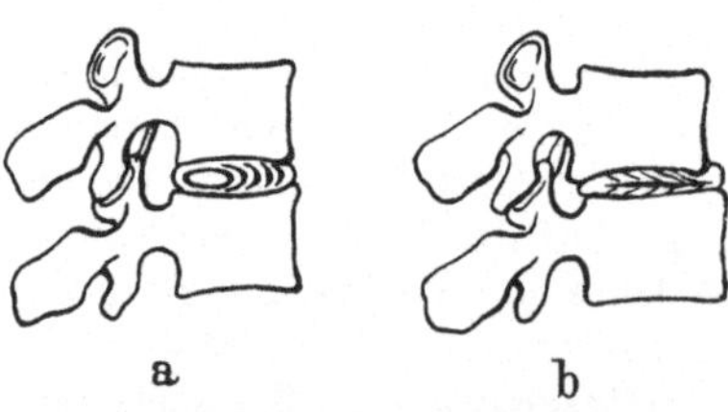

a b

Abb. 3 modif. nach *Güntz*. Bei a) normal, bei b) Dorsaldislokation. Man beachte die Einengung des Zwischenwirbelloches, die Stellung der Gelenkfortsätze, die leichte Verdickung des entspannten Lig. flavum.

Frühzeitig, häufig schon im Stadium der Rißbildung, setzen bereits reparatorische Vorgänge ein im Sinne des Einsprossens von Gefäßen vom Längsband bzw. von der Spongiosa her, es bildet sich ein Granulationsgewebe, das in verschiedenen Regionen verschieden stark sein und schließlich die Bandscheibe in ein derbes Narbengewebe umwandeln kann. Die Organisation setzt oftmals von dorsal her ein. Neben der fibriösen gibt es in seltenen Fällen eine knöcherne Versteifung. Durch beide Prozesse wird die abnorme Lockerung z.T. oder restlos behoben.

Das feingewebliche Bild der vorliegenden Veränderungen ist verhältnismäßig einförmig und besteht in Vergrößerung der Zellen. Aufquellung des Protoplasmas. Anderung der Kernfärbung, Hyalinisierung, Fetteinlagerung, Einlagerung eines bräunlichen in seiner Zusammensetzung noch unbekannten, keine Eisenfärbung zeigenden Farbstoffes (*Güntz*). *Saunders* und *Inman* haben Vermehrung der zelligen Elemente gesehen, wir selbst niemals. Entzündliche Reaktionen und Veränderungen werden regelmäßig vermißt und wurden auch von uns nicht beobachtet. In späteren Stadien treten sekundäre Veränderungen im oben beschriebenen Sinne hinzu.

Der bevorzugte Sitz der Osteochondrose ist die untere LWS. speziell hier wieder die letzte und vorletzte Bandscheibe. Sektionsbefunde, die diese Verteilung an einem großen Zahlenmaterial erhärten, bringt *Hildebrand*. Die Ursachen für die Lokalisation liegen in mechanischen Faktoren. An einem befestigten Stab ist dort die Beanspruchung bei Biegung am größten, wo der Übergang vom beweglichen in den fixierten Teil. d. h. Becken-Kreuzbein, erfolgt.

Durch den aufrechten Gang ist dort an sich schon die axiale Belastung mit etwa 45 kg am größten. Die Beweglichkeit zwischen den einzelnen Wirbeln ist in der LWS. am ausgiebigsten, schon infolge der relativ großen Höhe der Bandscheiben. *Bakke* bestätigt die vor allem von *Fick* durchgeführten anatomischen Untersuchungen durch röntgenologische Messungen am Lebenden und fand für den Lumbalteil folgende Werte:

Beweglichkeit in der LWS. (nach Bakke).

		dorsal	ventral	total	Höhe d. Bandscheibe
zwischen	L 1/2	6,6⁰	2,0⁰	8,6⁰	4,85 mm
„	L 2/3	8,0⁰	3,0⁰	11,0⁰	6,90 „
„	L 3/4	9,0⁰	3,0⁰	12,0⁰	6,85 „
„	L 4/5	10,2⁰	3,7⁰	13,9⁰	8,65 „
„	L 5/S1	16,4⁰	2,2⁰	18,6⁰	10,90 „

Der lordotischen Krümmung entsprechend sind in der Lendenwirbelsäule die Bandscheiben vorn insgesamt 21 mm höher, bei Vorwärtsbeugung bilden sie dagegen normalerweise nach hinten offene Winkel, wobei die kleinen Wirbelgelenke als Wackel- und Schiebegelenk funktionieren. Im übrigen finden sich hinsichtlich Statik, Beweglichkeit ganz ähnliche Verhältnisse an der unteren HWS., womit die zweithäufigste Lokalisation der Osteochondrose an den untersten Zervikalbandscheiben zu begründen ist.

Nach der Besprechung der pathologisch-anatomischen Grundlagen der Zwischenwirbelerkrankungen, speziell der Osteochondrose, und nachdem wir den bevorzugten Sitz im Lumbalteil begründet haben, wenden wir uns nun denjenigen Vorgängen zu, die speziell zur Ausbildung des Vorfalles von Bandscheibengewebe nach hinten, nach dem Wirbelkanal zu führen und deren Grundlage in der Osteochondrosis vertebrae zu suchen ist (Abb. 4).

Über die Häufigkeit des Vorkommens von hinteren Vorwölbungen von Bandscheibengewebe liegt vor allem die viel zitierte und in ihrer praktischen Auswirkung lange Zeit entscheidende Arbeit von *Andrae*, eines *Schmorls*schen Schülers vor. Er fand hanfkorn- bis bohnengroße Ausbuchtungen vorwiegend in der mittleren und unteren BWS. in 15,2% an Präparaten und auffallenderweise niemals unter 30 Jahren. Der Zusammenhang mit der osteochondrotisch veränderten Bandscheibe war histologisch einwandfrei zu sichern. In älteren Fällen wurde Vaskularisierung, Organisation bis zur Verknöcherung beobachtet. *Andrae* kommt zu einer weitgehenden Ablehnung der klinischen Bedeutung dieser Prozesse und dieses Urteil hat die Erkenntnis des praktischen Wertes jedenfalls in Deutschland lange verzögert.

Dabei kann kein Zweifel sein, daß die *Andrae*schen Befunde, jedenfalls am anatomischen Material, durchaus zutreffend sind. Die klinische Erfahrung hat

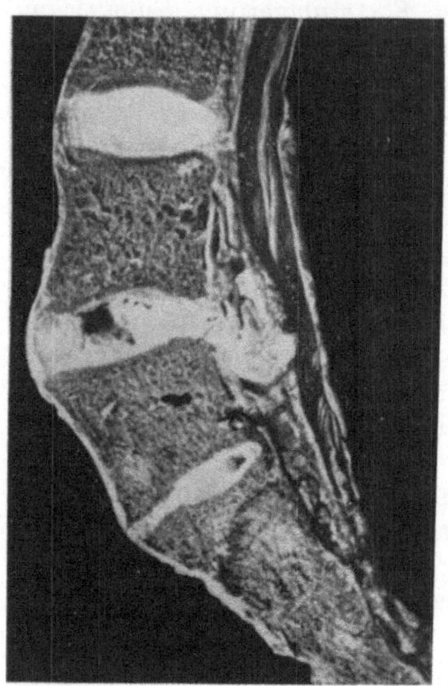

Abb. 4. Sektionspräparat eines früheren Falles der Kieler Klinik (nach *Schachtschnei- der*) mit Caudasyndrom. An der praesakralen Bandscheibe kleine Rißbildung.

jedoch wieder einmal erwiesen, wie oft es der Parallelität zu autoptischen Befunden ermangelt. An den eigenen 64 Wirbelpräparaten aller Lebensalter konnten wir neben allgemeinen Protrusionen des gesamten Bandscheibenringes 5 mal kleine knorpelharte bis gut linsengroße Befunde erheben, davon 2 mal mehrfach, wovon nur einer dieser Prozesse in der LWS. zwischen L. $^2/_3$ lag. Bei einem WS.-Präparat eines Ischiadikers, der einer urologischen Infektion erlegen war, war jedoch eine kuppelartige Vorwölbung mit erhaltenem äußeren Lamellenring in Höhe von L. $^4/_5$ vorhanden. Es ist also keineswegs notwendig, daß das Vorhandensein eines Vorfalles klinische Symptome bedingt, sie werden sogar nur in Ausnahmefällen vorhanden sein und dann, wenn tatsächlich eine längere extradurale Wurzelstrecke vorhanden ist, wie es ja eigentlich nur im Lumbalteil vorkommt. *Lindblom* kommt bei osteochondrotischen Bandscheiben zu folgenden Zahlen: Bei 51 Fällen 6 mal Einbuchtungen in den Duralsack, 4 mal umschriebene Vorfälle, 8 mal begrenzte Vorwölbungen, 7 mal erschien die Wurzel komprimiert.

Schon normalerweise liegt die sog. Gelenkhöhle des Gallertkernes etwas exzentrisch, mehr nach dorsalwärts. Meist, auch wenn nicht immer, zieht in Richtung auf das hintere Längsband ein verschieden gestalteter Recessus. Auch ist es schon länger bekannt (*Hildebrand*), daß die Rißbildungen und Zerstörungen der Bandscheibe oftmals im dorsalen Teil beginnen (Abb. 4) und erst später nach ventral übergreifen. Das *Gallert*kerngewebe und die benachbarten nun degenerierenden Fasern wölben sich nach der Stelle des geringsten Widerstandes vor, d. h. nach dem Wirbelkanal. Es ist hier wichtig, die anatomischen Verhältnisse des hinteren Längsbandes einer näheren Betrachtung zu unterziehen, die wir u. a. auf die Untersuchung zahlreicher Präparate gründen.

Das Band erstreckt sich vom Clivus bis zum Kreuzbein, ist zervikal und thorakal breiter und dünner, verschmälert sich im Lendenteil bei zunehmender Dicke und läuft als medianer sehniger Streifen im Sakralkanal aus. Es ist bei gleichzeitiger Verbreiterung über den Bandscheiben an diesen fest angeheftet und überbrückt die etwas konkav eingedellten Rückflächen der Wirbelkörper. In dem entstehenden Raum liegen die aus einem Foramen heraustretenden venösen Abflüsse der Wirbelkörper, Vv. basivertebrales. In der Mittellinie gibt das Band septumartige Fasern an die hier dicht anliegende Vorderwand der Dura ab. Wie *Malmros* konnten auch wir 2 voneinander trennbare Schichten feststellen, deren innere offenbar der Innenauskleidung des Wirbelkanales durch das äußere Blatt der Dura entspricht. Dieses äußere Blatt zweigt am Foramen magnum ab und bildet mit dem inneren Blatt, d. h. der eigentlichen Dura, den Periduralraum, der demnach streng genommen ein intraduraler ist. *Jung* und *Brunschwig* haben im hinteren Längsband Nervenfasern nachgewiesen.

Es ist nun wichtig festzustellen, daß zumindest im Lumbalteil der laterale Teil der Bandscheibe nicht vom hinteren Längsband bedeckt ist, sondern nur von einer dünnen Bindegewebsmembran. An diesen Stellen wölbt sich die Bandscheibe bevorzugt vor. Meist sind die äußeren Fasern des Lamellenringes noch intakt, die inneren durch den Riß zerstört (Abb. 5b) so daß das vordringende Gewebe von den Außenlamellen noch bedeckt ist. Erst wenn man nun diese inzidiert, tritt das eigentlich degenerierte Gewebe zutage. Wir sprechen bei dem ganzen Vorgang am besten von einem Bandscheibenvorfall. Es kann aber auch der Faserring bereits durchbrochen sein, das mehr oder weniger sequestrierte Gewebe quillt hervor und liegt in selteneren Fällen als freier Körper im Wirbelkanal (Abb. 5c). Die mechanischen Bedingungen, unter denen es zum Vorpressen des zermürbten Bandscheibengewebes kommt, sind mehrfach untersucht worden. Nach den noch näher zu beschreibenden klinischen Verlaufsformen mit plötzlicher Auslösung durch mehr oder weniger starke mechanische Insulte, mit Remissionen und plötzlichen Rezidiven liegt es nahe, eine wechselnde Größe des Vorfalles anzunehmen, eine in verschiedenen Zeitpunkten verschieden große Masse vorgefallenen Gewebes, was offenbar im Zusammenhang mit bestimmten Bewegungsvorgängen zu verstehen ist, d. h. mit anderen Worten, daß je nach verschiedener Stellung der Wirbelsäule einmal eine „Reposition" eines solchen Vorfalles eintreten kann. Man hat von einem Nußknackermechanismus gesprochen (*Glorieux*), d. h. bei Beugung und gleichzeitiger Aktion der Strecker wird, das muß vorausgesetzt werden, die bereits zermürbte Bandscheibe gleichsam zwischen den Branchen der Wirbelkörper bzw. Deckplatten ausgequetscht, bei dorsaler Lage des Nucleus bzw. zermürbten Gewebes oder dorsaler Rißbildung nach dem Wirbel zu.

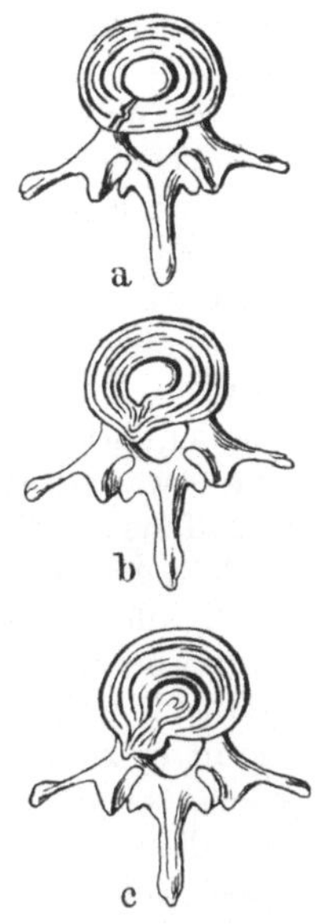

Abb. 5. a: beginnende Rißbildung ohne Vorfall. b: Vorfall mit no ¼ erhaltenem Lamellenring. c: lokale Rißbildung und freier Vorfall.

Es hat nicht an Versuchen gefehlt, einen solchen Vorfall am Präparat zu erzeugen. So konnten *Schachtschneider* und *Heine* es wahrscheinlich machen, daß das vorgefallene Gewebe bei Kyphosierung gleichsam wieder in den Bandscheibenraum hineingesaugt wird, während bei Lordosierung und vor allem gleichzeitiger axialer Belastung ein Vorpressen stattfindet. Ganz so mechanisch einfach wie es nach diesen Experimenten der Fall zu sein scheint, liegen aber u. E. die Dinge in vivo sicherlich nicht. Wir selbst haben mehrfach an frischen Leichenwirbelsäulen versucht, einen Vorfall von Bandscheibengewebe zu erzeugen. Es wurden Einschnitte in verschiedener Richtung, Exzision von Gewebsstückchen, stärkere Zerstörungen im hinteren Bandscheibenteil vorgenommen und das Präparat dann oftmals, über 100 mal lordosiert und kyphosiert. Außer einer physiologischen auch in Myelogrammen, Füllungsbildern am Präparat darzustellenden, schon *Schmorl* bekannten allgemeinen Ausbuchtung kam es niemals zu einem umschriebenen Vorfall an der verletzten Stelle, obwohl wir zermürbte und normale Bandscheibenpräparate verwendeten. Das Bandscheibengewebe ist viel zu fest miteinander verbunden, als das man sich das erstrebte Ereignis, abgesehen vielleicht von Ausnahmefällen, vorstellen könnte. In der überwiegenden Zahl der klinischen Fälle sind ja noch die äußeren Lamellenringe erhalten, die sich natürlich bei weicher erkrankter Banscheibe infolge geringerer Widerstandsfähigkeit vermehrt ausbuchten können, wenn eine Wirbelsäule lordosiert wird, zumal unter gleichzeitiger Längsbelastung, bei Gewicht einer Last usw.. Die experimentellen Versuche am Präparat mögen gegebenenfalls für diejenigen Fälle eine Gültigkeit haben, bei denen unter Zerstörung des dorsalen Annulus, wie das Experiment es bewirkt, mehr oder weniger sequestriertes Bandscheibengewebe freien Weg nach dorsal hat. Wiederum ist es kaum anzunehmen, daß ein einmal in den Wirbelkanal vorgefallener Gewebsteil zurückschlupfen wird. Im klinischen Teil wird von dieser kritischen Bewertung der rein mechanischen Gesichtspunkte noch zu sprechen sein. An dieser Stelle seien einige Bemerkungen zur Nomenklatur gestattet. Der Ausdruck Diskusruptur ist insofern nicht zutreffend, als man sich unter Ruptur ein plötzliches, zeitlang eng umschriebenes Ereignis vorstellt. Nucleus pulposus-Prolaps ist gleichfalls irreführend, da es sich nicht um reines Gallertkerngewebe handelt, zumal ja überhaupt keine scharfe Trennung zwischen Faserring und Gallertkern möglich ist, sondern ein allmählicher Übergang stattfindet. Von einer Bandscheibenhernie zu sprechen ist deshalb nicht exakt, als zu einer Hernie ein Bruchsack gehört, der bei den lateralen Vorfällen selbst unter Berücksichtigung des Längsbandes ja nicht vorhanden zu sein braucht. Unseres Erachtens wird man mit der Bezeichnung „hinterer Bandscheibenvorfall" oder auch „Diskusprolaps" allen Zuständen am besten gerecht, ohne etwas nicht Vorhandenes zu präjudizieren. Schließlich gibt es noch gerade im Anfangsstadium, bei beginnender Degeneration und bei erschlaffenden Längsbändern eine wulstartige, „autoreifenähnliche" Vorbuchtung des gesamten Faserringes, auch nach vorn und seitlich, die wir am besten als Protrusion der Bandscheibe bezeichnen möchten.

Mit dem Vordringen des Bandscheibengewebes in den Wirbelkanal hinein kommt es zu Beziehungen zu den Gebilden des Periduralraumes und des Durasackes, vor allem zu Komplikationen seitens des nervalen Inhaltes dieser Räume. Über dem Bau, die Begrenzung des Periduralraumes, die speziellen Verhältnisse an den Ligamenta flava, den Zwischenbogenbändern wird in besonderen Kapiteln gesprochen werden. Hier sei nur soviel bemerkt, daß die individuellen anatomischen Verschiedenheiten der Raumverhältnisse höchst mannigfaltig sind.

1. Verschiedene Dicke des periduralen Fettgewebes.

2. Verschiedenartige Form des Querschnittes, mehr seitlich ausladend oder mit größerem oder geringerem ventrodorsalen Durchmesser.

3. Varianten in der Dicke und Stellung der Bögen. Im direkten Verhältnis dazu steht die Größe und Weite der Zwischenbogenräume. Eine unmittelbare Parallelität zwischen einer erniedrigten Bandscheibe und Größe des Zwischenbogenraumes besteht nicht.

4. Individuelle Verschiedenheiten in der Dicke der gelben Bänder u. a. abhängig vom Bewegungsmoment der WS.

5. Abweichungen in den Verhältnissen des duralen Endsackes.

Der Bandscheibenvorfall wird je nach seiner anatomischen Lage und Größe verschiedene Wirkungen auf die nervalen Gebilde haben können, immer in gleichzeitiger Beziehung zu den genannten anatomischen Raumverschiedenheiten. Der mediale Vorfall erlaubt die besten Ausweichmöglichkeiten, nur bei seiner sehr großen Ausbildung wird er Druck auf die Cauda-equina hervorrufen können und Tumorsymptome bewirken. Er allein wölbt das Längsband im eigentlichen Sinne vor, das gleichzeitig einer größeren Häufigkeit medialer Vorwölbungen hinderlich ist. Der weitaus häufigere laterale Vorfall kann eine oder 2 Wurzeln irritieren, indem er sie entweder gegen die Dorsalwand drückt oder aber über seine Vorwölbung ziehend zerrt und streckt. Ein schon nahe oder sogar im Foramen intervertebrale liegender Vorfall wird bei den dortigen engen Raumverhältnissen schon bei sehr geringer Größe eine komprimierende Wirkung ausüben, dort allerdings immer nur auf eine Wurzel. Die Verhältnisse der Beziehungen zwischen Lokalisation des Vorfalles und Beteiligung der Wurzeln ist in Abb. 6 schematisch dargestellt.

Die Bezifferung der abgehenden Wurzel ist derart zu verstehen, daß der Abgang immer unter dem mit der gleichen Zahl versehenen Wirbel erfolgt, d. h. die fünfte Lumbalwurzel tritt unterhalb des fünften Lendenwirbels, die erste Sakralwurzel unterhalb des ersten Kreuzbeinwirbels aus. Es geht aus dem Schema auch der nach kaudalwärts mehr und mehr gestreckte Nervenverlauf hervor, der um so längere peridurale Verlauf. Auf weitere Einzelheiten werden wir im klinischen Teil zurückkommen, vor allem bei der Besprechung der Operationsbefunde noch auf die Veränderungen am Nerven selbst hinweisen.

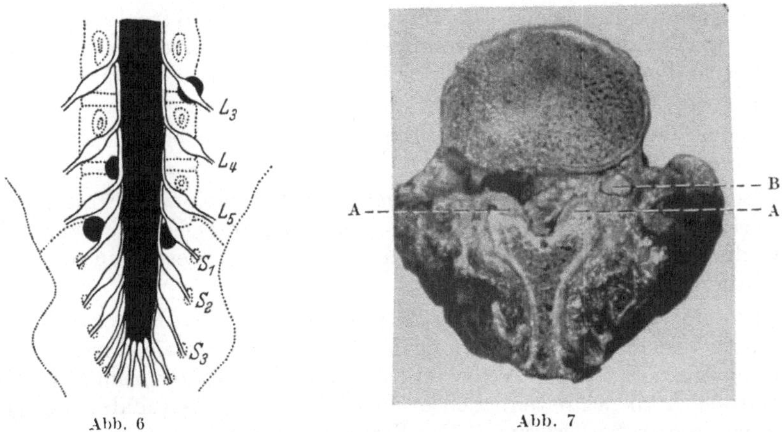

Abb. 6   Abb. 7

Abb. 6. Lageverhältnisse zwischen verschiedenen Bandscheibenvorfällen und Wurzeln. Bei L 3/4 ein Vorfall im For. intervertebrale mit Affektion der Wurzel L 3, bei L 5/S 1 kann keine Wurzel bzw. zwei benachbarte betroffen sein.

Abb. 7. Lagebeziehung zwischen Wurzel (A), Ligg. flava (B) (nach *Friberg*).

Seit *Bechterew* ist bereits die Möglichkeit einer Kompression der Wurzeln in den Zwischenwirbellöchern immer wieder bejahend diskutiert worden (*Schlesinger, Ehrlich, Sicard, Grage, Danforth* und *Wilson*). Von pathologisch-anatomischer Seite, vor allem *Schmorl* und *Junghanns*, wurden zwar bei Metastasen, Frakturen einengende Prozesse gefunden, jedoch werden wegen der großen Weite der lumbalen Foramina schmerzhafte Zustände im Bereiche der Spinalnerven nur selten durch Knochenveränderungen der Zwischenwirbellochumrandung hervorgerufen werden können. *Thoma* hält die Möglichkeit nur am lumbo-sakralen Übergang für möglich, vor allem beim Zusammentreffen mit den dort gehäuft vorkommenden Variationen, Übergangsformen (*Heidsieck*).

Die Bedeutung der Zwischenwirbellöcher ist erneut in den Vordergrund gerückt im Zusammenhang mit der zunehmenden Erkenntnis der Bedeutung der Bandscheibenveränderungen. In einer neueren Arbeit hat *Duus* die einengenden Vorgänge sehr in den Vordergrund gestellt, ohne dabei den Bandscheiben vorfall überhaupt zu erwähnen. Wie man sich leicht an Präparaten überzeugen kann, bestehen aber tatsächlich sehr enge anatomische Beziehungen zwischen Intervertralloch und Bandscheibe, die im Lumbalteil an der vorderen unteren Begrenzung des Foramen liegt. Die weitere knöcherne Umrandung wird gebildet von den Wirbelkörpern, oben und unten von den Bogenwurzeln, hinten von den Gelenkfortsätzen. Der Austritt der Wurzel erfolgt in Höhe der Intervertralscheibe, d. h. im unteren Umfange des Loches nach paravertebral. Damit tritt zum Beispiel die Wurzel L 4 ganz lateral noch in Beziehung zur Bandscheibe L 4/5, die Wurzel L 5 entsprechend zur präsakralen Bandscheibe. Es kann also in solchen sicherlich seltenen Fällen vorkommen, daß eine höhere Wurzel durch den extrem lateral im Foramen gelegenen Vorfall komprimiert wird. Aus Abb. 6 sind diese Verhältnisse abzulesen. Wenn wir im folgenden diejenigen Prozesse besprechen, die möglicherweise zusätzlich zu einer Einengung der Zwischenwirbellöcher führen, so müssen abgesehen von den knöchernen Veränderungen die Weichteile berücksichtigt werden, die Befestigung der Wurzeln bzw. der Wurzelscheiden durch fibröse Verbindungen mit dem Periost, die Anheftung an der Bandscheibe, die Rolle der begleitenden Gefäße und vor allem auch des gelben Bandes. Insofern müssen die Befunde z. B. von *Schmorl* und *Junghanns* eine Ergänzung erfahren. Im wesentlichen kommen für eine Einengung vor allem des an sich schon schmäleren ventrodorsalen Durchmesser in Frage:

1. Die osteochondrotische Verschmälerung der Bandscheibe an sich.

2. Die damit im engsten Zusammenhang stehende Wirbelverschiebung nach hinten. Der kraniale Wirbel verengert den ventrodorsalen Durchmesser, die gleichzeitige Verdickung des erschlaffenden gelben Bandes trägt dazu bei (vgl. Abb. 3).

3. Die Rolle speziell der gelben Bänder. Sie ist in einem besonderen Kapitel nachzulesen.

4. Besondere Dicke der Gelenkfortsätze, nach *Junghanns* evtl. eine nicht verknöcherte Apophyse, vor allem aber spondylarthrotische Randwulstbildungen, die wiederum in enger Beziehung zu den übrigen degenerativen Veränderungen an der Bandscheibe stehen.

5. Besonders diskutiert wurde die Rolle der hinteren Knochenappositionen. Bei der Osteochondrose kommen sie bekanntlich auch nach dorsal vor, manchmal kombiniert mit einer Wirbelverschiebung nach hinten, ohne aber eine gewisse Größe zu überschreiten. Echte spondylotische Zacken fehlen dagegen dorsal aus bereits erörterten Gründen. Die *Schmorl*sche Schule hat an großem Material gezeigt, daß eine Einengung der Zwischenwirbellöcher höchstens einmal praesakral vorkommt, u. a. auch *Schulz*. *Güntz* hat in grundlegender Weise die Befunde auf die Klinik übertragen und kommt ebenfalls zu einem ablehnenden Standpunkt. Auch in unserem anatomischen wie klinischen Material konnten wir nur geringere Appositionen finden.

6. Die Raumverhältnisse werden weiterhin je nach der Stellung der Wirbelsäule eine Änderung erfahren.

Unser Standpunkt ist der, daß der Spondylosis für sich allein keine klinische Bedeutung für die Wurzelkompression zukommt, daß auch die übrigen einengenden Vorgänge nur in seltenen Fällen als alleinige Ursache in Frage kommen, daß sie aber in den Fällen einer auch geringeren Vorwölbung der Bandscheibe nach lateral hinten als Teilfaktoren eine Bedeutung haben.

Sekundäre Folgen sind Störungen der Zirkulation in den Weichteilen der Zwischenwirbellöcher, Stauungszustände, Ödem der Wurzel, schließlich reaktive Veränderungen und Adhaesionen. Sie vermehren zusätzlich die Raumbeengung und sind in ihrer Wirkung einem Circulus vitiosus gleichzusetzen.

Die Verfolgung der Vorgänge bei isolierter experimenteller Verletzung der Bandscheiben ist, nachdem aus anderer Fragestellung heraus bereits *Ribbert* 1895 Befunde erhoben hatte, vor allem von *Tamann*, *Schrader*, *Lob*, *Keyes* und *Compere* unternommen worden. Wir haben diese Versuche unter verschiedenen Bedingungen an der Hunde- und Kaninchenwirbelsäule nachgeahmt bzw. eigene Versuchsbedingungen geschaffen.

Unter gewissen Einschränkungen ist der Vergleich der Vierfüßerwirbelsäule mit der menschlichen durchaus zulässig. Der Gallertkern, die Bandscheibe haben einen ganz ähnlichen Bau, gewisse, in unserer Fragestellung nicht entscheidende Abweichungen bestehen im Vorhandensein einer scheibenförmigen Epiphyse entgegen der menschlichen Randleiste (*Lob*). Der wesentliche Unterschied besteht in den Belastungsverhältnissen, dem aufrechten Gang des Menschen gegenüber der Stab-Brückenkonstruktion der Vierfüßerwirbelsäule. Die menschliche Wirbelsäule ist statisch ungünstiger gestellt, so daß falls schon am Tier mechanisch bedingte Veränderungen auftreten, diese beim Menschen sogar noch eher entstehen dürften.

Unsere ersten *Versuche*, unter dem Röntgenschirm die Kaninchenbandscheibe von dorsolateral her anpunktieren zu können, führten nicht zum Erfolg. Die Verhältnisse sind zu klein, der Zwischenraum zu eng. Eine verläßliche Dosierung der Verletzung, Vermeidung zu starker Nebenverletzung der Deckplatten ist unmöglich.

Wie bei *Lob* u. a. wurde beim Kaninchen die Bandscheibe von der eröffneten Bauchhöhle her freigelegt und der Faserring entweder anpunktiert oder mit einem feinen Messerchen geschlitzt. Es pflegt sofort das glasige Gallertkerngewebe wie eine hirsekorngroße Perle her-

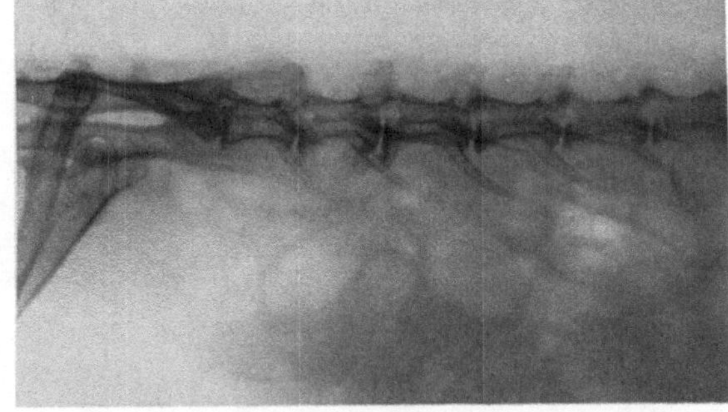

Abb. 8. Kaninchen-WS. Hochgradige reaktive spondylotische, 3 Monate nach Schnittverletzung des vorderen Faserringes.

vorzutreten. Am erwachsenen wie am jugendlichen Tier kommt es bereits nach wenigen Wochen zu röntgenologisch sichtbaren Umbauvorgängen, zu Unschärfe, zum Anbau an den ventralen Wirbelkörperecken. Schon nach 2 bis 3 Monaten entstehen große Spangen, deren Ausbildung wie auch *Lob* beschreibt, mit dem fünften Monat etwa abgeschlossen ist (Abb. 8). Bei umschriebener Stichverletzung sind die Veränderungen örtlich begrenzt.

Nach *Lob* treten im feingeweblichen Bild bereits in der zweiten Woche Knorpelbildungen auf, in der dritten und vierten Woche beginnt die Knochenbildung, nachdem vom Rande her Gefäße eingedrungen sind.

Eine Blockwirbelbildung konnten wir in keinem unserer Fälle beobachten. Das gefäßlose Innere der Bandscheibe bildet keinen Knochen. Auch bei 4 jugendlichen Kaninchen fehlte eine knöcherne Überbrückung der Bandscheibe selbst, abgesehen von den Randspangen. In später zu beschreibenden Versuchen zur Erzielung einer Blockbildung gelang das auch dann nicht, wenn ein Bandscheiben-Knochenzylinder ausgebohrt wurde, so daß die Spongiosa eröffnet war (s. S. 325 u. Abb. 36).

Die Übereinstimmung der Befunde mit denjenigen bei der menschlichen Spondylosis ist nach *Lob* u. a. auffällig. Ein gewisser Unterschied besteht u. E. allerdings darin, daß nach der *Schmorl*schen Definition zwar Bandscheibengewebe durch vordere Rißbildungen austritt, daß aber das vordere Längsband erhalten ist, während es im Experiment durchtrennt wird. Das Längsband besteht allerdings bei Kaninchen nur in Form eines schmalen Streifens. Das austretende Gallertkerngewebe bewirkt einen Turgorverlust der Bandscheibe und schafft eher die der Osteochondrose adäquaten Verhältnisse. Auch das Röntgenbild zeigt außer den Randwülsten eine Bandscheibenverschmälerung mit Deckplattensklerose. Das vorgefallene Gewebe wird durch Knochenneubildung abgedeckelt.

In einer weiteren *Versuchsserie an 6 Hunden* wurde von dorsalwärts eine Verletzung der Bandscheibe gesetzt, d. h. also etwa die dem hinteren Vorfall entsprechenden Bedingungen geschaffen. Zu diesem Zwecke wurde eine ausgiebige Laminektomie der Lendenwirbelsäule vorgenommen, der Durasack vorsichtig beiseitegezogen und mit einem spitzen Skalpell der hintere Lamellenring an 2 bis 3 Bandscheiben teils tief inzidiert, teils mit einem scharfen Löffelchen excochleiert, so daß in jedem Fall das Gallertkerngewebe entfernt wurde. Der technisch einigermaßen schwierige Eingriff muß unter schonendster Behandlung der nervalen Gebilde erfolgen, da bei der geringsten Unvorsichtigkeit irreparable Lähmungen auftreten. Am Kaninchen ist die Operation aus diesen Gründen mißlungen.

Es gelingt so zweifellos, Vorfall von Bandscheibengewebe in den Wirbelkanal zu erzeugen.

Aus wirtschaftlichen Gründen konnten die Tiere nicht getötet werden, so daß wir keine autoptischen Befunde haben. *Key* und *Ford* haben in einer neueren Arbeit bei ähnlichen Versuchen kleine Vorwölbungen, die zunächst mit einem Fibrinmantel bedeckt werden und schließlich der Bindgewebsorganisation verfallen, nachgewiesen.

Die röntgenologischen Veränderungen bestehen in Verschmälerung der Bandscheiben besonders nach Excochleation. Jedoch ist es nach 5 Monaten Beob-

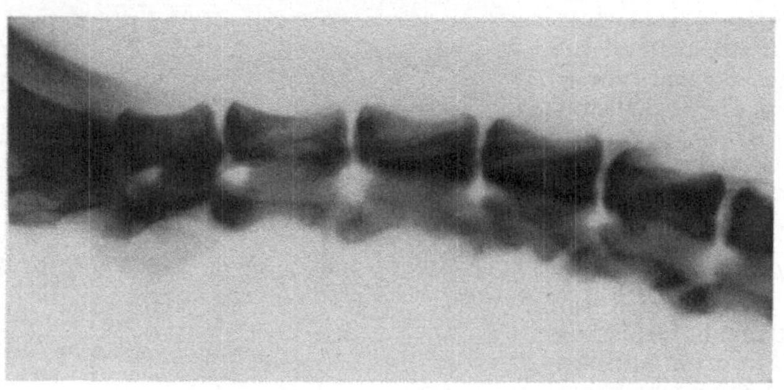

Abb. 9. Hundewirbelsäule, 4 Monate nach dorsaler Stichverletzung des dorsalen Faserringes. Lediglich leichte Verschmälerung der Bandscheibenhöhe ohne jede reaktive Veränderung am Knochen. Die benachbarten Bandscheiben erscheinen weiter, obwohl nicht orthograd getroffen.

achtungsdauer nur zu sehr geringen knöchernen Reaktionen gekommen. Von 6 lediglich inzidierten Bandscheiben fehlt 3 mal überhaupt jede Veränderung. In keinem Falle sind die Knochenappositionen auch nur annähernd so ausgeprägt, wie wir sie bei ventraler Bandscheibenverletzung kennengelernt hatten. Es besteht somit eine gewisse Parallele zu den Vorgängen am menschlichen Organismus. Auch bei diesen dorsalen Verletzungen trat in keinem Falle, selbst nicht nach rigoroser Excochleation, eine Blockbildung auf.

Schließlich haben wir noch an zwei jungen Hunden lediglich mehrere Bandscheiben von der Laminektomie aus anpunktiert, um nachzuprüfen, ob evtl. eine Lumbalpunktionsverletzung bei jugendlicher Bandscheibe im besonderen Maße zu einer Bandscheibenveränderung führen kann. Von 6 punktierten Bandscheiben zeigten zwei eine geringe Verschmälerung (Abb. 9), allerdings nach 5 Monaten noch ohne sichtbare Knochenreaktion. Die in der Literatur oft diskutierte Frage des Zusammenhanges einer Lumbalpunktion mit Bandscheibenprozessen kann also in gewissem Sinne bejaht werden, offenbar ist aber eine sichtbare Bandscheibenveränderung nicht unbedingt notwendige Folge einer Punktionsverletzung. Aus dem bereits angedeuteten wirtschaftlichen Schwierigkeiten war es uns leider nicht möglich, der praktisch wichtigen Frage an einem größeren Tiermaterial nachzugehen, jedoch scheint gerade die flüssigkeitshaltige jugendliche Bandscheibe nach den bisher vorliegenden Literaturmitteilungen am meisten gefährdet zu sein.

Schon 1924 berichtete *Billington* über 12 Fälle nach Meningitis mit auffallender Verschmälerung unterer Lendenbandscheiben, es folgten Mitteilungen von *Pease* (12 Fälle, davon 11 Kinder), *Milward* und *Grout* (5 Fälle nach Spinalanästhesie), ferner *Gellmann, Epps, Everett, Stump* und *Narins, Baker.* Zunächst pflegen schon sehr bald, etwa nach 1 bis 2 Wochen Rückenschmerzen aufzutreten, bereits nach 4 Wochen zeigte das Röntgenbild z. B. bei *Baker* eine Verschmälerung der Bandscheibe, die schließlich zum ausgeprägten Bilde der Osteochondrose, sogar mit Dorsaldislokalisation, zur Sklerose der Deckplatten führte, im Falle von *Gellmann* auch zur Ausbildung *Schmorl*scher Knötchen. In jedem Falle muß eine durch die Punktion inokulierte Bandscheibeninfektion ausgeschlossen werden, wie es in einer Anzahl von Veröffentlichungen offenbar nicht der Fall gewesen ist.

Gerade nach unseren tierexperimentellen Befunden ist es kaum anzunehmen, daß bereits in wenigen Wochen derart erhebliche röntgenologische Veränderungen auftreten, ohne daß eine infektiöse Komponente im Spiele ist. Alle diese akut verlaufenden Beobachtungen sind vielmehr im höchsten Grade verdächtig, wofür auch der folgende selbst beobachtete Fall ein Beispiel sein dürfte.

Ein 12jähriges Mädchen wird wegen epileptischer Krämpfe mehrfach lumbalpunktiert, wobei bei dem sehr unruhigen Kinde mehrfache Fehlpunktionen vorgenommen wurden. 14 Tage später treten akute Rückenschmerzen, subfebrile Temperaturen und Senkungsbeschleunigung von 22/50 mm, jedoch keine Blutbildveränderungen auf. 5 Wochen später bereits ist bei inzwischen weitgehend abgeklungenen klinischen Symptomen der Zwischenwirbelspalt L 2/3 stark verschmälert, nach insgesamt 2 Monaten ist das Bild abgeschlossen (Abb. 10).

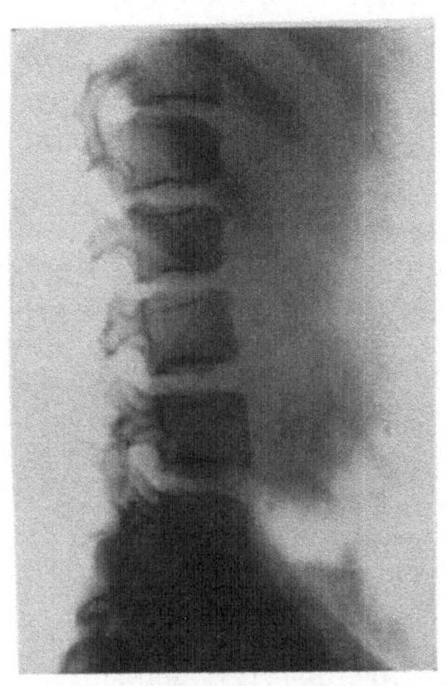
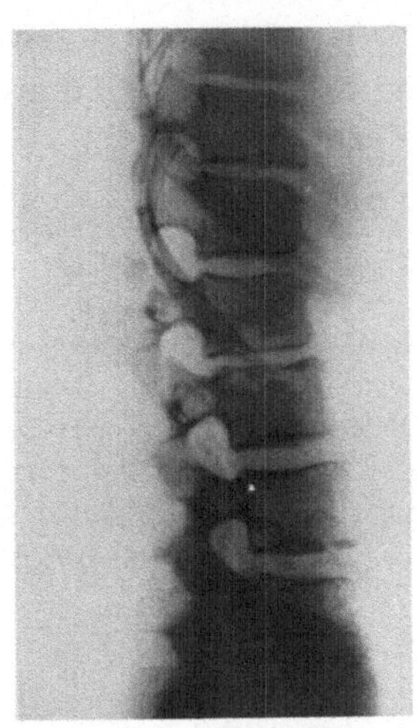

a   b

Abb. 10.] Punktionsverletzung der Bandscheibe L 2/3. a: nach 5 Wochen beginnende b: nach 8 Wochen deutliche Verschmälerung.

Es handelt sich hier ohne Zweifel um den Ablauf einer milden Infektion an der jugendlichen Bandscheibe ähnlich einer Spondylitis infektiosa. Für eine spezifische Infektion lag kein Anhalt vor.

F. Klinik des hinteren Bandscheibenvorfalles.

Das für unsere klinischen Erörterungen maßgebliche Material ist ein rein operatives, da nur durch den sichtbaren Befund die Übereinstimmung mit den klinischen Symptomen beurteilt werden kann. Konservativ bahandelte Fälle werden ergänzend verwertet, wenn sich besondere Fragestellungen ergeben. Sämtliche Vor- und Nachuntersuchungen wurden vom Verfasser persönlich durchgeführt, die Operationen gleichfalls entweder selbst vorgenommen oder assistiert, so daß sich ein einheitliches und abgeschlossenes Erfahrungsbild ergibt.

Insgesamt handelt es sich um 108 unter dem Bilde des lumbalen Bandscheibenvorfalles operierte Fälle. Folgende Befunde lagen zugrunde:

      91 Bandscheibenvorfälle,
      17 sog. negative Explorationen.

Die Analyse der wichtigen letzteren Gruppe bleibt einem besonderen Abschnitt vorbehalten. Ebenso gilt das für differentialdiagnostisch wichtige ebenfalls mit Lumbago-Ischias einhergehende Erkrankungen. Je ein zervikaler und thorakaler Vorfall werden anhangsweise besprochen.

Zur Herausarbeitung des klinischen Bildes dienen daher zunächst die 91 Fälle operativ verifizierter Bandscheibenvorfälle in der Lumbalregion mit folgender Verteilung:

Zwischen L 3/4   2 Fälle
   „   L 4/5   41 „
   „   L 5 u. S 1   40 „
   „   L 4/5 u. L 5/S 1   8 „ .

Die Übereinstimmung mit den Erfahrungen der Literatur ist ausgesprochen.
Nach allen größeren Statistiken (*Love* und *Walsh, Spurling* u. *Bradford*) werden
die beiden letzten Bandscheiben etwa gleich häufig zusammen in etwa 95% befallen.

I. Vorgeschichte.

Die genaue Erhebung der Vorgeschichte ist gerade beim Lumbago-Ischiaskranken von ganz entscheidender Wichtigkeit, glauben wir doch zeigen zu können,
daß allein anamnestische Erhebungen schon eine Wahrscheinlichkeitsdiagnose
erlauben.

Es ist eine seit langem bekannte Tatsache, daß die Zahl der männlichen Ischiadiker überwiegt und man hat je nach persönlicher Einstellung die stärkere mechanische Beanspruchung, häufigere Witterungseinflüsse im Berufsleben usw.
dafür verantwortlich gemacht. In unserem Material überwiegen die Männer mit
58 gegen 33 Frauen.

Zum Vergleich seien einige Literaturangaben gegeben, vor allem aus neueren
und größeren Statistiken. Es fanden an männlichen Patienten:

Love und *Walsh* (1939)   74%
Bar und *Mixter*   78%
Gurdijan und *Webster*   65%
Weber   65%
Poppen   68%
Love (1947)   70% bei 1217 Fällen
Waris (1948)   72% bei 374 Fällen.

Die Altersverteilung entspricht ebenfalls der Literaturangaben, Häufung im
dritten und vierten Lebensjahrzehnt z. Z. der Operation. Wichtiger noch ist es,
den Zeitpunkt des Beginnes der Anamnese zurückzuverfolgen, d. h. der Ischialgie
und auch vor allem der reinen Lumbago. Dann tritt infolge der durchweg langen
Leidensgeschichte eine deutliche Verschiebung zugunsten der jüngeren Jahr-
gänge ein.

| Lebensalter | Zahl der Fälle | | Vergleichszahlen bei *Love* in % |
	zur Zeit der Operation	bei Beginn der Anamnese	von 1217 Fällen bei Operationen
10—19	2	6	2,1%
20—29	7	25	16,3%
30—39	31	36	35,3%
40—49	39	23	30,5%
50—59	9	1	13,1%
60	3	—	2,7%

Unser jüngster Patient war 18, der älteste 66 Jahre alt. Ähnliche Daten sind auch in der
Literatur verzeichnet. Der jüngste beschriebene Fall stammt offenbar von *Wahren*, im Alter
von 12 Jahren operiert.

ǀDa vor der klinischen Manifestation die degenerativen Bandscheibenveränderungen bereits vorhanden sein müssen, können wir berechtigterweise auf
einen frühzeitigen Beginn der pathologisch-anatomischen Veränderungen schließen
und wir glauben imstande zu sein, für einen großen Teil der Fälle ein jugendliches
Alter annehmen zu dürfen, etwa das gleiche, in welchem die Veränderungen der
juvenilen Kyphose aufzutreten pflegen.

Die *Dauer der Anamnese* überhaupt, also seit Beginn der Lumbago oder Ischialgie gerechnet ist aus folgender Zusammenstellung ersichtlich:

Dauer der Anamnese:

unter 1 Jahr	20 Fälle
1— 2 Jahre	12 Fälle
2— 3 Jahre	7 Fälle
3— 4 Jahre	3 Fälle
4— 5 Jahre	7 Fälle
6—10 Jahre	20 Fälle
mehr als 10 Jahre	22 Fälle.

Die längste Vorgeschichte betrug 32 Jahre. Einige weitere Angaben umfassen 28, 19, 17 Jahre usf. Es sind also durchaus chronische Verlaufsformen und bis auf geringe Ausnahmen von rezidivierendem Charakter. Nur bei den kürzeren Anamnesen, keine davon aber unter 3 Monaten Dauer finden sich solche von mehr kontinuierlichem Schmerz, insgesamt sind das 10 Fälle. Die sehr wichtige Analyse der zeitlichen Aufeinanderfolge der Lumbago und des Ischiasschmerzes gibt praktisch wichtige Aufschlüsse. Einmal nur lag eine reine Lumbago vor. Ausnahmslos trat der Schmerz akut oder zumindest subakut auf und zwar in 18 Fällen gleichzeitig als Lumbago und Ischialgie schon beim ersten Anfall. In der Mehrzahl der Fälle, 68mal, folgte die Ischialgie in mehr oder weniger großem Zeitabstand der durchweg akut einsetzenden Lumbago. Dieser Abstand kann verschieden groß sein. Oftmals bestand jahrelang eine rezidivierende sich gegebenenfalls jährlich mehrere Male wiederholende oder aber erst nach jahrelanger Pause wieder einsetzende Lumbago, bis dann plötzlich die Ausstrahlung in ein Bein begann. Dieses Ereignis kann akut erfolgen, in etwa der Hälfte der Fälle setzte es jedoch langsamer ein. Manchmal geschah das bereits nach wenigen Stunden, dann wieder nach Tagen der Lumbago folgend, es finden sich auch Angaben über mehrere Monate. Kaum einmal ist die Lumbago inzwischen abgeklungen. Der Ischiasschmerz kann somit nach dem ersten Hexenschußanfall auftreten, jahrelang kann indessen ein solcher isoliert vorhanden sein, ehe die Ischialgie beispielsweise in je 6 Fällen nach 1 bis 2 Jahren bzw. 3 bis 5 Jahren, in 10 Fällen nach 5 bis 10 Jahren, in 6 Fällen nach 10 bis 18 Jahren schließlich auftritt. Es zeigt sich hieraus, daß dem Abstand der Schmerzsymptome offenbar keine Regelmäßigkeit, wohl aber der Tatsache der der Ischialgie vorausgehenden Lumbago an sich große Bedeutung zukommt. Wir fanden das in nicht weniger als 68 Fällen und sehen darin einen sehr wichtigen diagnostischen Hinweis.

Sehr selten, in nur 4 Fällen, gaben die Patienten an, niemals Rückenschmerzen irgendwie bemerkenswerter Art gehabt zu haben. Es bestanden lediglich Schmerzen im Bein, worauf das beruht, ist uns zunächst noch nicht erklärlich, jedenfalls aber handelte es sich auch operativ um sehr eindrucksvolle Bandscheibenbefunde. Die Forderung eines kombinierten Lumbago-Ischiasschmerzes ist danach keine absolute. Niemals aber sahen wir eine Ischialgie vor einem Hexenschuß, vor einem Kreuzschmerz auftreten, nach unserer Erfahrung ein auch diagnostisch verwertbarer Punkt.

Vergleichen wir die Literaturangaben über diese zeitlichen Lumbago-Ischias-Beziehungen, so finden wir prinzipiell die gleichen Ergebnisse verzeichnet. Die prozentuale Häufigkeit des Beginnes mit einer Lumbago wird allerdings in etwas abweichender Höhe angegeben, von 30 bis 40% (*Barr* und *Mixter*), 60% (*Hoffmann* u. *Scheller*), 68% (*Burns* u. *Jung*) bis zu 75% (*Hyndman, Steindler* u. *Wolken*) und 96% (*Peyton* und *Lewin*). Wir selbst rechnen mit etwa 70%. Ischialgie ohne Lumbago finden aber *Petit-Dutaillis, Love* und *Walsh* u. a. nicht ausgesprochen selten. Abweichend von unseren Befunden sind Berichte über Ischialgien, die der Lumbago vorausgehen, in besonders großem Prozentsatz von 24% bei *Young*. Vielleicht sind unsere Zahlen zu einer endgültigen Stellungnahme noch zu klein.

Aus dem zeitlichen Abstand zur Lumbago geht die kürzere Dauer der Ischiasanamnese gegenüber derjenigen der Lumbago hervor. In der folgenden Tabelle ist die Dauer der Ischiasbeschwerden verzeichnet, die kürzeste betrug 3 Monate, die längste 30 Jahre. Wieder gilt wie oben für die mit nur kürzerer Vorgeschichte operierten Patienten der Hinweis auf die besondere Schwere des Zustandes, während es sich sonst um ausnahmslos rezidivierende Bilder handelt.

Dauer der Ischialgie:

Etwa 3 Monate	13	3— 4 Jahr	3
4— 6 ,,	17	4— 5 ,,	4
6—12 ,,	7	5—10 ,,	7
1— 2 Jahre ,,	11	mehr als 10 Jahre	11
2— 3 ,,	6	nicht bekannt	11

Die Ischialgie des linken Beines überwiegt in auffallender Weise mit 48 zu
31 Fällen, ohne daß dafür eine Erklärung gegeben werden kann, sofern es sich
überhaupt um eine statistisch verwertbare Differenz handelt. Jedoch sind auch
die Literaturangaben mit 60 bis 62% zugunsten der linken Seite (*Malmros*, *Yaskin*
und *Finkelstein*). Von verschiedenen Seiten ist die etwas gesuchte Erklärung
unternommen worden, die Rechtshändigkeit könne eine mitbestimmende Rolle
spielen (*Petit-Dutaillis* und *de Sèze*); *Bradford* und *Spurling* sahen demgegenüber
die rechte Seite häufiger befallen.

In 11 Fällen bestanden doppelseitige Schmerzen, meist auf einer Seite stärker
überwiegend, davon 6mal im Augenblick der Untersuchung während 5mal die
Ischialgie in alternierender Weise anamnestisch angegeben wurde, die eine Seite
dabei schon seit Jahren symptomfrei geblieben sein kann. Die doppelseitige
Ischialgie wird von *Love* und *Walsh* mit 16%, *Barr* und *Mixter* mit 20%, *Malmros* mit 39%, *Waris* mit 11% gefunden. Alternierendes Vorkommen sei dabei
häufig (*Gurdijan* und *Webster*). Die wechselnden Angaben erklären sich wohl
daraus, ob der doppelseitige Schmerz anamnestisch vorhanden bzw. nur ein z. Z.
der Operation bestehender aufgezeichnet worden ist.

Die *Rolle des Traumas* ist u. E. überschätzt worden. Jedem Kenner der Dinge,
vor allem der pathologisch-anatomischen Grundlagen, wird vornherein klar sein,
daß einmalige Traumen in unfallrechtlichem Sinne nach allen bisher vorliegenden
Erkenntnissen kaum einmal in Frage kommen. Die gutachtlich wichtigen Punkte
werden uns noch gesondert beschäftigen. Bei den seitens der Patienten als ur-
sächlich vermuteten Unfällen handelt es sich fast immer um kleinere Gelegenheitstraumen, die der Kranke teils aus Kausalbedürfnis teils durch Suggestion
seitens der Umgebung, leider auch oftmals des Arztes, überbewertet. Dennoch
ist auch die genaue Erhebung dieser mechanischen Insulte von allergrößter diagnostischer Bedeutung und unter medizinischen, nicht juristischen Gesichtspunkten wertvoll.

Einen Hinweis auf besondere Beanspruchungen ergibt die *berufliche Gliederung*
unserer Patienten.

Kopfarbeiter	16
Ehefrauen	35
körperlich Arbeitende	37
davon ausgesprochene	
Schwerarbeiter	11 (Schmiede, Möbeltransporteure,
	Treckerführer)
landwirtschaftl. Arbeiter	9
Bauarbeiter	3

Das Überwiegen der körperlich arbeitenden Berufe ist augenfällig, wenn man
vor allem die Gruppe der Ehefrauen näher betrachtet, denn über die Hälfte sind
in der Landwirtschaft, größtenteils in kleineren Betrieben tätig. *Malmros* findet
55 körperlich Arbeitende gegenüber 35 anderen, *Waris* 63% Schwerarbeiter.
Andererseits aber ist das Überwiegen doch nicht so stark, als daß man der traumatischen Läsion einer Bandscheibe bedenkenlos beipflichten kann. Die verhältnismäßig große Zahl von Patienten, die sicherlich kaum einmal eine länger dauernde körperliche Arbeit verrichtet haben, spricht für die Teilrolle eines konstitutionellen Faktors, den man zwar als wissenschaftlich kaum exakt faßbar
empfinden muß, dessen Einschaltung man jedoch bei derartigen Fällen von Erkrankungen des Stützgewebes, d. h. eines Mißverhältnisses zwischen Belastung
und Widerstandskraft schwerlich entbehren kann.

Die Arten der angegebenen „Traumen" im obigen medizinischen Sinne lassen
sich in bestimmte Gruppen einteilen:

	1. Auslösung	Auslösung des letzten Rezidivs
Verhebetraumen	17	26
Gartenarbeit, Holzhacken	8	11
Aufstehen aus dem Sitzen	4	10
Hyperlordosierung	3	1
Fall auf Gesäß, Kreuz	8	1
Bücken und Aufrichten	—	7
sicherlich ohne Trauma	46	22

Es sind dieselben Vorgänge, die wir oftmals in der Literatur niedergelegt finden. Das Verhebetrauma steht obenan (*Malmros, Spurling* und *Grantham, de Sèze, Raaf* u. a.). Zur Erläuterung der Tabelle sei gesagt, daß zwar die Angaben eingehend erfragt wurden, jedoch unter Vermeidung jeglicher Suggestion und unter strengster Kritik was beispielsweise beliebte Angaben wie Sturz auf das Gesäß, Unfälle im Kindesalter anlangt. Solche Vorgänge können nur dann verwertet werden, wenn sofortige Zusammenhänge vorhanden bzw. Brückensymptome nachweisbar waren. Ausnahmslos liegen leichtere mechanische Insulte vor, im Rahmen der normalen beruflichen Arbeit liegende Belastungen, evtl. ungewohnte Anstrengungen, die niemals allein auslösende Ursachen sein konnten. Es sind die Verhebetraumen, die Hausfrau, die beim Umzug mithilft und einen Sessel vor sich trägt, der Schmied, der den Vorschlaghammer plötzlich nicht mehr heben kann, der Fußballspieler, der nach einem Rückzieher heftigen Schmerz verspürt bzw. bei einem hohen Kopfball die Wirbelsäule hyperlordotisch zurückbiegt und evtl. dabei gerempelt wird, der Kopfarbeiter, der seinen Garten umgräbt bzw. sein Holz hackt. Zur Rezidivauslösung genügen offenbar auch ganz geringe mechanische Einwirkungen, das Aufrichten nach dem Schuhanziehen, das längere krumme Sitzen z. B. nach längerer Autofahrt auf holpriger Straße, ja sogar ein Hustenstoß oder heftiges Niesen. Alles dieses ist niemals als Schädigung einer bishin gesunden Bandscheibe sondern nur in der Annahme einer bereits degenerativ vorerkrankten Bandscheibe zu verstehen.

Wir stellen fest, das niemals ein Trauma im unfallrechtlichen Sinne in der Vorgeschichte verzeichnet ist, daß aber mechanische Einwirkungen in fast der Hälfte der Fälle beim ersten Anfall, in mehr als 3/4 beim Rezidiv im Spiele sind. Nur in 5 Fällen fehlt überhaupt jeder derartige Zusammenhang, wenn man sämtliche Rezidive berücksichtigt.

Die entsprechenden Angaben über mechanisch-traumatische Auslösung bei anderen Autoren seien wiederum zum Vergleich aufgeführt:

Spurling und *Grantham*	40%
de Sèze	41%
Falconer, George und *Begg*	44%
Raaf	58%
Barr (Sammelstat. 10000 Fälle)	60%
Weber	62%

Die persönliche Einstellung zur Frage ,,Trauma" mag eine Rolle spielen.

Wenn wir die wichtigsten anamnestischen Erhebungen kurz *zusammengefaßt* betrachten, so ergeben sich folgende für den Bandscheibenvorfall bedeutungsvolle Gesichtspunkte: Bei einer Bevorzugung des männlichen Geschlechtes und der mittleren Lebensjahrzehnte handelt es sich in der großen Überzahl um therapieresistente Lumbalgien kombiniert mit Ischialgien, seltener um reine Ischialgien, bei denen die Lumbago verschieden lange der Ischialgie vorauszugehen pflegt, auch gleichzeitig damit auftritt, nur in seltenen Fällen aber eine Ischialgie von einer Lumbago gefolgt wird.

Die Schmerzen bzw. Exazerbationen stehen in 50 bis 80% der Fälle mit mechanischen Insulten meist leichterer Art in Zusammenhang. „Rheumatische" Schädlichkeiten scheinen keine bemerkenswerte Rolle zu spielen.

II. Spontanschmerzen.

Wenn wir die Spontanschmerzen aus dem Komplex der Vorgeschichte absondern, so geschieht das, weil mit ihrer Analyse sich bereits wichtige Beziehungen auf die klinische Symptomatik ergeben. Wenn wir den Spontanschmerz bewußt dem provozierten Schmerz gegenüberstellen, so sind wir uns darüber klar, daß der erstere natürlich ebenfalls irgendwie provoziert ist.

Bei der Schilderung seiner subjektiven Schmerzen hält man den Patienten an, die wesentlichen Schmerzpunkte genau zu bezeichnen. Es kommen dabei deutliche Maximalpunkte zutage, jedoch kommt es kaum einmal vor, daß der Patient den anatomischen Verlauf des Nerven geradezu aufzeigt.

Übersicht über die spontane Schmerzausstrahlung.

Kreuz	69 mal
Gesäß	78 „
Oberschenkel	22 „
Kniekehle	10 „
Wade	46 „
Knöchel	10 „
Ferse	11 „
Fuß	31 „
unbestimmte Angabe	17 „

Auch diese Punkte sind keineswegs gleichwertig betroffen. Am schwersten wird der Glutäalschmerz empfunden, der auch bei *Barr* und *Mixter* am häufigsten in 65% vorhanden ist, der ebenso wie der lumbale Schmerz nicht in der Mitte der Region liegt, sondern mehr lateral nach dem Trochanter major zu. Die Zwischenpartien können ganz schmerzfrei sein, manchmal strahlt der Schmerz als sehr tiefsitzend, empfunden am lateralen Oberschenkel entlang, wird in der Kniekehle, in Einzelfällen auch hinter dem Wadenbeinköpfchen deutlicher, strahlt dann vor allem in die hintere und äußere Seite der Wade bis zum Außenknöchel, kann bereits in diesen Höhen enden, um sich oftmals auch schließlich im Gebiet des Fußes und der Zehen zu verlieren. Die Fußausstrahlung fanden beispielsweise *Barr* und *Mixter* in 20%.

Es ist doch auffällig, daß offenbar nicht das ganze Ischiadikusgebiet betroffen ist, sondern nur bestimmte Regionen, evtl. ein wertvoller Hinweis auf die betroffene Wurzel. Die mehr proximal gelegenen Schmerzregionen sind zur Segmentlokalisation nicht zu verwerten, wohl aber sehen wir wichtige, wenn auch nicht absolut verläßliche (dieser Ansicht sind u. a. auch *Mixter* und *Barr*) Hinweise in der verschiedenen Verteilung der Endausbreitung im Fuß, soweit eine solche überhaupt vorhanden bzw. durch Husten, Niesen usw. provozierbar ist oder früher einmal war. Bei *Weber* war in etwa $1/_3$ der Fälle die Ausstrahlung segmentär.

Von den 31 Fällen derartiger Ausstrahlungen sind wegen zu unbestimmter Angaben 5 nicht zu verwerten. Bei 11 Fällen wurde spontan die Großzehe bezeichnet, nur einmal wurde der Vorfall nicht an der entsprechenden versorgenden L-5-Wurzel gefunden. Bei Ausstrahlung in den lateralen Fußrand oder die dritte bis fünfte Zehe erfolgte in 3 Fällen eine Fehldeutung. Die Schmerzausstrahlung in den Fuß ist also wertvoll für die Differentialdiagnose zwischen fünfter Lumbal- und erster Sakralwurzel, was auch von *Norlén* auf Grund eingehender Untersuchungen bestätigt und an Hand experimenteller isolierter Novocainausschaltung der Wurzel erhärtet wird. Demgegenüber ist der Fersen- und Fußsohlenschmerz weniger verläßlich. Ersterer spricht nach *Norlén* und auch unseren Erfahrungen mehr für eine Irritation der ersten Sakralwurzel.

Die Wurzeln L 4 und L 3 manifestieren sich hingegen durch eine Schmerzausstrahlung mehr auf die Vorder- und Innenseite des Oberschenkels und in der Hüft- bzw. Leistengegend (*Reis*, *Norlén*). Es bestehen also Erscheinungen der in der früheren Literatur sog. Ischialgie anterior. Der S 2-Schmerz soll bevorzugt in der Kniekehlengegend spürbar werden (*Norlén*). Es wird nachstehend noch von Bedeutung sein, die Verschiedenartigkeit des Ausstrahlungsbereiches, die Übereinstimmung mit klinisch gefundenen Schmerzpunkten genauer zu analysieren.

Ein weiteres Kardinalsymptom ist die Vermehrung des Schmerzes durch Husten, Niesen, Bauchpresse, in 76 unserer Fälle ganz ausgesprochen vorhanden, in 12 Fällen schwächer und nur in 3 Fällen fehlend. 14 mal verstärkte sich die Ischialgie durch Pressen bei der Defaekation.

Barr und *Mixter* fanden die Preßschmerzen in 40%, *Smith*, *Deery* und *Heymann* in 55%, *Love* und *Walsh* in 64%, *Weber* in 73%, *Hyndman* in 85% um nur einige der größeren Statistiken zu nennen.

Als Grundlage dieser Erscheinungen ist die Druckerhöhung im Wirbelkanal infolge vermehrter Venenfüllung anzusehen, bei einem sehr heftigen Hustenstoß mag auch das stärkere Hervorpressen eines Vorfalles eine Rolle spielen (*Hinricsson*). In 3 unserer Fälle wurde ja durch ein solches sog. Trauma der letzte zur Operation führende Anfall eingeleitet. Eine myelographische Darstellung des Endsackes ohne und mit gleichzeitigem Pressenlassen zeigt die starke Einwirkung auf die Lichtung des Liquorraumes (Abb. 11). Der starke Preßschmerz bedeutet intervertebralen Sitz des Herdes, spricht also für die radikuläre Genese, ist jedoch nicht spezifisch für den Bandscheibenvorfall an sich.

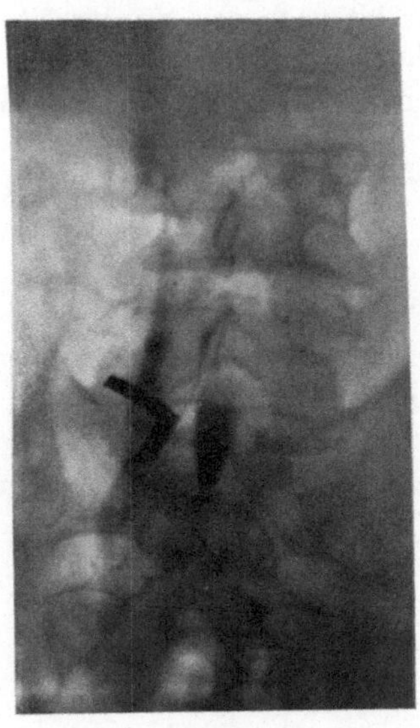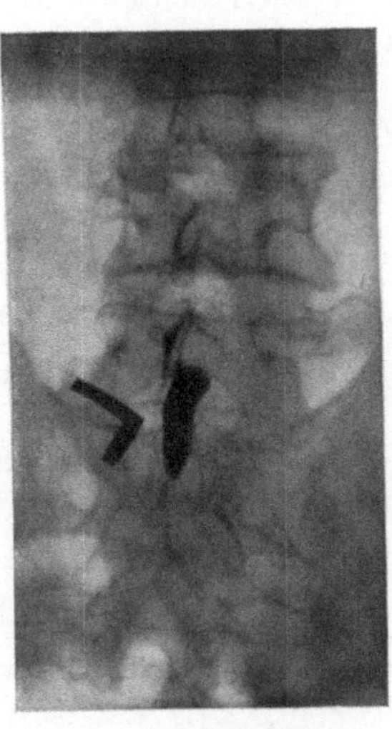

a   b

Abb. 11. 2 cm³ Jodipin im lumb. Endsack des stehenden Patienten. a) normal. b) beim Pressen. Verschmälerung und Verlängerung des Kontrastschattens.

Spontane subjektive Angaben über Gefühlsstörungen durchweg im äußeren distalen Unterschenkelgebiet, an der Außenseite des Fußes bzw. zur Großzehe hin, erhielten wir in 20 Fällen. 12 mal bestand Übereinstimmung mit subjektiver Schmerzausstrahlung, 12 mal waren die Angaben im Sinne eines Dermatoms zu verwerten, 10mal in dem entsprechenden Versorgungsgebiet der lädierten Wurzel.

Eine motorische Schwäche der Fußheber wurde nur von 4 Patienten spontan angegeben, häufiger dagegen unbestimmte nicht näher deutbare Schwäche des Fußes, lahmes Gefühl im Bein usw.. *Love* und *Walsh* fanden in ihren Fällen den sehr hohen Prozentsatz von 50% mit subjektiven Paraesthesien verschiedener Art. Eindeutige Störungen seitens tieferer Sakralwurzeln, der Blasenmastdarmfunktion, der Libido konnten wir nicht beobachten. Das mag z.T. daran liegen, daß in unserem Material keine ausgesprochenen medialen Vorfälle vorhanden sind. In der Literatur wird die Häufigkeit tieferer sakraler Störungen mit 4 bis 5% angegeben (*Bradford* und *Spurling*, *Weber* u. a.). Angaben über Wadenkrämpfe finden wir ebenfalls bei verschiedenen Autoren, im eigenen Material sind sie nur selten vorhanden.

Die Analysierung der Spontanschmerzen ergibt in einem großen Prozentsatz gut verwertbare Hinweise:

1. Preßschmerzen, eine Kardinalerscheinung in der großen Mehrzahl der Fälle, etwa 60 bis 80%, sprechen für eine Wurzelbeteiligung.

2. Periphere Schmerzregionen treten zahlenmäßig zurück gegenüber einem glutaealem bzw. in der Kreuzgegend gelegenen, es folgen Wade, Kniekehle, Fuß. Am häufigsten ist die Kombination Lendenlängsmuskulatur — Gesäß — Wadenschmerz.

3. In etwa 20% der Fälle ist die Endausstrahlung in Fuß bzw. Zehen als segmentale Diagnose zu verwerten mit hoher Wahrscheinlichkeit einer Differenzierung zwischen den Wurzeln L 5 und S 1.

4. Der Wurzelschmerz L 3 bzw. L 4 strahlt nach der Vorderseite des Hüftgelenkes, der Vorderinnenseite des Oberschenkels aus.

5. Die S 2-Wurzel erzeugt ischialgischen Schmerz mit Vorliebe in der Kniekehlgegend.

6. Der Fersenschmerz ist unsicher zu verwerten, spricht allerdings mehr für eine Affektion der ersten Sakralwurzel.

III. Das klinische Bild.

Das klinische Symptomenbild läßt sich zwanglos in 3 große Gruppen einteilen:

1. Die Symptome seitens der Grundkrankheit, der Osteochondrose der Bandscheibe;

2. die Symptome seitens der Komplikationen der nervalen Elemente, die neurologischen Befunde;

3. die Röntgenbefunde.

Vor der Besprechung im einzelnen sind einige allgemeine *Vorbemerkungen* notwendig. Es wurde bereits darauf hingewiesen, welch entscheidende Rolle das Mißverhältnis zwischen Belastung und Widerstandskraft des Gewebes bei der Entstehung von degenerativen Abnutzungserscheinungen, hier solcher der Bandscheibe, spielt. Tatsächlich finden sich asthenische, schwächliche Konstitutionstypen in weit größerer Anzahl als der durchschnittlichen Zusammensetzung der Bevölkerung entspricht. Gehäuft kommen auch Deformitäten der unteren Extremitäten, X-Beine, O-Beine, Senkfüße sowie auch Varicen vor. *Lindstedt* hat bekanntlich vor vielen Jahren, später unterstützt von *Helweg* u. a. diese statisch abweichenden Befunde zur Grundlage einer Hypothese gemacht, nach welcher das gesamte Ischiassyndrom eine sekundäre myalgische Reflexerscheinung auf Grund derartiger primärer Schädigungen sei. Wenn auch sicherlich diese Auffassung als nicht mehr zu Recht bestehend angesehen werden muß, so ist doch ein Kern insofern zutreffend, als es sich um Parallelerscheinungen der gleichen konstitutionellen Schwäche des Stützgewebes handelt, daß indessen ein Kausalzusammenhang nicht vorliegt.

1. Die Wirbelsäulensymptome.

Abnorme Geradehaltung. Im Zentrum stehen die Symptome der Grundkrankheit, der Osteochondrose, deren grundlegende zusammenfassende Darstellung in dem bereits mehrfach erwähnten Buche von *Güntz* erfolgt ist. Der Kernpunkt ist die Lockerung des Gefüges der Bandscheibe, die abnorme Beweglichkeit mit allen daraus resultierenden sekundären Folgeerscheinungen an den kleinen Gelenken am ligamentären Halteapparat, an der Gesamtstatik. Diese Lockerungszeichen sind im Rahmen der Symptomatik des Vorfalles viel zu wenig beachtet worden und gegenüber den neurologischen Zeichen, die ja nur auf ein Symptom der Grunderkrankung Rücksicht nehmen, in den Hintergrund getreten. Es ist daher berechtigt, die Symptome der Osteochondrose mehr als bisher als gleichwertig neben die neurologischen zu stellen. Ein Kardinalzeichen ist die Haltungsveränderung der Wirbelsäule im ganzen, speziell aber ihres lumbalen Abschnittes im Sinne einer Abflachung der normalen physiologischen Lordose als relative oder in ausgesprochenen Fällen sogar manifeste lumbale Kyphose (Abb. 12). Im klinischen Bilde ist diese von *Güntz* zuerst beschriebene abnorme Geradehaltung, mit Recht *Güntz*sches Zeichen genannt, besonders oberhalb der Bandscheibenveränderung, durch Adipositas, Weichteile häufig verdeckt und tritt besser auf Röntgenaufnahmen im Stehen in Erscheinung. Es handelt sich dabei nicht etwa um einen Ausgleich einer an umschriebener Stelle vorhandenen Kyphosierung. Sie hat bereits Bedeutung als Frühsymptom, ehe sonstige röntgenologische Zeichen erkennbar sind

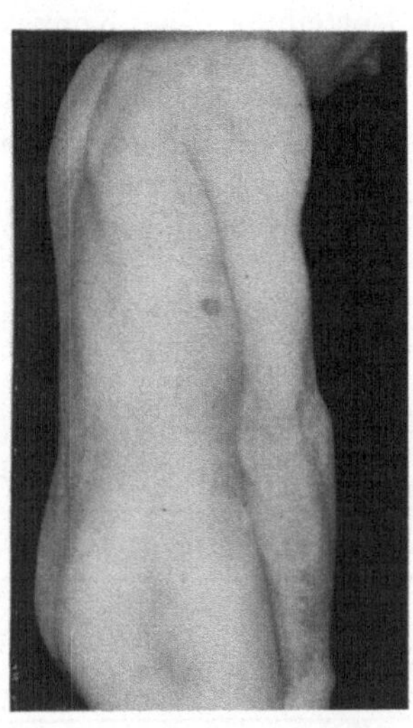

Abb. 12. Typ. lumbale Kyphose, in diesem Falle stark fixiert.

(*Güntz*). Im Gegensatz zu den Folgezuständen eines kindlichen Flachrückens ist die Geradehaltung bei Bewegungen weitgehend fixiert, je schmerzhafter um so stärker. Der Halteapparat der Wirbelsäule ist gezwungen, den mangelnden Halt der Bandscheiben zu kompensieren.

In unseren Fällen vermissen wir die Geradehaltung nur in 7 Fällen, 2mal bestand eine fixierte Lordose. Eine solche wird von manchen amerikanischen Autoren als typisch für eine nur teilweise Ruptur des Annulus fibrosus angesehen, eine kaum zu beweisende Behauptung. 32mal war eine ausgesprochene lumbale Kyphose mit meist totaler Fixierung bei allen Bewegungen vorhanden, 40mal eine relative Kyphose, eine mittelschwere Geradehaltung mit Fixierung besonders der Vor- und Rückwärtsbewegung, 12mal eine Geradehaltung mit verhältnismäßig geringer Einschränkung. Im Schmerzintervall wird die Fixierung geringer, die Geradehaltung bleibt jedoch bestehen.

Vergleichszahlen in der Literatur finden sich verhältnismäßig selten, wenn auch in neueren Arbeiten der deutschen Literatur die Ergebnisse von *Güntz* verdientermaßen stärkere Berücksichtigung zu finden scheinen (*Kuhlendahl, Laubenthal, Stimpfl*). *Malmros* fand die Abflachung und Fixierung in 79 von 90 Fällen, sie disponiere zum Vorfall, *Weber* in 97 von 107, *Waris* in 41%, *Bradford* u. *Spurling* in mehr als 60%, *Falconer, George* u. *Begg* in fast allen Fällen. In der amerikanischen Literatur steht offenbar die zentrale Bedeutung des Symptomes wenig im Vordergrund.

Skoliose. Das zweite Kardinalsymptom seitens der Wirbelsäule ist die skoliotische Verbiegung, die in der überwiegenden Zahl der Fälle vorhanden ist, in etwa 60% (*Barr* u. *Mixter*) bis 75% (*Weber*). Wenn wir selbst zu etwas geringeren Werten kommen, ziemlich genau 50%, so liegt das daran, daß wir diejenigen skoliotischen Verbiegungen, die allein durch eine Entlastungsstellung des erkrankten Beines bedingt sind, ausgeschaltet haben, was offenbar sonst nicht immer geschehen ist.

Die primäre Krümmung ist die lumbale! Wegen der stärkeren Weichteilbedeckung, der flacheren Ausbiegung ist sie im klinischen Bilde manchmal so verdeckt und nur im Röntgenbilde sichtbar, daß die sekundäre Gegenkrümmung in der BWS. völlig vorherrscht und den Untersucher veranlaßt, die kompensatorische Skoliose als die eigentliche anzusehen. Es ist also notwendig, bei einer Beurteilung der Konvexität nach der kranken (homologen) oder gesunden (heterologen) Seite allein die lumbale Primärkrümmung zugrundezulegen. Die Einteilung heterolog gleich Herüberhängen des Rumpfes nach der gesunden, homolog nach der kranken Seite ist nicht haltbar. Es ist ganz offensichtlich, daß selbst in sonst grundlegenden Arbeiten dieser Punkt nicht immer beachtet worden ist, so daß beispielsweise *Nilsonne* auf eine überaus hohe Zahl heterologer Skoliosen kommt.

Ganz allgemein besteht die Auffassung, daß die homologe Skoliose wesentlich häufiger ist als die heterologe. *Barr* u. *Mixter* finden beispielsweise ein Verhältnis von 2 zu 1, *Love* u. *Walsh*, *Weber* ähnliches, *Waris* sah aber beide Formen mit 28 bzw. 29% gleich häufig. In selteneren Fällen tritt sie alternierend auf (*Spurling* u. *Grantham*).

Skoliosen (insgesamt 45 von 91 Fällen)

	homolog	heterolog
stark ausgebildet, z. T. im Vordergrunde des klinischen Bildes	12	1
mittel bis gering	26	6

Es sind nicht die Fälle nur leichter Ausprägung, die in akutem Zustand vorhandene Entlastungsstellung, die zur Aufstellung eines besonderen Krankheitsbildes geführt haben, sondern vor allem die Skoliosen der ersten Gruppe, bei denen die Verbiegung auch im subakuten und subchronischen Verlauf bestehen bleibt, sich langsam entwickelt haben kann und schließlich bis zur schweren Deformität führt, so daß der Rumpf völlig versetzt erscheint. Es liegt dann bereits eine Kontraktur der Weichteile vor, ähnlich wie beim kontrakten Plattfuß schließlich muskulär und ligamentär kontrakt wird, anfangs noch reversibel bzw. in Narkose lösbar. Auf diese Weise kann die Skoliose weiterbestehen, obwohl die Ischialgie bereits abgeklungen, das *Lasègue*sche Zeichen negativ geworden ist.

Das Problem der Skoliosis ischiadica bzw. Ischias scoliotica hat die Ärzte der Jahrhundertwende im großen Umfang beschäftigt, während es in den letzten beiden Jahrzehnten darüber ruhiger geworden ist. Es ist heute erforderlich, die Ischiasskoliose in Beziehung zum Bandscheibenvorfall zu betrachten.

Es besteht kein Zweifel, daß die Ischialgie das Primäre, die Skoliose das Sekundäre ist, denn abgesehen von Kontrakturen verschwindet die Skoliose nach kürzerer oder längerer Zeit nach Abheilung der Ischialgie. Auch kommen selbst bei schwersten Skoliosen anderer Genese keine Beinneuralgien vor. Ist es doch der Fall, so ist eine gleichzeitige Bandscheibenvorwölbung im Spiele.

Die erste Beschreibung stammt 1878 von *Gussenbauer*, es folgten Arbeiten von *Erben*, *Ehret*, *Braun*, *Schüdel*, *Lorenz*, *Thode*, *Stein* u. a. m., aus neuerer Zeit liegt im wesentlichen nur eine Arbeit von *Mutschler* vor.

Gegenüber den früher niedergelegten Erfahrungen bei der Ischias (16,2% bei *Streblow* u. *Ossetinsky*, 35% bei *Ehret*) ist die Skoliose beim Bandscheibenvorfall in weit größerer Häufigkeit vorhanden.

Die älteren pathogenetischen Theorien lassen sich in nervale und mechanische einteilen. Nervale Ursachen im Sinne von Paresen (*Mann*, *Schüdel*), neuritischen Erkrankungen (*Thode*) sind jedoch durch die mechanischen (*Lorenz*, *Erben* u. a.) zurückgedrängt worden, durch die Annahme einer Druckwirkung auf den evtl. gequollenen Nerven. Die entstehende Skoliose ist dann zunächst keine Deformität sondern eine Zwangshaltung zur Entlastung schmerzhafter Punkte. Die lange bestehende Schmerzhaftigkeit führt erst über die Kontraktur zur eigentlichen Deformität. Von schwedischer Seite wurde auf Grund der myalgisch-reflektorischen Theorie von *Lindstedt* auch die Skolioseentstehung reflektorisch bei primären Deformitäten wie Plattfuß usw. begründet, einer Ansicht, der sich seinerzeit *Haglund, Nilsonne, Wahren, Helweg* anschlossen. Der „Piriformisschmerz" würde so beispielsweise durch die Entlastung der Gesäßmuskulatur ausgeschaltet. Eine große Rolle wurde dem Iliopsoas beigemessen, zuletzt auch noch von *Mutschler*. Auch die Abflachung der Lordose, die lumbale Kyphose, die Torsion solle auf einer reflektorischen Anspannung des Psoas beruhen (*Nilsonne*, vorher bereits *Sachs, Vulpius*). *Mutschler* denkt auch an eine Alteration des Nervus cut. femoris lat., während des Verlaufes im Fleische des Psoasmuskels.

Wir können einer Beteiligung des Psoas nicht beipflichten, haben wir doch trotz genauester Suche danach niemals eine auch nur angedeutete Kontraktur gefunden bzw. gar eine Druckempfindlichkeit von vorn her durch die lateralen Bauchdecken hindurch.

Die von amerikanischen Autoren wie *Kleinberg* vertretene Ansicht ursächlicher entzündlicher Prozesse an den Rückenstreckern, der Kreuzdarmbeinfuge, des Nerven selbst ist sicherlich nur für einige Fälle haltbar, die hier nicht zur Erörterung stehen. *Brocher* ist Vertreter einer anderen reflektorisch-spastischen Theorie, er stellt im Rahmen seines viscero-sensiblen Reflexgeschehens die kleinen Wirbelgelenke in den Mittelpunkt. Die Skoliose stelle danach auch eine Entlastungshaltung der kleinen Wirbelgelenke dar.

Heute sind wir in der Lage, für einen großen Teil der Lumbago-Ischiasfälle in den Bandscheibenvorfällen ein gesichertes anatomisches Substrat zu besitzen, so daß wir von hier aus zu einem Erklärungsversuch der verschiedenen Skolioseformen gelangen und nicht auf die zahllosen oftmals sehr vagen Ischiastheorien früherer Zeit, die große Zahl der entzündlichen Affektionen, venöse Stase, Varicen, mechanische Irritationen, muskuläre Ursachen angewiesen sind. Wir sehen in der Skoliose bei Ischias eine entlastende Maßnahme des Körpers gegen mechanische Einflüsse im Sinne einer Wurzelkompression in Kombination mit radikulär ausgelösten Erscheinungen vom affizierten Wurzelgebiet aus über die nervale Versorgung der Einzelteile der verschiedenartig funktionierenden Bestandteile der sehr komplex aufgebauten Längsmuskulatur. Dabei handelt es sich einmal um eine Entspannung des Nerven, der Wurzel, in Parallele gesetzt zu den Dehnungssymptomen. Das ist bei homologer Skoliose der Fall. Den zweiten u. E. noch wichtigeren Punkt sehen wir in der Raumzunahme am Orte der Kompression, einmal durch Erweiterung der krankseitigen Zwischenwirbellöcher, bzw. des Wirbelkanales, zum anderen evtl. in einer Volumenverminderung des vorgewölbten Bandscheibengewebes.

Größere Probleme wirft die *Heteroskoliose* auf. *Lorenz* erklärt sie ebenfalls durch Entspannung der Wurzeln, die in diesem an sich statisch ungünstigeren Falle durch eine besonders starke homologe Rumpfneigung erreicht werde. Wir könnten uns denken, daß bei besonderer anatomischer Lage des Vorfalles und besonderer Beziehung zur Wurzel, wenn sie etwa anstatt über den Vorfall hinweg medial oder lateral um ihn herumziehen muß bzw. bei besonderem Mechanismus des Zurückschlüpfens eines Vorfalles oder der Lageveränderung eines freien Körpers im Wirbelkanal in selteneren Fällen günstigere Bedingungen geschaffen werden. Allerdings dürfte es schwer sein, für diese Hypothese einwandfreie objektive Beweise zu erbringen.

Der alternierenden Skoliose ist besonders von *Blencke* spezielle Aufmerksamkeit gewidmet worden. Im Geschehen des Bandscheibenvorfalles könnten doppelseitige Vorfälle eine Rolle spielen. Jedoch fehlen uns für diese seltenen Skolioseformen genügende klinische Erfahrungen.

Eine weitere Erklärungsmöglichkeit der verschiedenen Skolioseformen liegt darin, daß die funktionelle Einheit der Rückenmuskulatur in ihren verschiedenen Einzelmuskeln durch den radikulären Reiz verschieden stark erregt sein kann, so daß im Zusammenspiel mit den ebengenannten Vorgängen etwa die tieferen, kurzen schrägen Muskeln stärker betroffen werden als die oberflächlichen, mehr längs verlaufenden Muskeln. Es sei hier nur daran erinnert, daß bei der Poliomyelitis die Konvexität der Krümmung nicht etwa immer an der gelähmten Seite zu liegen braucht.

Wir stellen abschließend fest, daß die Begleitskoliose ein Kardinalsymptom ist überwiegend in der homologen Form vorkommt und als Versuch des Körpers zur Entlastung der Wurzel weniger von Dehnung als von örtlichem mechanischem Druck anzusehen ist.

Lockerungssymptome. Der dritte Komplex der Wirbelsäulensymptome umfaßt Klopfschmerz und Lockerungssymptome. Gemeint ist nur der Klopfschmerz der knöchernen Wirbelsäule und der Dornfortsätze bei stärkerer Erschütterung, manchmal auch durch Fingerdruck schon auslösbar. Bei mehr oberflächlicher Schmerzhaftigkeit ist an Veränderungen der Dorne selbst zu denken, an sich berührende nearthrotisch abgeschliffene Fortsätze (*Baastrup,* die „kissing spine" der Amerikaner), an Bursitiden, an Periostosen.

Der eigentliche tiefe Erschütterungsschmerz, in seltenen Fällen mit Wurzel ausstrahlung, finden wir in mehr als der Hälfte der Fälle (59), ähnlich oft wie *Bradford* und *Spurling* bzw. *Malmros,* und bewerten ihn als Hinweis auf eine Erkrankung der Wirbelsäule, jedoch mit Vorsicht als Lokalisationssymptom. In 8 Fällen lag der Klopfschmerz in anderer Höhe als der Vorfall, 9mal war er diffus über die LWS. verteilt, in den 42 übrigen positiven Fällen war durchweg der Kreuzbeinübergang betroffen, ohne daß es möglich ist, den praesakralen vom vorletzten Raum zu differenzieren. Einen Stauchungsschmerz haben wir bei den degenerativen Wirbelsäulenerkrankungen niemals gesehen. Über die Entstehung des Klopfschmerzes gehen die Ansichten auseinander. Sicherlich kommen mehrere Ursachen zusammen wie direkte Erschütterung der Wirbelsäule mit Übertragung auf den nervalen Inhalt, Reizung des segmentären viszero-sensiblen Reflexgebieten analog den *Head*schen Zonen mit Beteiligung des schmerzhaft kontrakten Halteapparates.

Während wir demnach der Klopfschmerzhaftigkeit eine nur geringe Bedeutung beimessen können, handelt es sich bei den Lockerungssymptomen um spezielle Folgen der Grundkrankheit, der Bandscheibenlockerung. Obwohl *Güntz* auch neuerdings wieder darauf hingewiesen hat, ist dieser Symptomenkomplex vor allem in der ausländischen Literatur nicht in genügender Deutlichkeit herausgearbeitet worden, mancherlei Fragen sind auch jetzt noch offen.

Die technische Ausführung der auf einer Lockerung der Bandscheibe hinweisenden Handgriffe, die in Frage kommenden Zeichen sind im Abschnitt über die Untersuchungsmethoden beschrieben worden. *Güntz* hat seinerzeit die klinischen Zeichen auf Grund seiner Kenntnis der pathologisch-anatomischen Vorgänge und des klinischen Gesamtbildes differenziert. Damals konnte jedoch diese Lockerung, da ja die betreffenden Patienten nicht zur Operation kamen, nicht in situ nachgeprüft werden. Das ist aber heute möglich. Wir haben niemals unterlassen, diese abnorme Beweglichkeit während der Operation zu prüfen und die klinischen Symptome dazu in Vergleich zu setzen. Die Ausführung ist so, daß mittels scharfer Haken 2 benachbarte Dorne kräftig senkrecht zur Wirbelsäulenachse gegeneinander bewegt werden. Das Ergebnis ist, daß die klinischen sog. Lockerungssymptome nicht unbedingt beweisend sind und mit Kritik beurteilt werden müssen. Am sichersten ist noch der Tiefenschmerz bei Verschiebung der Dorne gegeneinander zu verwerten und die schmerzhafte Umschaltung beispielsweise von der Vorwärtsbeugung zum Wiederaufrichten beim Herumdrehen im Bett usw., in zweiter Linie erst der lokalisierte Schmerz bei Streckhaltung der Beine und plötzlichem Loslassen, während der Beckenkippschmerz viel deutlicher ist, der Hyperlordosierungsschmerz eher auf mechanische Vorgänge am Bandscheibenvorfall selbst beruht.

Im einzelnen konnten wir eine eindeutige Lockerung des Gefüges im Operationssitus in 36 Fällen finden. Selbstverständlich ist eine gewisse, klinisch mit Einzelsymptomen nicht zu erfassende Lockerung in jedem Falle einer frischeren noch nicht fibrös versteiften Bandscheibenzermürbung vorhanden, das ist ja schon nach den pathologisch-anatomischen Vorgängen vorauszusetzen. In 16 Fällen entsprach der Befund dem klinisch vermuteten, in 10 Fällen deuteten die klinischen Symptome nicht auf eine stärkere Lockerung hin, in weiteren 10 Fällen sprach der klinische Befund für eine Lockerung, die dann aber in situ nicht zu erweisen war. Das sah man gerade bei sehr heftiger Ischialgie.

Die klinische Prüfung auf abnorme Bandscheibenlockerung entbehrt heute noch unbedingter Verläßlichkeit und wird gerade in Fällen mit vorgefallener Bandscheibe von radikulär bedingten Symptomen überdeckt, während ihre Bedeutung bei fehlender nervaler Komplikation höher zu bewerten ist. Dennoch halten wir die eingehende daraufhin gerichtete Untersuchung gerade im Vergleich zum operativen Befund für gerechtfertigt, handelt es sich doch um unmittelbare Symptome seitens der Grundkrankheit.

Hyperlordosierungsschmerz. Je stärker die lumbale Kyphose ausgeprägt ist, um so mehr ist die Hyperlordosierung der LWS. eingeschränkt bzw. schmerzhaft. Dieser Schmerz ist einmal bedingt durch die abnorme Lockerung, in erster Linie aber durch Gestalt- bzw. Lageänderung des Vorfalles entsprechend dem Herauspreßmechanismus, endlich durch eine hinzukommende Gestaltveränderung der Zwischenwirbellöcher sowie der Wirbelkanalform. Der dadurch bedingte Schmerz entsteht häufig auch bei Seitwärtsneigung nach der kranken Seite, während umgekehrt bei Neigung nach der gesunden Seite ein Dehnungsschmerz vorhanden sein kann. Ein solcher hemmt selbstredend auch besonders in schwer akuten Fällen die Vorwärtsbeugung über ein gewisses Maß hinaus. Wir haben ja nichts Anderes vor uns als ein umgekehrtes *Laseguesches* Phaenomen. Damit ist aber der Symptomenkomplex der Wirbelsäule bereits überschritten, und wir wenden uns den nervalen Komplikationen zu.

2. Symptome seitens der nervalen Komplikation des Bandscheibenvorfalles.

Die neurologischen Komplikationen ergeben sich aus der Lagebeziehung zwischen Bandscheibenvorfall und extra- bzw. intraduralem Wurzelverlauf. Das neurologische Bild kann nur im Rahmen des Gesamtbildes, in Bezug besonders auf die Wirbelsymptomatik ausgewertet werden. Wir halten es für unbedingt wünschenswert, wenn der gleiche Untersucher, in diesem Falle der Chirurg, der sich allerdings speziell mit diesen Dingen befassen muß, auch die neurologische Untersuchung durchführt. Nur in Zweifelsfällen, bei atypischen Befunden wird es nötig sein, den Fachneurologen zu Rate zu ziehen, haben wir doch immer wieder den Eindruck erhalten, daß die Pathologie der Wirbelsäule, der statischen Veränderungen, dem neurologischen Fachgebiet offenbar zu sehr abseits liegt. Der Operateur hat die Befunde zusammenzufassen und die Operationsanzeige zu stellen. Auf diese Weise sind sämtliche neurologischen Befunde von uns selbst erhoben worden. Sicherlich im Rahmen einer Gesamtbeurteilung von Vorteil.

Die Druckpunkte zeigen eine weitgehende Übereinstimmung mit der Lokalisation der Spontanschmerzen, die bereits eingehend analysiert wurden.

Es sind 3 große Gruppen zu unterscheiden:

1. Schmerzpunkte mehr umschriebener Art an den Insertionsstellen der Muskelsehnen bzw. der Bänder. von *Wollenberg* s. Zt. sehr treffend als Periostosen bezeichnet;

2. Muskeldruckpunkte, Myalgien;

3. Druckschmerzhaftigkeit im Nervenverlauf selbst, die eigentlichen Ischiasdruckpunkte.

Während die erste Gruppe rein statischer, die dritte Gruppe rein nervaler Natur ist, sind die Myalgien beiden zuzuordnen. Die folgende Tabelle gibt einen Überblick über die Verteilung der druckschmerzhaften Regionen. Nur in 3 Fällen fehlten sie überhaupt.

Verteilung der druckschmerzhaften Regionen.

1. *Periostosen*:

Querfortsätze	10
Erektoransatz und Iliolumbalwinkel	23
Beckenkamm	11
Fibulaköpfchen	
Troch. maior	je 2
med. Schienbeinkopf	

2. *Myalgien:*

Erector trunci	31	davon sehr heftig 3
Glutaeus	15	„ „ „ 1
sog. „Periformispunkt“	76	„ „ „ 41
Wade	21	„ „ „ 3

3. *Ischiasdruckpunkte:*

Gesäßfalte	8
Oberschenkel	13
Kniekehle	13
übriger peripher Verlauf	27

Periostosen. Durch die statisch geänderten Belastungsverhältnisse am Rumpf-beckenübergang entstehen abnorme Zerrungen, Zerrüttungen rein mechanischer Natur, die gar nichts mit Entzündung oder Rheumatismus zu tun haben, an besonders praedisponierten Stellen. An Häufigkeit obenan steht die Ansatzregion der langen Rückenstrecker am Kreuzbein, am hinteren Teile des Beckenkammes, am hinteren Darmbeinstachel. Dieser Iliolumbalwinkel ist gleichsam ein statischer Wetterwinkel. Eine besondere Teilrolle kommt in diesem Rahmen offenbar dem Lig. iliolumbale zu, worüber an unserer Klinik neuerdings *Schüttemeyer* und *Flach* Genaueres mitgeteilt haben. An zweiter Stelle stehen Periostosen am Beckenkamm, weitere bedeutsame Insertionspunkte jedoch selteneren Vorkommens fanden wir an der Spitze der Dornfortsätze, in der Tiefe gelegen bei direktem Druck auf die Querfortsätze am Rande des Längsmuskelwulstes (nicht zu verwechseln mit Myalgien im Erector trunci), am Trochanter major, ausnahmsweise auch einmal am Fibulaköpfchen und am Ansatzpunkt des Pes anserinus am medialen Schienbeinkopf. Ganz allgemein überwiegen die Periostosen in den Fällen mit stärkeren, länger bestehenden Deformitäten.

Myalgien. Die statisch bedingten Myalgien seitens der Haltemuskulatur des Rumpfbeckenüberganges zeichnen sich durch ihren Charakter als chronischer „Muskelkater“ aus, sie sind oft auch in anfallsfreien Zeiten vorhanden und entbehren des ausstrahlenden Typus, der als bohrend, evtl. wie ein Zahnschmerz empfunden wird und mehr anfallsweise auftritt. Es sind die gleichen Punkte, die wir bei den orthopädischen Deformitäten, bei muskulärer Insuffizienz auch sonst beobachten. Ihre Trennung von der zweiten Art, von denen des ausstrahlenden Typus ist schwer durchzuführen, wir selbst sind der Ansicht, daß letztere im Lumbago-Ischias-Geschehen die häufigeren sind. Ihre Auslösung ist radikulär nerval. Anders wäre das plötzlich auftretende Hereinschießen, der „Hexenschuß“ kaum zu erklären.

Die Druckpunkte der Muskulatur liegen abseits vom Verlaufe des eigentlichen Nervenstammes, ihrer ganzen anatomischen Lage nach können sie nichts mit dem Nerven selbst zu tun haben. Es sind diejenigen Muskelgruppen, deren radikuläre Versorgung aus der Höhe des Bandscheibenvorfalles erfolgt, aus den spinalen Wurzeln bzw. Rami dorsales.

Valleix kannte bereits die Muskelschmerzhaftigkeit. Die bereits mehrmals erwähnten Theorien von *Lindstedt, Helweg,* auch von *Petrèn, Verger* haben sogar an eine primäre Muskelstörung gedacht. Für die radikuläre Entstehung sprechen jedoch das Schwinden der Muskelempfindlichkeit nach der Operation des Bandscheibenvorfalles, nach Wurzeldurchschneidung und nach der zuerst von *Sahlgren* und *Sjöquist* ausgeführten isolierten Wurzelausschaltung mittels Novokain, Versuche von *Norlén* 1944 bestätigt wurden. *Norlén* vermißte Myalgien bei 99 Fällen nur 7 mal, kommt also zu ähnlichen Zahlen wie wir.

Es ist unserer Meinung nach jedoch nicht möglich, eine Differentialdiagnose zwischen der fünften Lumbal- und ersten Sakralwurzel zu stellen, wie *Sahlgren* im Hinblick auf die Beteiligung des M. tib. ant. bzw. des Fußsohlenschmerzes vermutete. Dieser Schmerz konnte von uns kaum einmal eindeutig nachgewiesen werden. Für eine derartige Differenzierung auf klinischem Wege ist die radikuläre

Versorgung zu sehr ineinander übergreifend. *Kellgren* ist einen umgekehrten Weg der Novokainausschaltung gegangen, indem er statt der Wurzeln die periphere muskulären Erfolgsorgane injizierte und zu ähnlichen Erebnissen wie die obengenannten schwedischen Autoren gelangt. Er hält allerdings die ausstrahlenden Schmerzen nicht für einen unbedingten Beweis der Wurzelkompression.

Anders steht es wie auch schon bei den Spontanschmerzen erörtert, mit den Myalgien der Adduktoren, die ihre Versorgung aus höheren Segmenten, etwa L 3 und L 4 erhalten. Diese Myalgien sind durchaus lokalisatorisch gegenüber L 5 und S 1 zu verwerten. Schließlich ist erneut darauf hinzuweisen, daß es sich nur um die Diagnose der affizierten Wurzel handelt, nicht um ein spezifisches Zeichen eines ursächlichen Bandscheibenvorfalles.

Betrachten wir die myalgischen Regionen im einzelnen, so ist die statische Komponente des Schmerzes an der Wirbelsäulenlängsmuskulatur am ausgeprägtesten. Die Bedeutung der sog. Muskelhärten (*Lange, Schade*) wird sicherlich überschätzt. Die im Muskelbauch vorhandenen Verhärtungen gehören oft sehnigen Inskriptionen an, den durchfühlbaren Querfortsätzen am Rande, neuerdings haben *Herz* und *Mylechreest* auf das Vorkommen von kleinen Hernien der Lumbodorsalfaszie hingewiesen. Keinesfalls liegen hier entzündliche oder rheumatische Veränderungen vor, der größte Teil der sog. Myogelosen auf Grund örtlicher Durchblutungsstörungen, kolloidaler Verquellungen ist offenbar auch mechanischnerval zu erklären. Die in der angelsäcsicshen Literatur gebräuchliche Bezeichnung „Fasciitis" ist als irreführend abzulehnen, die abnorme Verspannung des Halteapparates ist viel treffender mit Hartspann zu benennen, um das Reflektorisch-funktionelle einzubeziehen.

Der häufigste, auch spontane Muskelschmerz liegt im Bereiche der Gesäßmuskulatur, auffallenderweise aber nur selten im Bereiche des Plexusverlaufes, sondern meist lateral davon zwischen Gesäßmitte und großem Rollhügel. Der Schmerz liegt in der Tiefe, meist in einer Ausdehnung von Handflächengröße und wird oft noch am hinteren Rande des Trochanter major empfunden. Es verläuft dort außer den Fasern des Glutäeus medius der Musc. piriformis, aus diesen und später noch zu erörternden Gründen, die mit der besonderen anatomischen Beziehung dieses Muskels zum Nervenverlauf zusammenhängen, nennen wir diesen Schmerzpunkt zum Unterschied vom glutäalen den sog. „Piriformispunkt". Er ist bei weitem der ausgeprägteste von allen wie auch aus unserer Übersicht hervorgeht (Abb. 13).

Auch im Bereiche der Wade ist meist nicht der Nervenstamm empfindlich, sondern beispielsweise bei seitlicher Kompression der gesamte Muskelbauch, also ebenfalls ein ausgesprochener Muskelschmerz.

Die *Valleix*schen Druckpunkte des Ischiadikusverlaufes treten an Zahl und Stärke völlig zurück gegenüber dem Periostosen und Myalgien, sie sind am ehesten noch im proximalen Verlaufe vorhanden bis etwa zur Kniekehlengegend.

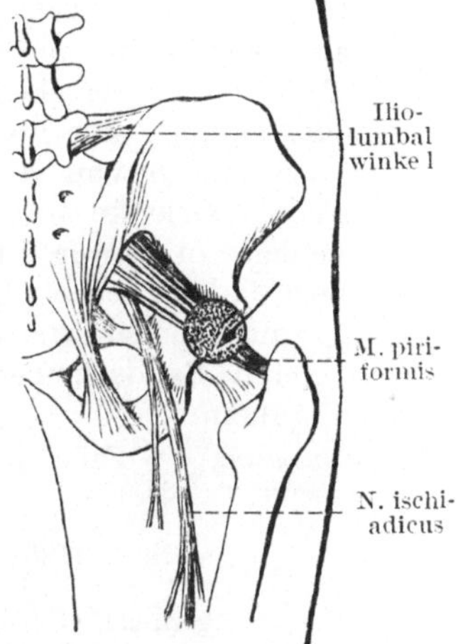

Abb. 13. Schema des Iliolumbalwinkels und Lage des sog. Piriformisdruckpunktes lateral vom eigentlichen Nervenverlauf, oftmals bis an den Troch. maior heranreichend.

Betrachten wir abschließend die Bedeutung der Druckpunkte im Rahmen des Geschehens beim Bandscheibenvorfall, so stellen wir 3 Gruppen fest, die statisch bedingten Insertionsschmerzen oder Periostosen, die teilweise statisch, vorwiegend jedoch, besonders im Anfall, radikulär ausgelösten Myalgien und die gegenüber an Bedeutung zurückstehenden eigentlichen Ischiasdruckpunkte im Nervenverlauf. Die Häufigkeit aller dieser Schmerzpunkte ist proximal, vor allem im Verlaufe des M. piriformis weitaus am größten. Für die Höhenlokalisation ist lediglich eine Myalgie im Adduktorenbereich verwertbar, während die Wurzeln L 5 und S 1 nicht unterschieden werden können. Die Druckpunkte sind nicht spezifisch für den Bandscheibenvorfall, sondern können lediglich Ausdruck der radikulären Genese sein.

Dehnungssymptome. Als klassisches diagnostisches Zeichen gilt seit *Lasègue* das nach ihm benannte Dehnungssymptom.

Seine Bedeutung für die klinische Diagnose ist bereits in früherer Zeit vielfältig diskutiert und teilweise sogar bestritten worden. Nach *Lindstedt, Schober* u.a. spielt die Dehnung der Nervensubstanz gar keine Rolle, es sollen vielmehr reine Myalgien vorliegen, der gekreuzte *Lasègue* beruhe auf Muskelschmerz der Gegenseite. Es ist sicherlich richtig, daß eine muskuläre Spannung einen Nervendehnungsschmerz vortäuschen kann, wie auch Erkrankungen der Hüftgelenke, der Sakroiliakalfugen. Bei genauerer Untersuchung, Hinzuziehung anderer Untersuchungsmethoden wird man aber diesen „Pseudolasègue" bei kontrakter, verkürzter, empfindlicher Muskulatur ohne wesentliche Schwierigkeiten abtrennen können. Häufig ist vor allem ein täuschender Kniekehlenschmerz infolge Anspannung der medialen und lateralen Sehnen. Daß tatsächlich eine Zerrung, eine Verlängerung des Nervenweges auftritt, zeigen die anatomischen Untersuchungen von *Fajerstein, Deutsch* und *Bragard.* Besonders *Deutsch* konnte nachweisen, daß sich die mechanische Wirkung bis auf das Wurzelgebiet, ja bis auf die Dura fortsetzt. *Fajerstein* erklärt damit auch den Kontralateralen sog. gekreuzten Dehnungsschmerz. Nicht nur bei Hüftbeugung mit gestrecktem Bein sondern auch bei Innenrotation und Adduktion wird der Nervenweg verlängert. Die vom Vorfall befallene Wurzel kann also durchaus im Bereiche der Schädigung gedehnt werden. Die Innenrotation hat noch eine indirekte Wirkung. Es kommt zur passiven Anspannung des M. piriformis, eines Auswärtsdrehers, und bei der anatomisch engen Beziehung zum Nervus ischiadicus zu mechanischer Einwirkung auf den Nervenstamm. Schließlich wird gleichzeitig der, wie wir gesehen haben, häufig myalgisch erkrankte Muskel selbst mitbetroffen.

Auf Grund dieser anatomischen Untersuchungen, die wir selbst nachprüfen konnten, sind die verfeinerten Prüfungen des Nervendehnungsschmerzes verständlich, die unter Ausschaltung einer Muskeldehnung allein den Nervenverlauf bzw. die Wurzel betreffen wollen. So wird man die Probe nach *Bragard* nur dann als positiv verwerten dürfen, wenn der Schmerz im proximalen Bereich, in Kreuz, Gesäß oder Oberschenkel auftritt, während ein Schmerz z. B. in der Wade auch auf Dehnung der myalgischen Wadenmuskulatur beruhen kann. Dem Erklärungsversuch von *Brocher,* Auslösung des *Lasègue* durch Beanspruchung der kleinen Gelenke infolge der Beckenmitbewegungen kann nicht beigepflichtet werden. In schweren Fällen kann das *Bragard*sche Zeichen schon bei gestrecktem Bein, ja lediglich bei Dorsalflexion der Großzehe positiv sein.

Untersuchen wir unter diesen Gesichtspunkten die Ischiadikusdehnung bei unseren Bandscheibenvorfällen, so kommen wir zu folgender Häufigkeit bei 91 Fällen.

negativ: 8 Fälle
positiv: 83   „

			gekreuzt	23 ✕
stark	(180°—135')	51 ✕	dpopelseitig	10 ✕
			pos. *Bragard*	64 ✕
geringer	(135°—100)	32 ✕	Verstärkung bei Innendrehung und Adduktion	20 ✕

Die Angaben in der Literatur sind etwas verschieden, nähern sich aber in größeren Statistiken unseren Angaben.

Yaskin und *Torney*	42%	*Waris*	91%
van Gelderen	80%	*Barr* und *Mixter*	95%
Love und *Walsh*	81%	*Weber*	97%
Malmros	90%		

Der gekreuzte *Lasègue* kommt bei sehr akuten Fällen vor und kann als Zeichen radikulärer Erkrankung verwertet werden, nicht aber als Ausdruck für einen mehr medialen Vorfall. Der

Innendrehungsschmerz fand sich in einigen schweren Fällen schon bei gestrecktem Bein und imponierte dann als Piriformisschmerz. Wir konnten keinerlei Zusammenhang finden zwischen Größe des Vorfalles und Stärke des Dehnungsschmerzes, ein besonders starker Dehnungsschmerz scheint lediglich bei den ganz lateral am Foramen gelegnenen Vorfällen typisch zu sein. Die Dehnungssymptome an sich geben keinen sicheren Hinweis auf eine Wurzelerkrankung. Die von *Bragard* vermutete isolierte Zerrwirkung der Fußhebung auf den tibialen, der Innendrehung im Hüftgelenk auf den peronaealen Anteil ist praktisch nicht zu verwerten und kaum erklärlich.

Der lege artis ausgelöste Ischiasdehnungsschmerz weist lediglich ganz allgemein auf eine Beteiligung des Nerven hin, ist aber weder für den radikulären Sitz noch natürlich für die Höhenlokalisation, überhaupt nicht für einen Bandscheibenvorfall als typisch zu bezeichnen und damit von geringerem diagnostischen Wert.

Intervertebrale Drucksymptome. In engster pathogenetischer Beziehung zum Husten- und Nies-Schmerz und fehlend, wenn dieser vorhanden ist, stehen die Zeichen von *Naffziger* und *Néri*. Den Jugulariskompressionsschmerz fanden wir etwas weniger häufig, 20mal, als das Zeichen von *Néri*, 28mal, meist beide kombiniert und bei schwereren Fällen, insgesamt aber seltener als beispielsweise *Bradford* und *Spurling* (in 50%). Ein älteres entsprechendes Zeichen ist das Preßsymptom von *Déjérine* bzw. *Valsalva*. Der positive Ausfall ist u. E. für die radikuläre Lokalisation durchaus wichtig und dann besonders zuverlässig, wenn typische Ausstrahlungen dabei auftreten. Wir möchten hier auf die ebenfalls durch Druckerhöhung im Wirbelkanal beruhende Erscheinungen hinweisen, daß bei periduraler oder sakraler Injektion einer Flüssigkeit, wie beispielsweise bei der periduralen Kontrastdarstellung, ausstrahlende Ischialgien im erkrankten Wurzelgebiet auftreten.

Reflexstörungen. In Frage kommen praktisch nur der von den Lumbosakralwurzeln versorgte Patellar $=$ (PSR) sowie der Achillessehnenreflex (ASR).

Die Beobachtung des Fehlens oder der Abschwächung des ASR. im Bilde der Ischias ist bereits alt und beispielsweise von *Sternberg* 1893 untersucht worden. Sie wurde bis in unsere Zeit als typisch für eine Neuritis im Rahmen der bisher üblichen Einteilung gegenüber einer Neuralgie gehalten, eine Trennung, die heute nicht mehr aufrecht zu erhalten ist. In der Literatur älteren Datums fand man ASR.-Veränderungen von 12% (*Helwig*), 27% (*Straßburger*), 30—40% (*Biro, Lindstedt, Stenström*), bis 45% (*Sahlgren*).

Wir fanden den ASR. bei 89 Fällen von Vorfall der beiden letzten Bandscheiben in annähernd 50% verändert, im einzelnen folgendermaßen:

Höhe des Bandscheibenvorfalles	43 Fälle L 4/5	46 Fälle L 5/S 1
ASR. normal	31	11
ASR. abgeschwächt	8 } 12	17 } 35
ASR. negativ	4 }	18 }

Vergleichsweise seien Befunde aus der Literatur angeführt:

Weber	54 %	*Malmros*	64%
Love und *Walsh*	60 %	*Norlèn*	66%
Barr u. *Mixter*	70 %	*Waris*	73%

Das häufigere Vorkommen bei praesakralem Vorfall wird allgemein bestätigt, *Weber* 30% bei L 4/5, 40% bei L 5/S 1, entsprechend *Spurling* und *Bradford* 25% gegen 80%, *Waris* 50% gegen 94%, ähnlich *Wiberg, Norlèn*. Entgegengesetzte Befunde liegen nur bei *Young* vor, der auffallenderweise eine geringere Zahl von ASR,-Veränderung bei praesakralem Vorfall findet.

Nach der neurologischen Literatur verläuft der ASR über die Wurzeln L 5 bis S 2. Nach *Förster* genügt die Unversehrtheit einer Wurzel, um den Reflex zu erhalten. Seine Befunde entstammen jedoch Spastikern. *Norlèn* hat durch Novokainausschaltung bei freigelegter Wurzel die dominierende Stellung der ersten Sakralwurzel erwiesen sowohl gegenüber S 2 wie auch L 5. Nur ganz selten folgte bei isolierter Ausschaltung von L 5 eine Reflexabschwächung. Wir können aus folgenden Gründen diese Ergebnisse durchaus bestätigen:

1. In unseren Fällen einer Durchschneidung der fünften Lumbalwurzel trat niemals eine Änderung des ASR auf. Bei einer scheinbaren Ausnahme handelte es sich um eine Kranialverschiebung, in Wirklichkeit also doch um die erste Sakralwurzel.

2. Eine postop. Abschwächung des vorher normalen ASR durch Zerrung oder Verletzung der beiseitegezogenen Wurzel erfolgte nur dann, wenn an der ersten Sakralwurzel operiert wurde. Besonders eindrucksvoll was das der Fall bei einem doppelten Vorfall praesakral an der einen, an der vorletzten Bandscheibe an der anderen Seite. Eine Ausnahme unter den zahlreichen Fällen wurde nicht beobachtet.

3. Wenn bei Vorfall der vorletzten Bandscheibe der ASR unverändert ist, liegen oft größere bzw. paramediane vor, so daß eine Mitbeteiligung von S 1 verständlich ist.

Es kann nicht Aufgabe einer vom chirurgischen Standpunkt geschriebenen Abhandlung sein, auf neurologische Spezialitäten einzugehen. Es soll lediglich Material zur Verfügung gestellt werden, das wie im Experiment eine isolierte Wurzelschädigung zu beurteilen erlaubt. Wir sind vom differentialdiagnostischen Wert des ASR insofern überzeugt, als eine Änderung eine Beteiligung der ersten Sakralwurzel bedeutet. Der Vorfall wird mit überwiegender Wahrscheinlichkeit an der letzten Bandscheibe liegen. Wie aus Abb. 6 hervorgeht, kann ein höherer meist zwischen L 4/5 gelegener Vorfall S 1 beteiligen. Häufig wird man dann gleichzeitig L 5-Symptome finden. Wir teilen nicht die Ansicht beispielsweise von *Malmros* und *Young* über die geringe Brauchbarkeit des ASR für die Höhendiagnose.

Der PSR hat eine praktisch geringere Bedeutung wegen der Seltenheit der in seinem Wurzelgebiet, das in Höhe L 2 bis 4 angenommen wird, vorkommenden Bandscheibenvorfälle. Nach *Bradford* und *Spurling* ist er in 50 % bei Vorfällen zwischen L 3/4 verändert. In unseren beiden Fällen dieser Höhe war er normal.

Die *Norlèn*schen Ausschaltungsversuche zeigten, daß der Reflexweg sowohl über L 3 wie über L 4 gehen kann.

In seltenen Fällen wird von aus der Wurzel-Bandscheiben-Beziehung nicht erklärlichen Reflexabschwächungen berichtet, z. B. Abschwächung des PSR. bei Vorfall L 4/5 oder L 5/1. Außer der Möglichkeit einer bereits vorbestehenden Unterschiedlichkeit ist an muskuläre Veränderungen im erkrankten Bein zu denken.

Andere Reflexstörungen, solche des Glutäalreflexes, eine pathologische Auslösung des Kremasterreflexes von der Fußsohle des ischialgischen Beines aus (*Liebesny*) haben keine praktische Bedeutung und seien lediglich erwähnt.

Sensibilitätsstörungen. Sie wurden im klinischen Bilde der Ischias zuerst 1804 von *Rousset*, erwähnt, von *Notta* 1854 genauer beschrieben. *Lortat, Jacob* und *Sabaréanu* entdeckten solche von radikulärem Typ wie später u. a. *Stenström, Sahlgren* sie beschrieben entge-

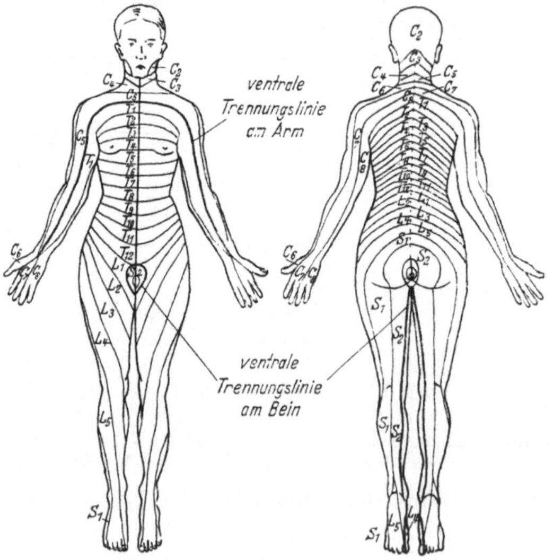

Abb. 14. Dermatomkarte des menschlichen Körpers nach *Keegan* auf Grund der bei Ausfall einer Wurzel auftretenden hypalgetischen Zonen.

gen der Meinung von *Helweg*, der sie als peripher bedingt ansprach. Das pathologische Geschehen des Bandscheil envorfalles hat die Diskussion eindeutig zu Gunsten der segmentalen Verteilung der Hautareale, der Dermatome entschieden. Die grundlegenden Untersuchungen über die segmentale Sensibilitätsversorgung der Haut stammen von *Sherrington* bzw. *Förster*. *Keegan* hat spezielle für die Bandscheibenvorfälle geltende Dermatomkarten ausgearbeitet und kommt zu geringen Abweichungen gegenüber den Erstgenannten (Abb. 14).

Das *Keegan*sche Schema gibt zwar einen guten Anhalt, jedoch scheinen die scharfen Grenzen individuell doch etwas zu variieren. *Bradford* und *Spurling* weisen ebenfalls auf atypische Dermatome nach Wurzeldurchschneidung hin. Auch konnten wir nur in wenigen Fällen die großen durchgehenden Streifen herausfinden. Besonders im proximalen Bereich ist die Differenzierung schwer zu erkennen, während peripherwärts die Befunde genauer abgrenzbar sind, was mit der geringeren Durchflechtung der Wurzelgebiete in der Peripherie zusammenhängen mag. Im Einklang mit anderen Symptomen, weniger für sich allein, halten wir die Dermatome für äußerst wichtig für die Diagnostik der fünften Lumbal- und ersten Sakralwurzel. Abweichender Ansicht sind auch hier *Malmros* und *Young*, welch letzterer auch bei Vorfall der vorletzten Bandscheibe vorwiegend lateral gelegene Fußdermatome findet.

Fast ausschließlich handelt es sich um Hypalgesien, selten einmal um Hyperaesthesien. Die Erklärung warum meist nicht das ganze Versorgungsgebiet, sondern nur ein schmaler oftmals rasch wieder abbrechender Streifen befallen ist, wird mit der mehr oder weniger starken Wurzelkompression, die zudem nicht den ganzen Querschnitt zu erfassen braucht, erklärt. Schon *Head* spricht von Maximalpunkten des betreffenden Segementes. Anaesthesien sind nach dem sich überschneidenden Aufbau bei Schädigung nur einer einzelnen Wurzel nicht zu erwarten.

Die Häufigkeit des Vorkommens beim Bandscheibenvorfall wird um so größer, je genauer untersucht wird. Die geringsten Prozentsätze finden wir in älteren Arbeiten, bei *Mixter*, *Craig* und *Walsh*, *Love* u. *Walsh* (21%), *Barr* u. *Mixter* (35%). Dagegen berichten *Weber* über 54%, *Malmros* 58%, *Waris* 62%, *Bradford* u. *Spurling* 75%, *Fincher* sogar 85%.

Wir konnten in 65 von 91 Fällen Sensibilitätsstörungen nachweisen. 11 mal handelte es sich um kleinere, teilweise rudimentäre Bezirke, zumeist am Außenknöchel, über dem Spann, am Fußrücken gelegen, die nicht mit genügender Sicherheit einem Dermatom zugeordnet werden konnten. In 13 Fällen eines Bandscheibenvorfalles zwischen L 4/5, 27 von praesakralen Vorfällen, 1 Vorfall zwischen L 3/4, zusammen also in 41 Fällen entsprach der Dermatombefund dem operativen. Hinzu kommen noch 3 Fälle eines sowohl L 5 wie S 1 befallenen Dermatoms mit operativer Bestätigung eines doppelten Vorfalles, sowie mit mehrfacher Wurzelbeteiligung infolge großen paramedianen Vorfalles.

Eine fehlende Kongruenz sahen wir nur in 4 Fällen von vorletztem Vorfall. Das Dermatom entsprach S 1, ein aus der Beziehung Wurzel zur Bandscheibe erklärbarer Befund. Eine Beteiligung tieferer Sakralwurzeln ist selten, von uns in keinem Falle mit Sicherheit beobachtet.

Wichtig scheinen uns 3 Fälle mit ausgesprochen segmentär begrenzter Hyperaesthesie, deren Übereinstimmung mit der Vorfallhöhe operativ bestätigt werden konnte. *Alajouanine* u. *Petit-Dutaillis*, später *Weber* haben die Brauchbarkeit dieser Hyperaesthesien abgelehnt, jedoch hat *de Morsier* in einer speziellen Studie Befunde mitgeteilt, in denen die segmentäre Hyperaesthesie wie in unseren Fällen dem Operationsbefund entsprach.

Subjektive Dermatomausstrahlung bedingt keinesfalls immer das Vorhandensein entsprechender Dermatome, allerdings haben wir eine Diskrepanz der Lokalisationen nicht beobachtet.

Es kann hier wiederum nicht Aufgabe sein, auf feinere Einzelheiten der Sensibilitätsprüfung einzugehen. Für den Neurologen wird die Gelegenheit geboten, an einem immer mehr anwachsenden Zahlenmaterial die Kenntnisse über isolierte Wurzelschädigung zu ergänzen und zu vervollkommenen, vor allem auch über chronische und Teilschädigungen.

Motorische Wurzelschädigungen. Streng zu trennen von den radikulär bedingten Paresen, die ebenfalls bei Schädigung einer einzelnen Wurzel niemals als Totalausfall in Erscheinung treten, sind allgemeine Atrophien infolge schmerzhafte Schonhaltung, d. h. durch Inaktivität. Auch die Paresen sind früher wie die Reflexausfälle zugunsten der sog. Neuritis verwertet worden (*Landouzy, Fernet*). *Ekvall* beschrieb isolierte Ausfälle der Motorik, *Spurling* und *Grantham* sahen sie bei Bandscheibenvorfällen, ohne sie aber wie es auch in der Folgezeit nur selten geschieht, näher zu differenzieren. Für das Verständnis der Befunde sei auf die bekannten Schemata der radikulären Versorgung verwiesen.

Es ist klinisch meist praktisch unmöglich, eine genauere Differenzierung der Muskelausfälle und ihre Zugehörigkeit zu einer bestimmten Wurzel durchzuführen. Eine gewisse Ausnahme besteht in der Versorgung des M. tib. ant. aus L 5 und höher einerseits, der Achillessehnenmuskulatur, der Zehenbeuger aus S 1 und tiefer andererseits. *Norlén* fand vorwiegende Schwäche der Dorsalflektoren bei Vorfall an der vorletzten Bandscheibe. In schweren Fällen ist eine Beteiligung mehrerer Wurzeln anzunehmen. Es ist irreführend, hier von Peronaeusparesen usw. zu sprechen. Wir fanden Paresen nur in schwereren Fällen in Verbindung mit gleichzeitigem Vorkommen von Dermatomen. Insgesamt handelt es sich um 26 Fälle, häufig mit Atrophie einer Gesäßhälfte mit Bevorzugung der lateralen Quadranten, am meisten jedoch der Zehenheber und Fußheber in 22 Fällen. Es überwiegen die Vorfälle der vorletzten gegenüber der letzten Bandscheibe mit 16 zu 6, jedoch sind die Befunde durch begleitende Inaktivitätsschwäche zu wenig ausgeprägt, als daß wir sie von vornherein differentialdiagnostisch mehr als ein gewisses Verdachtsmoment bewerten möchten. Unregelmäßigkeiten kommen u. a. auch bei Verschiebungen der Abschnittsgrenzen der Wirbelsäulen vor, was wir bereits bei den Reflexanomalien erwähnten und auch für die Dermatome gilt.

Entsprechende Literaturmitteilungen über motorische Schädigungen liegen vor von *Malmros* (1/3 der Fälle), *Weber* (21%), *Love* und *Walsh* (25%), *van Gelderen* (20%) und entsprechen etwa unseren Befunden. Dagegen vermissen wir die von *Bradford* und *Spurling, Barr* und *Mixter* mit etwa 5%, *Malmros* mit fast 10% Häufigkeit angegebenen Sphinkterparesen in unserem Material völlig.

Während die klinische Prüfung der isolierten motorischen Wurzelausfälle somit nur bedingte Aufschlüsse gibt, kann die Messung der Chronaxiewerte weiterbringen. *Grießmann* hat diese Methode neuerdings an unserer Klinik eingeführt und wird über die Ergebnisse ausführlich berichten[1]. Ihm verdanken wir die Möglichkeit, einige vorläufige Hinweise auf Befunde bei 20 Bandscheibenvorfällen zu geben.

Als ein ausgezeichnetes klinisch verwendbares Gerät wurde die von *Kroebel* und *Segerath* konstruierte Apparatur „Neurotest" benutzt. Die Chronaxiewerte werden in $1/_{1000}$ sec gemessen und sind diejenige Nutzzeit eines Heizstromes, die bei doppelter Stromstärke der Rheobase, d. h. der eben noch erregenden Stromstärke bei beliebig lange fließendem Strom, gerade noch eine Erregung hervorrufen.

Unter Verwertung des Wurzelversorgungsschemas der peripheren Muskulatur werden in einem Ausschlußverfahren die unveränderten Wurzeln herausgetestet und dadurch der Herd eingeengt.

---

[1] Inzwischen vorgetragen auf der 64. Tagung Nordw. Chir. Ver., Hamburg, Dezember 1949. Erscheint Bruns' Beitr. Klin. Chir. 1950.

Beispiel 1: Chronaxiebefunde bei operativ bestätigtem Bandscheibenvorfall L 4/5.

Muskel	Chronaxiewerte rechts	links	Normalwerte	Abweichg. i. % rechts	links
M. quadr. fem.	0,06	0,07	0,06—0,14	0	0
M. biceps. fem.	0,38	0,16	0,16—0,34	11	0
M. add. magn.	0,12	1,14	0,06—0,14	0	0
M. tib. ant.	2,00	0,90	0,06—0,14	1328	142
M. tib. long.	1,10	0,30	0,16—0,34	223	0
M. gastrocn.	2,00	1,30	0,40—0,70	185	85
M. ext. dig. brev.	0,09	0,22	0,16—0,34	44	0

Als am weitesten kranialer Muskel zeigt der M. tib. ant. Abweichungen, der Prozeß liegt also an der Wurzel L 5 und beteiligt geringer auch die nächsttiefere Wurzel.

Beispiel 2: Chronaxiebefunde bei operativ bestätigtem Bandscheibenvorfall L 5/S 1.

Muskel	Chronaxiewerte rechts	links	Normalwerte	Abweichg. i. % rechts	links
M. quadr. fem.	0,06	0,11	0,06—0,14	0	0
M. biceps fem.	0,18	0,22	0,16—0,34	0	0
M. add. magn.	0,06	0,06	0,06—0,14	0	0
M. tib. ant.	0,09	0,12	0,06—0,14	0	0
M. tib. long.	0,84	0,12	0,16—0,34	147	25
M. gastrocn.	1,50	0,40	0,40—0,70	114	0
M. ext. dig. brev.	0,38	0,34	0,16—0,34	12	0

Hier ist der M. tib. ant. normal, die Wurzel L 5 also unbeteiligt. Da der M. fib. long. zuerst Veränderungen zeigt, kommt nur die Wurzel S 1 in Frage. Es gelingt auf diese Weise, nicht nur vor der Operation eine isolierte oder mehrfache Wurzelschädigung festzustellen, die natürlich nicht einen Bandscheibenvorfall bedeuten braucht, sondern auch operative Schädigungen und postop. Rückgang der Erscheinungen, Erholung der Wurzeln, festzuhalten.

Über die einzelnen Wurzelsyndrome.

Vierte Lumbalwurzel. (meist Vorfall der Bandscheibe L 3/4)
1. Spontanschmerzen in der vorderen Hüftgegend, der Adduktorenregion.
2. Veränderungen des PSR.
3. Dermatome L 4, seltener L 5, meist am Innenknöchel und Fußinnenrand.

Fünfte Lumbalwurzel. (meist Vorfall der Bandscheibe L 4/5).
1. Spontanschmerzen an der Rückseite des Beines bis zur Großzehe.
2. Normale Reflexe.
3. Dermatome vor dem Außenknöchel, am Fußrücken bis zur Großzehe, laterale Seite.
4. Parese der Fuß- und Zehenheber.

Erste Sakralwurzel. (meist Vorfall der Bandscheibe L 5/S 1).
1. Spontanschmerzen an der Rückseite des Beines bis zum Fußaußenrand, fünfte Zehe, evtl. Ferse.
2. Veränderung der ASR.
3. Dermatom äußerer Unterschenkel, Außenknöchel, Fußaußenrand.
4. Hypotonie der Achillessehne, Parese der Zehenbeuger.
Abweichungen mögen begründet sein in Wirbelsäulenvariationen bei gleichzeitiger Variation der radikulären Verteilung, der Lage und der Ausdehnung des Vorfalles (vgl. Kap. N).

3. Vegetative Störungen.

Es ist nicht verwunderlich, wenn auch im Geschehen der Lumbago-Ischias-Erkrankung die Rolle des Sympathikus erörtert, ja von manchen Autoren (*Ekvall, Feltström*) in den Mittelpunkt gestellt wurde.

Ausgangspunkt war u. a. die Feststellung, daß die Grenzstranganaesthesie imstande sein könne, eine Ischialgie vorübergehend zu beheben (*Feltström, Bauer* u. *Hellsten*). Leider war uns eine Arbeit von *Lèriche* über Sympathektomie bei Ischias nicht zugänglich, in neueren Monographien (*Gask* u. *Ross, Smithwick*) fanden wir keine diesbezüglichen Mitteilungen. Lediglich *Waris* berichtet über zwei erfolglos sympathektomierte Ischiadiker mit Bandscheibenvorfall, drei weitere wurden ebenso negativ mit Novokainblockade des Grenzstranges behandelt. Wir haben die Blockade ebenfalls einige Male ohne jeden Erfolg ausgeführt. Wir möchten darauf hinweisen, daß wir bei zwei wegen Durchblutungsstörungen durchgeführten lumbalen Sympathektomien postoperativ ischialgiforme Schmerzen haben auftreten sehen. Diese waren aber sehr atypisch, von anderem Schmerzcharakter als die klassische Ischias, so daß wir geneigt sind, auch bei den mitgeteilten therapeutischen Erfolgen der Grenzstrangresektion die Frage zu stellen, ob es sich wirklich um Ischiasfälle gehandelt hat, zumal *Sjöquist* in einer Erwiderung auf *Feltströms* Arbeit die gleichen Bedenken äußerte. Unerläßlich ist die Prüfung der Fußpulse, die anamnestische Analyse eines evtl. intermittierenden Hinkens. Neuerdings hat *Brocher* in seiner bereits mehrfach zitierten Theorie auf die Lumbago-Ischias als viscerosensible, über segmentäre z. T. vegetative Bahnen verlaufende Reflexsensationen, ausgelöst vor allem von Affektionen der kleinen Wirbelgelenke, hingewiesen.

Nach den anatomischen Lehrbüchern (z. B. *Braus* u. *Elze*) besitzen die unteren Lumbalwurzeln keine sympathischen Fasern. Sympathische Störungen sind im Rahmen des Diskusprolaps somit kaum zu erwarten und gehören eher in das Bild der peripheren echten Neuritis lumbosakralis. Tatsächlich sind aber derartige Sensationen, wenn auch nicht so häufig wie oft behauptet, vorhanden, z. B. Klagen über Kältegefühl, dumpfen Schmerz kausalgieformen Charakters. Wir möchten auf die Parallele zu den Brachialgien beim Skalenussyndrom hinweisen und auf die entsprechende Rolle, die der M. piriformis für den Ischiadikus spielt. Ein gespannter, myalgischer-radikulär gereizter Muskel ist imstande, bei besonderen anatomischen Verhältnissen, z. B. bei dem in 15 bis 20 % vorkommenden Verlaufe des Plexus durch das Muskelfleisch hindurch, einen mechanischen Druck auf den Nerven auszuüben, der hier nun bereits mit sympathischen Fasern und mit Nervi nervorum versorgt ist. Es ist auch noch nicht endgültig erwiesen, ob mit den spinalen Wurzeln nicht doch direkte sympathische Bahnen ohne Zwischenschaltung des Grenzstranges verlaufen. An dieser Stelle sind zwei eigenartige Beobachtungen halbseitiger Sensibilitätsstörungen anzufügen und zur Diskussion zu stellen, deren Deutung nur unter Hinzuziehung des vegetativen Systems möglich ist. Beide Fälle ähneln sich sehr, beim ersten handelte es sich um einen operativ bestätigten Bandscheibenvorfall beim zweiten um einen Gutachtenpatienten mit folgendem Krankheitsbild:

Der Patient leidet seit vielen Jahren an einer linksseitigen schweren rezidivierenden Ischialgie. Die LWS. ist abnorm gerade und fixiert. An der gesamten linken Körperhälfte besteht ein eigenartiges „anderes" Gefühl als an der rechten. Die genaue Begrenzung ist auch bei Prüfung der Berührungsempfindung nachzuweisen. Es bestehen keine sonstigen neurologischen Ausfälle. Normale Blut- und Liquorbefunde. Ein Tiefendruck wird als unangenehm schmerzhaft angegeben, etwa im Sinne einer Hyperpathie.

Es ist sehr interessant, daß von *Reichert* bereits 1919 eine Veröffentlichung vorliegt. Er sah halbseitige Sensibilitätsstörungen in nicht weniger als 64 seiner 95 Ischiatiker, eine erstaunlich hohe Zahl. Das interessante Problem halbseitiger Erkrankungen verschiedenster Art, halbseitige Chondrome (*Ollier*) Vitiligo, Naevi, Wachstumsstörungen wie Hemiatrophia faciei, die Quadrantenstörungen (*Pette*) hat mehrfache Bearbeitung gefunden, gemeinsam ist fast allen Veröffentlichungen die zentrale Auslösung der Erscheinungen. Neuerdings haben *Störring* und *Schorre* über halbseitige Sensibilitätstörungen nach Nervenverletzungen berichtet. Auslösend waren Schußverletzungen, einmal bemerkenswerterweise eine Zahnextraktion wie auch in einem früheren Falle von *Braeucker*.

Auch in unseren Fällen war die Sensibilitätsstörung eigenartigen Charakters und im Sinne einer unangenehmen Störung der Oberflächensensibilität und eines hyperpathischen Tiefendruckschmerzes zu deuten. Eine abnorme Hautfeuchtigkeit kam in einem Falle hinzu. Beide Patienten sind als psychisch stark überlagert zu bezeichnen. Auf dieser Grundlage kommt es vom Schmerz her, der schmerzhaften Wurzel aus, zu afferenten Impulsen, von dort aus zur Erregung spinaler und sympathischer Rückenmarkszellen, zu einer Mitbeteiligung des vegetativen thalamischen Zentrums. Diese hypothetische Deutung ist bei den noch sehr undurchsichtigen Zusammenhängen eine Möglichkeit, die zur weiteren Diskussion anregen soll. Auffallend ist auch in einem unserer Fälle, daß eine deutliche Verschiebung der Abschnittsgrenzen der WS vorlag mit einem gleichzeitigen Skalenussyndrom an der oberen Extremität. Es wäre also auch die Frage einer kongenitalen Asymmetrie zu erörtern, einer Variation in der Zusammensetzung der nervalen Elemente. *Janzen* hat auf Gesichtsasymmetrien, Unterentwicklung einer Körperhälfte in solchen Fällen hingewiesen[1].

Insgesamt gesehen spielen vegetative Symptome bei der Ischialgie infolge Bandscheibenvorfalles keine große Rolle. Mehrfache Schwitzversuche haben uns in keinem Falle ein verwertbares Ergebnis gebracht. Hauttemperaturmessungen haben uns bisher keine verwertbaren Resultate ergeben.

4. Untersuchung des Liquors.

Bei einwandfreiem klinischen und röntgenolog. Befund halten wir die grundsätzliche Lumbalpunktion nicht für erforderlich. Wir haben sie daher nur in 26 Zweifelsfällen ausgeführt und erhielten 14 mal ein positives Ergebnis (die Untersuchungen wurden vom Laboratorium der Univ.-Nervenklinik ausgeführt). In ziemlich einförmiger Weise liegen ausnahmslos die Befunde des Liquorsyndromes von *Guillain-Barré* vor, fehlende Zellvermehrung, durchweg schwach positive qualitative Eiweißreaktionen, regelmäßig Eiweißerhöhungen bis zu maximal 83 mg % nach *Grahe*, im Durchschnitt Werte zwischen 30 und 40 mg %, ausnahmslos starke Linkszacken in der Normomastix- bzw. Paraffinkurve.

Daß bei Ischias häufig Liquorveränderungen vorkommen, ist seit *Queckenstedt, Heinze* bekannt, wenn auch *Großmann* und *Keschner, Merrit* und *Framont-Smith, Eskuchen* meist negative Ergebnisse hatten. *Guillain-Barré* haben ihr Syndrom Eiweißvermehrung ohne Zellvermehrung als pathogenomonisch für eine Radikulitis gehalten, in der Folgezeit und auch noch heute wird neurologischerseits an der chronisch-arachnitischen bzw. wurzelneuritischen Störung im Sinne infektiös-allergischer Reaktionen festgehalten. Es ist um so bemerkenswerter, wenn neuerdings *Laubenthal* als Neurologe auf das Vorkommen des gleichen Syndromes bei Bandscheibenvorfällen, d. h. bei mechanischen Vorgängen hinweist. Er fand diese Liquorveränderungen in 18 von 20 Fällen, *Weber* in 26 von 107, *Gurdijan* und *Webster* in 12 %, *Falconer* in 26 %, *Johnson* in 65 %, *Bradford* und *Spurling* in 50 %, *Love* und *Walsh* sogar in 80 %. Geringe Zellvermehrung im Sinne lymphocytärer Reaktion kommt selten vor, bei *Malmros* in 9 Fällen von 93.

Eiweißvermehrung über 100 mg % spricht eher für Tumor bzw. bei sonst passenden Symptomen für einen großen, dann meist medialen Vorfall mit Tumorwirkung.

Die Liquoruntersuchung bringt uns also wohl in der Diagnostik einer Wurzelerkrankung, bedingt nur in der Differentialdiagnose gegenüber Tumor weiter, hat aber für die Unterscheidung zwischen Neuritis und Bandscheibenvorfall keinen Wert. Diese Erkenntnis dürfte sich auch in der neurologischen Literatur sehr bald durchsetzen.

Zur techn. Durchführung ist zu bemerken, daß möglichst kaudal punktiert werden soll. Ob die Untersuchung in 3 Portionen die von *Fading* erhoffte Bedeutung hat, können wir mangels eigener Erfahrung nicht beurteilen.

Man kann bei einem noch dazu lateral gelegenen Bandscheibenvorfall nicht erwarten, daß die Liquorpassage so verlegt wird, daß die *Queckenstedt*sche Probe eine Veränderung zeigt.

---

[1] *E. A. Schrader* vermutet in einer kürzlichen Veröffentlichung einen Zusammenhang zwischen Bandscheibenvorfall und arterieller Durchblutungsstörung an den unteren Gliedmaßen insofern, als der Vorfall auf segmental-nervalem Wege Gefäßprozesse begünstige. Allerdings sind die angeführten Fälle nur klinisch, nicht operativ diagnostiziert, außerdem ist der von *Schrader* gefundene arterielle Verschluß in Höhe des Adduktorenkanales ein typischer überhaupt, auch ohne jedes Vorliegen eines Bandscheibenprozesses.

Love hat als Verfeinerung den „Reversed *Queckenstedt*“ angegeben. Dabei wird bei liegendem Patient an üblicher Stelle lumbal punktiert und ein Manometer angeschlossen. Gleichzeitig wird vom Hiatus sakralis her der Epiduralraum punktiert und nun eine Anaesthesielösung injiziert. Der Druckanstieg im Manometer wird verfolgt, eine Verlangsamung soll für einen raumbeengenden Prozeß sprechen. Wir haben das Verfahren an gesunden und Vorfallpatienten verglichen und erhielten keine verwertbaren Ergebnisse. Der Druckanstieg ist von zuviel Nebenbedinungen abhängig. Der Patient spannt bei Reizung der erkrankten Wurzel, auch kann man sich kaum vorstellen, daß ein umschriebener Vorfall eine meßbare Passagebehinderung auslöst, ein großer dagegen wird sich durch eindeutige klinische Symptome manifestieren. *Elsberg* läßt Amylnitrit einatmen und beobachtet nun den Druckanstieg im Manometer.

5. Weitere Laboratoriumsuntersuchungen.

Die Blutsenkungsgeschwindigkeit fanden wir immer normal, ihre stärkere Erhöhung kann differentialdiagnostisch Wert haben. Ebenso zeigt das Blutbild beim Bandscheibenvorfall keine Abweichungen. Daß in jedem Falle die Luesreaktionen im Blute ausgeführt wurden, dürfte eine Selbstverständlichkeit sein.

Zusammenfassende Bemerkungen zum klinischen Kapitel.

Die wichtigste Schlußfolgerung aus den anamnestischen und klinischen Erhebungen ist die, daß es kein spezifisches unbedingt sicheres Symptom eines Bandscheibenvorfalles gibt. Die Diagnose gründet sich vielmehr auf das Zusammentreffen möglichst vieler Symptome von Einzelindizien. Betont sei noch einmal die hervorragende Wichtigkeit der Vorgeschichte sowie der Wirbelsäulensymptome, da sie am ehesten auf die Grundkrankheit, die der Wirbelsäule, verweisen. Die neurologischen Symptome haben hingegen ihre Hauptbedeutung im Nachweis einer lokalisatorischen monoradikulären Diagnose. Wir waren bemüht, die Wertigkeit der Einzelbefunde gegeneinander abzuwägen. In einer großen Zahl der Fälle wird es somit möglich sein, die Diagnose einer vertebral gelegenen Wurzelaffektion zu stellen. Die Erfahrung der letzten Jahre hat gezeigt, daß dann zwar nicht unbedingt ein Bandscheibenvorfall Ursache sein muß, wohl aber so gut wie immer eine Erkrankung der Wurzel, meist im Sinne einer Kompression. Für einen Teil der Fälle gilt es allerdings, daß die klinische Untersuchung nicht zum Ziele führt. Spezielle Untersuchungsmethoden dienen dazu, diesen Prozentsatz einzuengen. Es sind das die röntgenologischen Methoden, neben der Leeraufnahme die Kontrastuntersuchungen des Wirbelkanales.

IV. Röntgenbefunde.

1. Leeraufnahme.

Der Wert der Leeraufnahme ist sehr verschieden hoch eingeschätzt worden. Nach einigen Autoren (*Bradford* und *Spurling*) dient sie hauptsächlich zum Ausschluß differentialdiagnostisch wichtiger anderer Erkrankungen, nach *Crisp* ist sie von geringem Wert. Von neurologischer, offenbar und verständlicherweise mit der Röntgendiagnostik der Wirbelsäule weniger vertrauten Seite werden sehr geringe positive Befunde mitgeteilt (*Scheller* 10%). *Norlèn* wie *Friberg* und *Malmros* kommen bereits auf 30 bis 40%, die meisten Angaben bewegen sich zwischen 50 bis 70% (*Stimpfl Weber*, *Petit-Dutaillis*). Im eigenen Material gelangen wir zu einem Vorkommen positiver Röntgenzeichen in ziemlich genau zwei Drittel der Fälle.

Ehe wir in die Diskussion der Befunde eintreten, müssen wir einige einschränkende Bemerkungen vorausschicken. Durch die Nachkriegsverhältnisse bedingt hatte leider unsere Röntgenapparatur verschiedene technische Mängel, so daß es uns nicht möglich war, Fernaufnahmen im Stehen durchzuführen bzw. Bewegungsaufnahmen, die allein die sichere Beurteilung abnormer Geradehaltungen erlauben. Wir können also unsere Befunde über geringere Skoliosen, über abnorme Geradehaltungen, für die an sich das Röntgenbild dem klinischen Befund überlegen ist, nicht einwandfrei verwerten. Auch war uns eine Nachprüfung der

Angaben von *Duncan* und *Hoen*, daß sich eine erkrankte Bandscheibe an der Seite des Vorfalles bei Flexion nicht wie normal verengere, nicht möglich. Schließlich mußten wir auf die Kontrolle der von *Gianturco* behaupteten Verschiebung der Drehpunkte bei Vor- und Rückwärtsbeugung verzichten. (Technik und Einzelheiten sind bei *Stimpfl*, Orthopädischer Kongreß 1947, nachzulesen.)

Die Zahl der positiven Befunde würde sich durch die Heranziehung dieser verfeinerten Untersuchungstechniken weiter vermehren lassen. Wir konnten folgende *Befunde* (61 von 91 Fällen) erheben:

1. Reine Verschmälerung der erkrankten Bandscheibe in 3 Fällen (einmal 2 mal L 3/4). Es war lediglich eine Höhendifferenz vorhanden ohne jede knöcherne Reaktion. Eine reine Verschmälerung der praesakralen Bandscheibe ist nicht als pathologisch zu verwerten. Kongenitale Verschmälerungen im Sinne einer Übergangsbandscheibe sind sehr häufig. Dieser Faktor ist häufig nicht beachtet worden.

2. Verschmälerung mit geringerer isolierter Deckplattenreaktion der vorgefallenen Bandscheibe in 16 Fällen, meist mit kleinen Randzacken.

3. Das typische Bild der ausgeprägten isolierten Osteochondrose in Vorfallhöhe mit starker Verschmälerung und hochgradiger Knochenreaktion in 12 Fällen.

4. Deutliche Osteochondrose mehrerer Bandscheiben, darunter der vorgefallenen in 21 Fällen. Zumeist handelte es sich um die vorletzte und letzte, 2 mal um die letzte und erste Lendenbandscheibe. Der Vorfall liegt keinesfalls immer an der stärker veränderten.

5. Isolierte oder mehrfache Bandscheibenveränderungen abseits der vorgefallenen Bandscheibe in 3 Fällen.

In etwa ein Drittel der Fälle (Gruppe 1 bis 3) bestand also ein direkter Hinweis auf die Höhenlokalisation, in den Fällen der vierten Gruppe ein mittelbarer, bei den 3 Fällen der fünften Gruppe war der Befund täuschend.

In 6 Fällen war eine hintere Knochenapposition röntgenologisch vorhanden, 3 mal operativ bestätigt. Es ist schwierig zu beurteilen, ob die Zackenbildung Beziehung zum Wirbelkanal hat, eine Drehung um wenige Grade kann den Befund wesentlich verändern. 6 mal fanden sich Deckplattenveränderungen im Sinne einer juvenilen Kyphose. In 8 Fällen war die Verschmälerung asymmetrisch, an der schmäleren in der Konkavität der Skoliose liegenden und auffallenderweise häufiger dem Vorfall entgegengesetzten Seite waren die reaktiven Veränderungen stärker. 16 mal lag eine meist diffuse, jeweils geringe Spondylosis vor, die von der Osteochondrose, das sei nochmals betont, abzutrennen ist, wenn auch späterhin die Kombination vorkommt. Die Bedeutung der Übergangswirbel und der Variationen wird gesondert besprochen werden. 1 mal lag eine Bogenfraktur mit Kompressionsfraktur des vierten LW. vor. Bemerkenswerte Veränderungen des Lumbosakralwinkels sahen wir nur je 1 mal als Sacrum acutum bzw. arcuatum (*Scherb*).

Eine besondere Bedeutung kommt der Wirbelverschiebung nach hinten zu, sie ist nur auf genau seitlichen Bildern zu beurteilen, in Zweifelsfällen empfehlen wir Aufnahmen in rechter und linker Seitenlage. Nach *Fletcher*, *Mellamed* und *Ansfield* ist eine praktisch wichtige Fehlerquelle eine nicht seltene verschiedene Länge im a.p.-Durchmesser der Wirbelflächen. Wir fanden 9 Dorsaldislokationen, 5 mal in Höhe des Vorfalles (1 mal L 3/4), sonst immer oberhalb der Lumbosakralgrenze zwischen L 3 und L 4, wo infolge des Neigungswinkels nach hinten die mechanischen Bedingungen günstig sind, während der Vorfall weiter kaudal lag. Klaffen oder sekundäre Arthrose der kleinen Gelenke kann röntgenologisch darstellbar sein. 1 mal war eine Pseudospondylolisthesis als Zeichen der Bandscheibenschädigung und Beteiligung der Gelenke vorhanden, typisch lokalisiert zwischen L 4 und L 5. Verkalkungen sahen wir in keinem Falle.

Eine sog. Flaschenhalsform der Bandscheibe im seitlichen Bild hat unseres Erachtens keine praktische Bedeutung, sie ist auch bei normalen Wirbelsäulen in gleicher Zahl vorhanden, wie ein Vergleich von je 100 Röntgenbildern ergab.

Ein bindender Schluß aus der Stärke der röntgenologischen Veränderungen auf die Größe des Vorfalles ist nicht erlaubt. Wir waren überrascht, als wir in Fällen von vorgefallenem Totalsequester keine oder nur geringe Verschmälerung sahen. Bei mehrfachen Veränderungen braucht der Vorfall nicht an der stärker befallenen Bandscheibe zu liegen. Ebensowenig besteht eine verläßliche Übereinstimmung zwischen Dauer der Anamnese und Grad der röntgenologischen Veränderungen.

Übersicht über die röntgenologischen Befunde bei 92 operierten Bandscheibenvorfällen.

Negative Röntgen-Befunde: 31
Positive Röntgen-Befunde: 61

davon:	reine Bandscheibenverschmälerung ausschl. L 5/S1	3
	isolierte Osteochondr. gering	16
	„　　　„　stark	12
	mehrfache „	21
	schwere Geradehaltung ohne Bandscheibenveränderung	9

Spondylosis def.	16	Sacrum acutum	1
Dorsaldislok.	9	Sacrum arcuatum	1
hint. Apposition	6	Übergangsformen	15
Pseudospondylolisth.	1		

Vergleichsweise sei eine kurze Übersicht über die Befunde anderer Untersucher gebracht. Eine Verschmälerung der Bandscheibe sahen *Love* in 40%, *Norlèn* in 35%, *Malmros* in 23%, *Waris* in 23%, *Hampton* und *Robinson* häufiger an der letzten als an der vorletzten Bandscheibe. Mehrere verschmälerte Bandscheiben fand *Waris* in 7%, in etwa 20% seiner Fälle war es nicht die prolabierte Bandscheibe, die verschmälert war. *Waris* sah ferner unter 374 Fällen

10	mal	anormaler Lumbosakralwinkel
28	„	Dorsaldislokation
128	„	Spondylosis
9	„	Spondylarthrosis
92	„	Deformitäten.

Die Leeraufnahme der Wirbelsäule gibt im höheren Maße als meist in der Literatur berichtet positive Befunde und nicht nur wenn man Aufnahmen im Stehen und bei Bewegung hinzuzieht. In etwa ein Drittel der Fälle besteht eine direkte Übereinstimmung mit dem operativen Befund, in einer kleinen Zahl liegen außer an den vorgefallenen Veränderungen benachbarter Bandscheiben vor. Nur 3 von 75 Fällen waren täuschende Befunde. In einem weiteren Drittel fehlte jeder röntgenologische Hinweis.

2. Die myelographische Untersuchung.

Die Frage der Anwendungshäufigkeit der Myelographie steht und fällt mit dem Vorhandensein eines geeigneten Kontrastmittels. Da uns bis heute kein ideales zur Verfügung steht, das den Anforderungen reizloser Verträglichkeit, leichter Anwendungsform und guten Kontrastes gleichermaßen genügt, sehen wir in der Kontrastdarstellung des Subarachnoidalraumes ein Verfahren, das strengster Indikation bedarf und nur in Ausnahmefällen angewendet werden sollte. Unsere Erfahrungen sind demnach zahlenmäßig verhältnismäßig gering.

Die Verwendung von Thorotrast ist grundsätzlich abzulehnen (u. a. *K. H. Bauer*), Jodsole haben sich nicht bewährt.

Die Luftmyelographie ist zur Darstellung von Bandscheibenvorfällen von verschiedener Seite versucht worden. (*Chamberlain, Young* und *Scott, Lindgren, Busch, Bärtschi-Rochaix* und Weber u. a.) In Deutschland ist sie vor allem von *Hart* und *Dyes* empfohlen worden. Die Treffsicherheit wird verschieden beurteilt, im Durchschnitt mit 50% (*Hampton, Barr.*

u. *Mixter*). *Camp* hatte 85%, *Barton* und *Young* verzeichnen bessere Resultate als mit Jodöl. Wie wir selbst sind *Friberg, Spurling* u. *Grantham* von der Methode enttäuscht.

Die Nachbeschwerden und Gefahren bei der Jodölmyelographie sind genügend bekannt (*Krayenbühl, Ingebrigtsen, Craig*), bei Nachoperationen ist man von der Schwere der anatomischen Veränderungen immer wieder beeindruckt. Für die Darstellung von Bandscheibenvorfällen genügen 2 cm² Kontrastöl, während die von *Alajouanine, Thurel* und *Welti* sowie *Friberg* angegebenen Mengen von 4 bis 5 cm² wohl allgemein verlassen sind. Trotz aller Versuche gelingt es nur selten, das Öl wieder zu entfernen. *Friberg* trepaniert beispielsweise das obere Kreuzbein in Höhe des Endsackes. Auch das neue amerikanische Präparat Pantopaque ist ein Jodöl und macht keine grundsätzliche Ausnahme, dauert die Resorption pro cm doch immerhin 1 Jahr.

Es stand uns ein offenbar zur myelographischen Anwendung nur wenig bekanntes Mittel zur Verfügung, das *Immetal*. Auf Vorschlag unseres Röntgenologen, Priv.-Dozent Dr. *Diethelm*, haben wir das Immetal in letzter Zeit ausschließlich verwandt, nachdem auch von skandinavischer Seite (*Malmros*) über gute Erfahrungen berichtet wurde. In einer kürzlich erschienenen gemeinsam mit *Diethelm* verfaßten Arbeit haben wir die Vorzüge des Immetal im einzelnen herausstellen können.

Bei 24 Myelographien mit Immetal in Menge von 2 cm³, darunter 11 mal bei Bandscheibenvorfall konnten wir nur zweimal eine leichte Temperatur-Reaktion beobachten. Sämtliche obengenannten Beschwerden nach Jodipin wurden vermißt. Das Mittel ist leichter flüssig und beweglich und bleibt dennoch in gutem Zusammenhang. Allerdings konnten wir einen rascheren Abtransport bzw. schnellere Resorption gegenüber dem Jodipin nicht feststellen. Unter den augenblicklich bekannten jodhaltigen Kontrastmitteln ist sicherlich das Immetal das beste.

Unberührt davon bleibt die Tatsache, nur bei strengster Indikation die Myelographie anzuwenden. Nach anfänglich sehr hohen Prozentsätzen (bis 90%), bei *Spurling* u. *Grantham* 1941 noch 46% hat sich die überwiegende Zahl der Autoren derartig eingestellt, daß sie nur bei ganz bestimmten Bedingungen angewendet werden darf. Grundsätzlich ablehnend sind *Dandy, Young, Kuhlendahl* u. a. Unsere eigene Einstellung ist eine zwar nicht grundsätzlich ablehnende, jedoch sehr bedingte. Wir machen die myelographische Untersuchung von folgenden Bedingungen abhängig.

1. Nicht eindeutiges klinisches Bild, d. h. vor allem Fehlen neurologischer Lokalisationssymptome und wenn die Möglichkeit einer höheren Wurzelbeteiligung als L 5 vorliegt. Es werden hier auch Fälle reiner Lumbago in Frage kommen Bei der Differentialdiagnose zwischen den Wurzeln L 5 und S 1 ist die Myelographie niemals notwendig, die probatorische Freilegung beider Zwischenbogenräume ist die Methode der Wahl.

2. Bei Verdacht auf mehrfache Vorfälle, wenn einer wahrscheinlich höher als L 4/5 liegt.

3. Bei gewissen Fällen von Spondylolisthesis.

4. Bei Versagen der periduralen Methode in diesen Fällen.

5. Bei Rezidiven. Die Peridurographie ist hierbei wegen narbiger Veränderungen nicht anwendbar.

6. Immer, wenn der Verdacht auf Tumor bzw. intradurale Erkrankung größer ist als der eines Bandscheibenvorfalles.

7. In jedem Falle nur bei höchstwahrscheinlich zu operierenden Fällen.

Technik: Es ist Geschmacksache, ob das Kontrastmittel lumbal oder subokzipital injiziert wird. In Zusammenarbeit mit unserem Röntgenologen, Dr. *Diethelm*, ziehen wir die subokzipitale Punktion vor, da der Einstich, ohne Lokalanaesthesie ausgeführt, einfacher ist, bekanntermaßen besser vertragen wird, wir die ganze Länge des Lumbalsackes verfolgen können. Der Patient liegt in Bauchlage auf dem Kipptisch. In dorsaler Lage haben wir untersucht, um evtl. Hinweise auf Vorwölbungen durch die Ligamenta flava zu erhalten, jedoch niemals einen verwerteten Befund gesehen.

Vom Gesamtmaterial von 110 Bandscheibenvorfällen wurden 18 myelographiert, davon
3 mal bei fraglichem Rezidiv, 2 mal Vorfall an anderer Stelle aufgedeckt,
1 mal bei Verdacht auf Brustmarktumor (es stellte sich ein thorakaler Vorfall heraus),
1 mal bei Verdacht auf gleichzeitigen lumbalen und zervikalen Vorfall,
1 mal bei reiner Lumbago ohne Ischialgie,
12 mal bei unklarer klinischer Symptomatik.

10 der Myelographien entfallen auf die ersten 25 Fälle, mit zunehmender
diagnostischer Erfahrung haben wir sie immer seltener notwendig gehabt, vor
allem seitdem wir auch die peridurale Kontrastfüllung zu Hilfe ziehen. Nach
dem Stande unserer jetzigen Erfahrungen können wir retrospektiv sagen, daß
wir heute nur in 4 Fällen unter den ersten 25 die Myelographie durchführen
würden. 2 mal haben wir sie u. a. zur Kontrolle eines periduralen Befundes vorgenommen. Nur in einem, hier nicht verwertbaren Falle, haben wir bei einem
uneinsichtigen Patient trotz positiven Befundes nicht operiert. Ein weiteres Mal
war die Diagnose auf Tumor zu stellen, es fand sich ein Neurinom der Cauda. Wir
kommen somit zu der Ansicht, daß bei Ausnützung aller therapeutischer Möglichkeiten die Myelographie in etwa 5% in Frage kommt. Die Befunde waren bis
auf eine Ausnahme, nicht bestätigtes Rezidiv, positiv. Die a.p.-Bilder sind
wesentlich bedeutungsvoller als die seitlichen, wobei das Öl um eine Vorwölbung
im Niveau herumfließen kann. Folgende Darstellungstypen sind zu unterscheiden:
1. Stop am oberen Rande der Bandscheibe, entweder vorübergehend oder nach
einiger Zeit besonders bei stärkerer Aufrichtung doch noch passierend (4 Fälle)
(Abb. 15). Manchmal kommt es nach vorübergehendem Stop zum seitlichen
Umfließen des Hindernisses, so daß dann Bilder der folgenden Gruppe entstehen.
2. Seitlicher Füllungsdefekt von der erkrankten Seite her, eine rundliche Aussparung (8 Fälle), (Abb. 16). 3. Taillenförmige Einschnürung von beiden Seiten

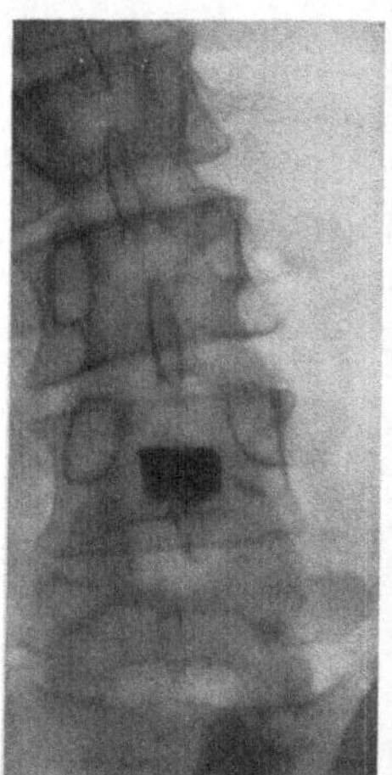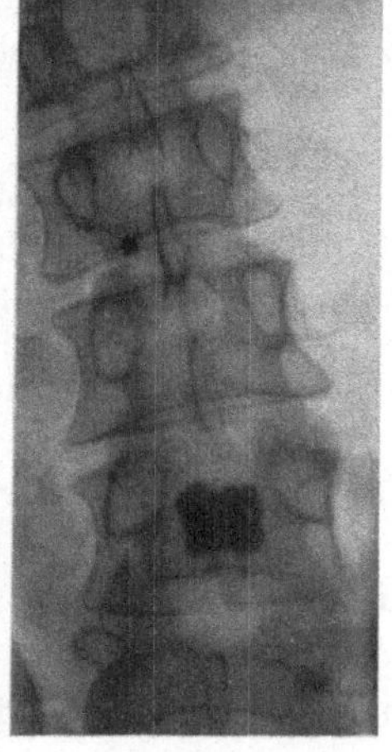

a   b

Abb. 15. Stop in Höhe der Bandscheibe L 4/5 bei op.
bestätigtem Vorfall und schwerer Ischiasskoliose (Jodipin).

her, Sanduhrform. Die von mancher Seite für diese Konturierung ange-
schuldigte Flavumhypertrophie ist nicht zu bestätigen (2 Fälle), (Abb.
17). Eine fehlende oder asymmetrische Füllung der Wurzeltaschen kann
höchstens ein Hiweis sein, jedoch in keinem Falle sicher verwertet werden. In unseren Fällen bestand niemals ein Anhalt.

Es ist ausdrücklich darauf zu verweisen, und hier befinden wir uns in
Parallele mit der Deutung der Befunde z. B. bei der Magendarmröntgenologie,
daß nur die fortlaufende Durchleuchtung und nicht die Röntgenaufnahme
für sich allein die Beurteilung erlaubt. Nur konstante Befunde, durch
öfteres Hin- und Hergleiten lassen der Ölsäule gesichert, können verwertet
werden. Neuerdings mehren sich die Stimmen, die auf zahlreiche Täuschungsmöglichkeiten hinweisen. So berichten *Scoville, Moretz* und *Hankins* über 33% Irrtümer bei
Pantopaqueanwendung, 25 bzw. 24% hatten *Ogden* bzw. *Danelius* und *Turney*.
Das hat sowohl für positive wie vor allem für negative Myelogramme Gültigkeit.

Grundsätzlich gilt es zwar, daß einem positiven Myelogramm auch ein anatomisches
Substrat entspricht. Jedoch sind schon lange negative Operationsbefunde bei positivem

Myelogramm in Form von Totalstops bekannt (*Desgouttes* 1927, *Krause* 1928, *Lichtenauer* 1937, *Haffner*). Von *Herzog, Schaltenbrand* werden leichte arachnoiditische Verwachsungen, die evtl. durch den Öldruck gesprengt werden können, Zirkulationsstörungen, Oedeme der Wurzeln verantwortlich gemacht. Tatsächlich finden wir ja diese beim Bandscheibenvorfall

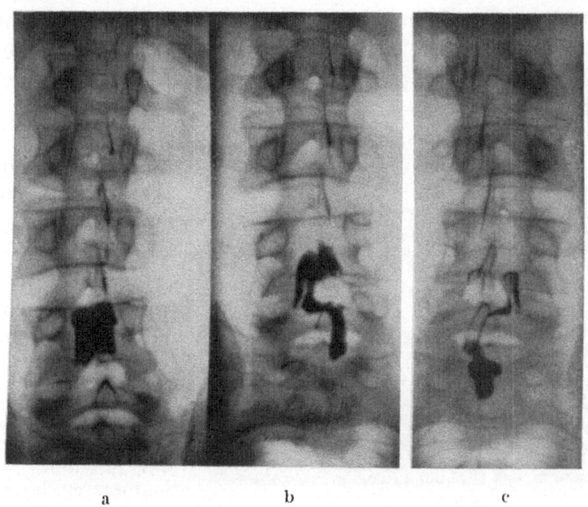

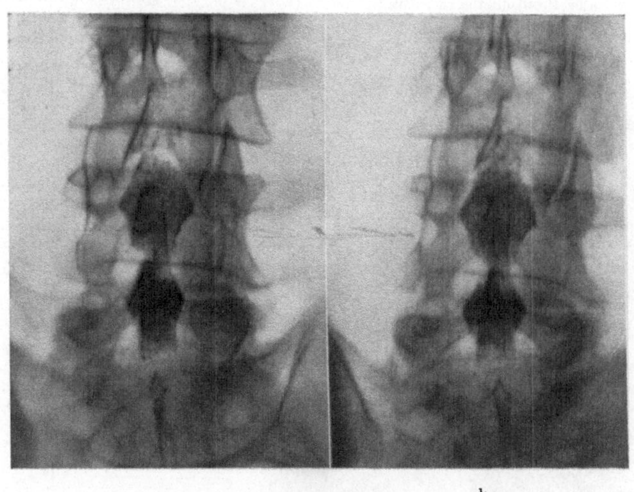

Abb. 16. Verschiedene Phasen bei der Durchblutung. Bei a) vorübergehender Stop, b) seitliches Umfließen eines Vorfalles L 4/5, c) Vorfall L 5/S 1 der Gegenseite (Immetal).

Abb. 17. „Sanduhrform" bei Vorfall L 4/5 (Immetal).

fälschlicherweise als entzündlich angesehenen, zumeist jedoch mechanisch bedingten Wurzel-oedeme nicht allzu selten, auch begleitende intradurale Veränderungen konnten wir beobachten. Damit sind teilweise auch die Befunde zu erklären, bei denen das Ausmaß des Füllungs-defektes größer ist, als dem operativen Befunde des Vorfalles entspricht. In 2 Fällen lag lediglich eine stark verwachsene, verdickte klinisch sicher erkrankte Wurzel vor (Abb. 18). Auch buchtet ein knopfförmiger Vorfall die straffgespannte Membran der Dura in größerem Bogen ein als seiner eigenen Größe entspricht.

Eine besondere kritische Bewertung kommt der flachen Sanduhrform zu. Eine Bedeutung für die Diagnose der sog. „Flavumhypertrophie" kommt ihr unseres

Erachtens nicht zu. Häufig ist sie ein normaler Befund und findet sich besonders
bei L 3/4, andererseits kommt sie bei flachen Protrusionen und auch einmal bei
medialen kleineren Vorfällen vor. Aufschlußreich kann, aber ebenfalls nicht mit
Sicherheit, das seitliche Bild sein. Bei Rezidivverdacht muß man sich vor postoperativen Defekten bzw. Adhaesionen hüten. Beim Durchleuchten findet man
ab und zu bei schwächerem Neigungswinkel ein kaskaden-
artiges, tropfenweises Herüber-
fallen des Jodöles über eine
Bandscheibe hinweg. Das sind
ebenfalls normale Erscheinungen bevorzugt in der BWS.
und bei Abflachung der Len-
denlordose, dann nämlich,
wenn die Dura der Bandscheibe
mit ihrer leichten physiologischen Vorwölbung enger und
straffer anliegt.

Den nebenstehend abgebildeten
seltenen Befund sahen wir bei einer
sehr grazilen Patientin, die ein
Schmerzrezidiv nach zunächst erfolgreich operiertem lumbalen Vorfall bekam. Wir sehen darin nichts
unbedingt Pathologisches, durch
das geringe peridurale Fett und die
dorsale Kyphose besteht eine enge
Lagebeziehung der vorderen Durawand zur Rückwand der Wirbelkör-
per-Bandscheibensäule (Abb. 19).

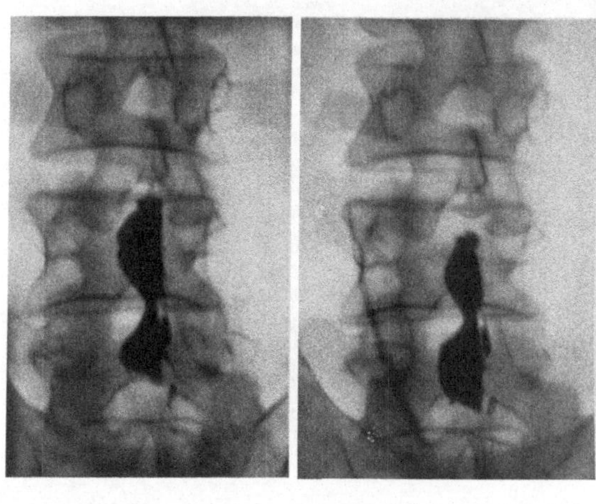

Abb. 18. Konstanter seitlicher Defekt bei L 4/5. Kein Bandscheibenvorfall, sondern verdickte, adhaerente Wurzel L 5 über
normaler Bandscheibe (Jodipin).

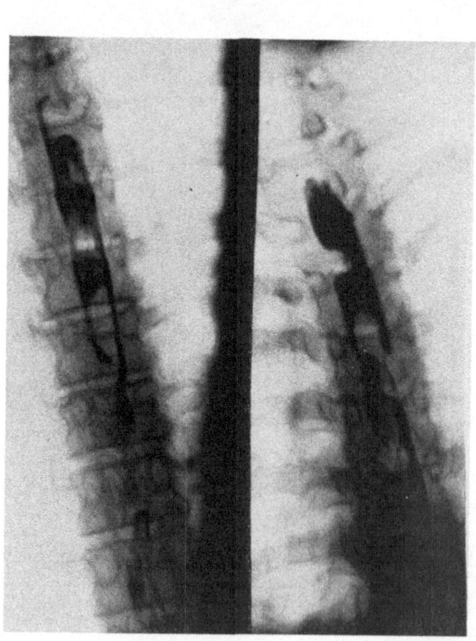

Abb. 19.

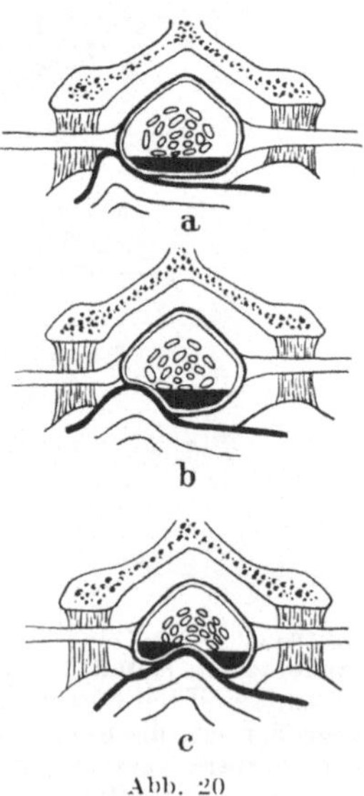

Abb. 20

Abb. 19. Multiple thorakale Aussparungen in Bandscheibenhöhe (vergl. Text) (Immat. l).

Abb. 20a—c. Querschnitte in Höhe der Cauda mit Lage des Kontrastmittels. a: lateraler Vorfall ohne mye-
ographischen Befund. b: seitliche Defektbildung. c: beiderseitiges Umfließen eines Medialen Vorfalles bei
Bauchlage des Pat.

Bei normalem Fettpolster im Periduralraum ist es bei einfacher Überlegung verständlich, daß der Durasack dem Wirbelkörper und der Bandscheibe nicht direkt aufliegt. Die Verhältnisse in Beziehung zum Periduralraum und Bandscheibenvorfall gehen aus nebenstehenden Skizzen (Abb. 20) besser hervor als aus langen Erläuterungen. Ein sehr weit lateral gelegener Vorfall, eine Protrusion, ein sog. „hidden disk" nach *Dandy* kann in etwa 20% der Fälle eine anatomische Beziehung zum Durasack vermissen lassen. Gerade im unteren Lumbalbereich wird der Abstand zwischen Durawand und Bandscheibe immer größer, bis zu 3 bis 4 mm. Wir verweisen ferner auf Befunde von *Karlén, Bartelnick, Malthy* und *Pendergrass* über abnorm hohe Endigung des Endsackes, (in 5% nach *Malmros*), über kongenitale Verengerungen.

Allerdings gibt es einige Kunstgriffe, die zu einer Vermehrung des pathologischen Befundes führen. Wir verweisen auf das bereits geschilderte Vorpressen des Vorfalles in Lordose und evtl. gleichzeitiger Belastung.

Lauritzen hat auf Veranlassung von *Güntz* in einer Dissertation Untersuchungen an der kontrastgefüllten Leichenwirbelsäule über die Rolle der Dura bei maximaler Kyphosierung und Lordosierung angestellt. Die Bandscheiben rufen dabei schon normalerweise eine Ausbuchtung des vorderen Kontrastschattens hervor. Allerdings ist an der Leiche sowohl die pralle Füllung des bariumbreigefüllten Durasackes, wie der fehlende Turgor bzw. Venenfüllung zu beachten. Bei Lordosierung wird die Eindellung vermehrt, auch ohne daß sich die Bandscheibenvorwölbung vergrößert.

Wenn wir die Fehlerquellen der myelographischen Befunde bei positivem und noch wichtiger negativem Ausfall überblicken, werden wir um so mehr zu dem Standpunkt gelangen, die Myelographie einzuschränken und nicht zu überwerten. Der klinische Befund fällt gerade beim negativen Ausfall die letzte Entscheidung. Der positive ist eher zu verwerten. Es wird Fälle geben, wo man trotz negativen Myelogrammes bei entsprechend schwerem wenn auch nicht ganz klarem klinischen Bild dennoch probatorisch operieren wird. Das Myelogramm ist keineswegs entscheidend.

In neuester Zeit scheint sich eine Umwälzung in der Technik der Myelographie durch die Verwendung wasserlöslicher resorbierbarer Kontrastmittel anzubahnen.

Die ersten Versuche gehen bereits auf *Arnell* und *Lindström* im Jahre 1931 zurück, später auf *Feltström*, die allgemeine Anwendung hat sich jedoch nicht durchsetzen können. In Skandinavien sind in den letzten Jahren, vor allem auf Anregung von *Arnell, Lindblom* Tausende von Myelographien mit Abrodil in Lumbalanaesthesie durchgeführt worden. *Lindblom* selbst verfügt über 700 Fälle und sah außer postpunktionellen Beschwerden bzw. den bekannten Folgen der Lumbalanaesthesie nur extrem selten stärkere Folgeerscheinungen im Sinne von Spasmen. Schwerere Störungen traten nur bei Verwendung von Per-Abrodil auf, worüber auch *Knutsson* und *Karlén* berichten. In der Schweizer Literatur teilt neuerdings *Fischer* aus der Züricher Klinik 100 erfolgreiche Abrodil-Myelographien mit. Auch Uroselektan (*van der Werff*) und ähnliche Stoffe sind verwendet worden, allen überlegen ist aber das Abrodil.

Nachdem neuerdings das 20%ige Abrodil auch in Deutschland wieder hergestellt wird, konnten wir in neuester Zeit die ersten günstigen Erfahrungen sammeln. Eigene Versuche mit verschieden zusammengesetzten Lösungen sind im Gange. Wir glauben berechtigt zu sein, sagen zu können, daß der Myelographie mit wasserlöslichen Kontrastmitteln, jedenfalls was den unteren Lumbalsack betrifft, die Zukunft gehört.

Neben auf der Hand liegenden Vorteilen wie Resorption nach 1 bis 2 Std (*Odegard*) lassen sich vor allem schöne Bilder der Wurzeln gewinnen. *Arnell* hat die röntgen-anatomischen Verhältnisse kürzlich monographisch dargestellt.

Eine sehr interessante direkte Darstellungsmöglichkeit des Bandscheibenrisses selbst hat *Lindblom* für den Lebenden angegeben. Er punktiert mittels einer Doppelkanüle die Bandscheibe von dorsal her durch den Lumbalkanal hindurch an und injiziert eine kleine Menge von wasserlöslichem Kontrastmittel. Es gelingt so die Darstellung der Spaltbildungen und der Ausdehnung nach dem Wirbelkanal bzw. nach dem Foramen intervertebrale zu. In der Arbeit von *Fischer* sind sehr schöne Abbildungen veröffentlicht.

3. Die peridurale Kontrastdarstellung (Peridurographie).

Die geschilderten Nachteile der Myelographie legten den Gedanken nahe, die intralumbale Kontrastmethode zugunsten einer deren Schädlichkeiten entbehrenden möglichst oft zu umgehen. Da es sich bei den Bandscheibenvorfällen um extradurale, im periduralen Raum liegende raumbeengende Prozesse handelt, war theoretisch zu erwarten, daß durch eine Kontrastfüllung dieses Raumes eine praktisch verwertbare Darstellung solcher Vorgänge möglich sei.

Der historisch ältere Zugang zu diesem Raum ist derjenige vom Hiatus sacralis aus (*Catheline, Sicard*), den eigentlichen periduralen Raum in beliebiger Höhe aber erreicht man mit der zuerst von dem Spanier *Pag'es*, später im einzelnen von *Dogliotti* zur Durchführung seiner Anaesthesiemethode ausgearbeiteten Technik. Die Injektion schattengebender Substanzen ist gleichfalls nicht neu. Bevor *Sicard* und *Forestier* die intralumbale Jodölmyelographie ausführten, hatten bereits sie selbst und später *Léri* vor mehr als 20 Jahren Lipiodol in den Hiatus sacralis eingebracht und konnten in Fällen beispielsweise einer Spina bifida bei mehrtägiger Verfolgung der Ölausbreitung, zum Teil in Beckenhochlagerung, erschwerte Passage sowie den Abtransport entlang den Wurzeln beobachten. Wenn auch Reizerscheinungen bis auf wenige Ausnahmen (*Roger*) ausblieben, so schien es doch nicht gleichgültig, daß das Öl unresorbiert im Gewebe liegen blieb. *Saiz* und *Gortan* haben in der deutschen Literatur über Befunde berichtet. Nach 4 Wochen hat das Öl den Wirbelkanal verlassen, nachdem am vierten Tage die maximale Ausdehnung im Wirbelkanal erreicht war. Nach 3 Monaten lag das Jodöl paravertebral, an den Muskeln, interkostal usw. Bei lumbaler Injektion steigt das Öl bis zu 5 Wirbelhöhen, während der Sakralkanal oft nicht erreicht wird. Bei sakraler Injektion entsprechend den Befunden auch von *Roederer* und *Lagrot* gelangte das Öl maximal bis L 1, bleibt meist aber tiefer. Die Bilder sind sehr unterschiedlich und verfänglich, das Öl klumpt sich zu schwer beurteilbaren Tropfen zusammen, so daß Einzelheiten nicht erkennbar sind. Die Methode hat daher auch keine weitere praktische Bedeutung erlangt.

Zum Studium der Anatomie des Periduralraumes anläßlich der Ausarbeitung der Periduralanaesthesie haben dann vor allem italienische Forscher (*Dogliotti, Giordanengo*), an der Leiche verschiedene Kontraststoffe injiziert und konnten daran vor allem die Ausbreitungsgeschwindigkeit untersuchen.

Ciarla hat 500 bis 2000 cm³ Luft am Lebenden insuffliert und erhielt neben therapeutischen Effekten bei 40 Fällen eine Füllung des gesamten Raumes sowie der extraserösen Bauch- und Thoraxorgane, u. a. eine Pneumo-Ren. *Howard* u. *Sanford* haben etwa zur gleichen Zeit Bandscheibenvorfälle auf diese Weise darzustellen versucht. Uns erscheint diese Methode bei dem großen Venenreichtum des Periduralraumes reichlich gewagt, zumal wir uns bei einigen Stichproben an der Leiche nicht von der Brauchbarkeit der überaus schwierig zu deutenden Bilder überzeugen konnten. Um so überraschender sind die Ergebnisse bei *Sanford* u. *Howard* mit 55 verwertbaren Befunden bei 77 Fällen sowie ihre Angabe, daß die Methode derartig ungefährlich sei, daß ihre Anwendung ambulant in der Sprechstunde erfolgen könne.

Einen anderen Weg, die Verwendung von Perabrodil, beschritt 1941 *Knutsson* in 45 Fällen zur Darstellung hinterer Bandscheibenvorfälle. Er erhielt durchaus verwertbare Bilder, hatte allerdings 3 schwere Zwischenfälle zu verzeichnen, offenbar infolge unbeabsichtigter intralumbaler Injektion. Der Einstich erfolgte jeweils sakral. In Deutschland konnten wir erstmals auf der 61. Tagung der Vereinigung Nordwestdeutscher Chirurgen über Erfahrungen berichten. Zuerst *Knutsson* folgend sind wir aus verschiedenen noch zu erörternden Gründen bald abweichend vorgegangen.

Zunächst ist es erforderlich, einige Bemerkungen über die Anatomie des Periduralraumes, kaudalwärts der Endigung des Lumbalsackes auch Epiduralraum genannt, vorauszuschicken. Er erstreckt sich vom Foramen occipitale magnum, wo sich die Dura in 2 Blätter teilt, als spaltförmiger, eigentlich also intraduraler Raum, den Duralsack zirkulär umgebend bis zum Hiatus sacralis. Ein von *Heile* früher behauptetes Hinaufreichen über das Foramen magnum nach kranialwärts können wir auf Grund von Kontrastfüllungen an der Leiche nicht bestätigen. Die ventrale Begrenzung erfolgt durch die Hinterfläche der Wirbelkörper-Bandscheibenreihe, die seitliche durch die Wirbelbögen und die dazwischen ausgespannten gelben Bänder. Wichtig sind die Verhältnisse am hinteren Längsband. Es wurde bereits erörtert, daß dieses die konkav geformten Dorsalflächen der Wirbel überbrückt, sich breiter werdend an den physiologischerweise schon etwas vorgebuchteten Bandscheiben anheftet. Lumbalwärts wird das Band schmäler und läuft im Sakralkanal schmal aus, ein sagittales Septum bildend. Auch dorsal findet sich ein ähnliches Septum durch lockere fibröse Fasern zwischen Dura und Mittelteil der Ligamenta flava in individuell verschieden starker Ausprägung. Es resultiert daraus möglicherweise eine Zweiteilung des Raumes in eine rechte und linke Hälfte. Die Abdichtung nach lateral wird unterbrochen durch die Zwischenwirbellöcher. Hier enden die Durascheiden der Wurzeln, sie sind locker an der Umrandung der Foramina befestigt und gehen über in eine perineurale Bindegewebsscheide. Eine Flüssigkeit kann auf diesem Wege den Periduralraum nach paravertebral verlassen, besonders leicht im Sakralteil, da hier verstärkende, sog. *Charpy*sche Fasern fehlen. Der Raum ist erfüllt von einem lockeren, halbflüssigen Fettgewebe, das am ehesten mit dem Fett des Nierenlagers bzw. des Cavum Retzii vergleichbar ist und der Polsterung des Lumbalsackes dient. Gleiche Bedeutung haben die zahlreichen dünnwandigen Venen, deren leichte Verletzlichkeit jedem Operateur unliebsam bekannt ist. Der ventrale Teil des Raumes ist am engsten. Die Vorderwand der Dura liegt dem hinteren Längsband dicht an, während dorsal zwar eine geringere venöse Durchflechtung, jedoch ein stärkeres Fettpolster vorhanden ist. Querschnittsbilder zeigen eine kontinuierliche Zunahme der Weite in verschiedenen Höhen. In unserem Zusammenhange interessieren besonders die Verhältnisse im unteren Lumbalteil. Hier kann der Abstand der Vorderwand der Dura vom knöchernen Wirbelkanal bis 5 mm betragen, besonders dann, wenn ein abnorm enger Endsack vorliegt, bzw. eine abnorm hohe Endigung. Diese Möglichkeiten haben uns bereits bei der myelographischen Darstellung beschäftigt.

Die Ausbreitung einer Flüssigkeit im Periduralraum ist außer mit Jodipin mit verschiedenen Substanzen untersucht worden, an der Leiche und im Tierversuch mit Farbstoffen (*Läwen* u. *v. Gaza, Kraas, Lisowskaja, Schlimpert* und *Schneider*), mit Umbrathor (*Philippides*). Wichtige Hinweise geben die Erfahrungen bei der Epidural- und Periduralanaesthesie. Neben den genannten individuellen anatomischen Verschiedenheiten bestehen auch wichtige Unterschiede zwischen Leichenversuchen mit fehlendem Gewebsturgor und fehlender Venenfüllung und solchen am Lebenden. Im allgemeinen wird der Gesamtraum mit 60 bis 120 cm³ Fassungsvermögen angegeben. Wir haben die obere Grenze des Perabrodilkontrastes unter dem Röntgenschirm verfolgt und fanden folgende, allerdings sehr variable Mittelwerte:

Einstich	Injektionsmenge		
	10 cm³	20 cm³	30 cm³
Sakral	L 5	L 1	D 8
Peridural L 4/5	L 1	D 6	D 1
Peridural D 11/12	D 8	D 1	zervikal

Jedoch kommen wie gesagt nicht unbeträchtliche Abweichungen vor. Bei periduraler Injektion ist die Ausbreitung nach kaudal in den Sakralkanal hinein erschwert. Eine merkbare Abhängigkeit von der Lagerung des Patienten besteht nicht, entsprechend auch unseren Erfahrungen bei der Periduralanaesthesie an über 500 Fällen. Die Ausbreitung erfolgt durch Diffusion, und zwar wird in einer halben bis einer Minute die maximale Ausbreitung erreicht. Der Injektiondruck wie die Flüssigkeitsmenge vermehren die Ausbreitung. Der paravertebrale Abfluß ist sakral entsprechend der schlechteren Abdichtung der dortigen Foramina stärker. Die Resorptionsverhältnisse liegen nach unseren Versuchen entgegen der Ansicht von *Cuturi* bezüglich Novocainresorption derart, daß bei Prüfung der Speichelausscheidung gegenüber subkutan zugeführter Jodkalilösung die peridurale Resorption etwa doppelt so schnell vor sich geht.

Da eine gewebsschädigende Wirkung einer wäßrigen 30%igen Perabrodillösung im Tierversuch festzustellen war, am Menschen bei anfänglichen Versuchen zum Teil heftige Reizerscheinungen auftraten, verwendeten wir eine 30%ige durch Peristonzusatz viskös gemachte Perabrodillösung, die uns von der Firma *Bayer* Leverkusen zur Verfügung gestellt wurde. Sie hat nach eingehender Prüfung folgende Vorteile gegenüber der wäßrigen Lösung:

1. Im Tierversuch treten keine Nekrosen bei subkutaner Injektion auf, sie ist trotz der hohen Konzentration wenig gewebsfremd. Beispielsweise gilt für das wäßrige Abrodil eine 4%ige Lösung als gewebsisotonisch (*Butzengeiger*).

2. Bei subkutaner Selbstinjektion tritt im Gegensatz zur wäßrigen Lösung kaum eine Schmerzhaftigkeit auf.

3. Infolge der großen Viskosität, ist die Resorption verzögert, die Ausbreitung entsprechend den Erfahrungen mit der Peristonplombe bei der Periduralanaesthesie weniger groß, der Abfluß durch die Zwischenwirbellöcher verlangsamt.

4. Ein Durchtritt durch die Dura, eine reaktive Veränderung des Liquors konnte nicht gefunden werden.

5. Auch nach mehrmaliger Füllung sind autoptisch keine Gewebsveränderungen im Periduralraum nachweisbar.

Wir sind berechtigt festzustellen, daß das peridural angewendete Perabrodil viskös ein ungefährliches Kontrastmittel ist, das gegenüber der wäßrigen Lösung entscheidende Vorteil aufweist. Inzwischen konnten wir es bei 66 Patienten zur Anwendung bringen, ohne einen ernsten Zwischenfall zu erleben. Bei nicht radikulär erkrankten Patienten ist die Injektion so gut wie schmerzfrei. Unerläßlich ist die Vorprüfung auf Überempfindlichkeit gegen das Medikament an sich (*Jungmichel*), in der Praxis ausgeführt durch vorherige intravenöse Injektion von 1 bis 2 cm³ Perabrodil. Eine Schädigung der Speicherorgane, des Retikuloendothels (*Ammon, Bargmann*) ist bei den geringen Mengen nicht zu erwarten. Einmal kam es zu schnell vorübergehenden radikulären Reizerscheinungen, ein einziges Mal zu stärkeren Erscheinungen, und zwar bei einer 35 jährigen Patientin nach etwa 2 Std.

Es traten heftige klonische Krämpfe mit lanzinierenden Schmerzen in beiden Beinen auf. Das Kontrastbild war regelrecht. Die Abendtemperatur stieg bis 38,2°, geringer Meningismus. Nach 3 Std klangen die Erscheinungen allmählich ab. Der am folgenden Tage entnommene Liquor zeigte eine leichte Eiweißvermehrung, eine schwache Linkszacke in der Normomastixkurve und 38/3 Zellen. Wir nehmen hier an, daß doch eine geringe Menge intradural gelangt ist. Ganz ähnliche Erscheinungen beschreibt *Karlén* bei 3 von 45 Fällen von *Knutsson*, 1 Fall kam unter den Erscheinungen der Urämie und Fettembolie ad exitum, letztere beruhte auf krampfbedingten Wirbelfrakturen. Die versehentliche intradurale Injektion ist die einzige Gefahrenquelle, sie gilt es strengstens zu vermeiden.

Bei periduralem Einstich wird man ein Anstechen des Liquorraumes immer bemerken, wenn man niemals höher als zwischen D 12 und L 1 eingeht, ferner den Patienten pressen läßt oder die möglichst kurz geschliffene Kanüle dreht. Unter Hunderten von Periduralanaesthesien ist uns jedenfalls niemals das Mißgeschick passiert, unbemerkt intralumbal zu injizieren.

Bei sakralem Einstich soll die Kanüle nicht mehr als 4 cm vorgeschoben werden. Es bestehen folgende Möglichkeiten des Anstiches des Liquorraumes:

1. technische Fehler, Nadel zu hoch geführt,

2. der Endsack reicht abnorm tief herab,

3. Punktion des filum terminale. Die Kanüle soll daher möglichst dorsal liegen.

Wir haben den Liquor sowohl mit scharfer Grenze unterschichten wie das Kontrastmittel mit Liquor überschichten können, schließlich trat die gute Abgrenzung sogar dann auf, wenn wir das Mittel in den Liquor hinein injizierten.

Leider war es bisher nicht möglich, anstatt des Perabrodil das Abrodil in visköser Lösung zu verwenden, das, u. a. nach schwedischen Erfahrungen bei der Verwendung zur Myelographie ungefährlicher ist. Da das Abrodil in neuerer Zeit wieder zur Verfügung steht, wird es zweckmäßig sein, es an Stelle des Perabrodil zu verwenden.

In 2 Fällen deponierten wir infolge falscher Nadellage die gesamte Menge in das praesakrale Gewebe, 2 mal subkutan, ohne daß subjektiv wie objektiv die geringsten Symptome auftraten, im Gegenteil, die völlig beschwerdefreie Injektion ohne die üblichen Symptome des Wurzelreizes bei diesen Ischiadikern waren uns von vornherein verdächtig.

Einzelheiten der Injektionstechnik zu beschreiben erübrigt sich. Die sakrale Injektion ist bekannt, oftmal wegen Adipositas oder anatomischen Unregelmäßigkeiten am Hiatus technisch schwierig oder gar unmöglich. In Knieellenbogenlage injizieren wir 15 bis 20 cm³, um die untere LWS. darzustellen. Bei höher gelegenen Prozessen, vor allem bei Bandscheibenvorfällen, die wahrscheinlich bei L 4/5 und höher liegen, ist die peridurale Injektion am sitzenden Patienten nach der Technik von *Dogliotti* unter Verwendung etwas geringerer Mengen zweckmäßiger. Höher als D 12 sind wir bisher niemals eingegangen. Man vermeide das Einbringen zu großer Mengen von Kochsalzlösung bei der Prüfung der Nadellage, um nicht das Kontrastbild zu beeinträchtigen, da das Kontrastmittel nach paravertebral abgedrängt wird. Nur bei radikulären Erkrankungen pflegt ein diagnostisch sehr wichtiger Schmerz im erkrankten Wurzelgebiet aufzutreten, weswegen sich der ampullenfertige Zusatz von 1% Novocain als zweckmäßig erwiesen hat. Manchmal werden vorübergehende dumpfe Kreuzschmerzen, Druckgefühl angegeben. Sofortiger heftiger Schmerz ohne Vorliegen einer entsprechenden klinischen Erkrankung sollte ein Warnungszeichen sein.

Die Röntgenaufnahmen werden sofort im Anschluß an die Injektion gemacht, da sich bereits nach wenigen Minuten die Konturen verwischen, nach 12 min meist die Bilder nicht mehr verwertbar sind. Nach etwa 20 min sind nur noch geringe Reste der Füllung vorhanden. Es wird in manchen Fällen eine a.p.-Aufnahme, in allen Fällen je eine in rechter und linker Seitenlage gemacht, gegebenenfalls auch noch zusätzlich Schrägaufnahmen. Eine Verfolgung des Kontrastschattens bei der Durchleuchtung ist aus Gründen zu geringen Kontrastes nicht in Einzelheiten verwertbar.

Das normale Peridurogramm. Aus dem anatomischen Bau geht hervor,

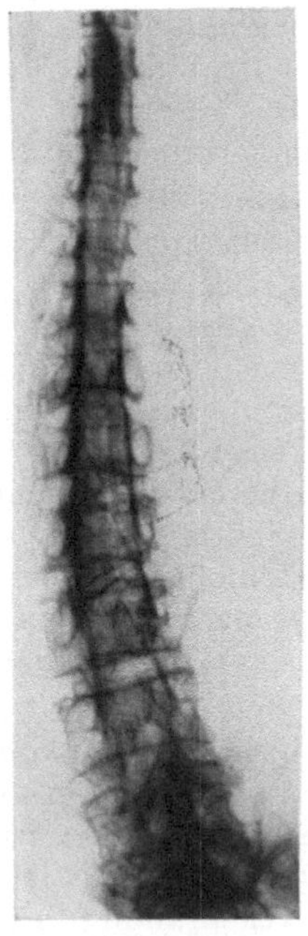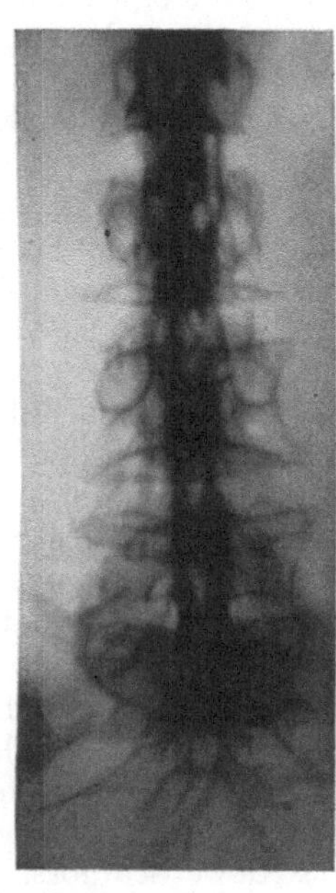

a   b

Abb. 21. a. p.-Füllung mit zipfligem Abgang der Wurzeln. a: Präparat b: gezielt, am Lebenden.

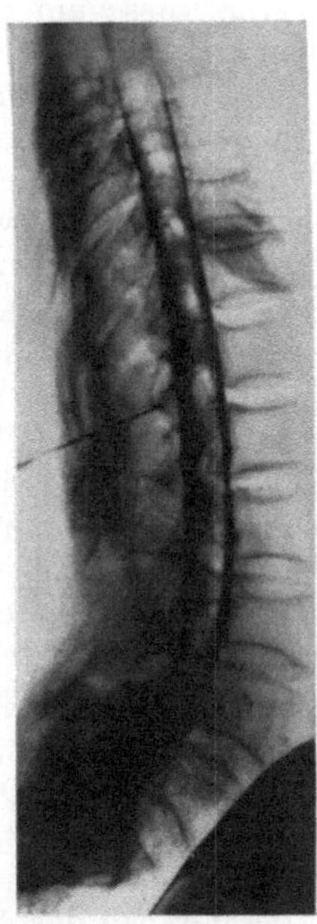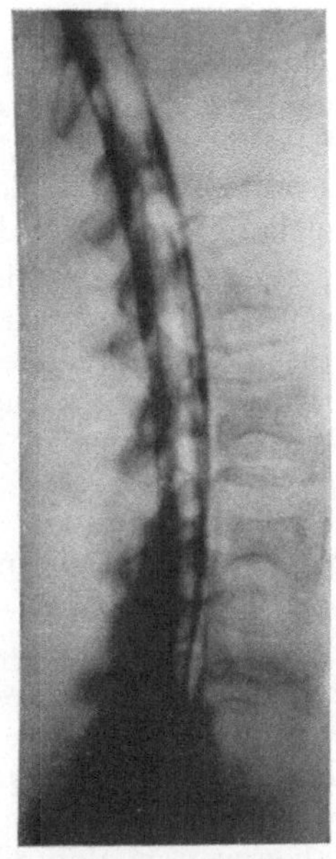

a   b

Abb. 22. Normale Füllung mit seitlichem Bild. a: Präparat mit periduraler Lage der Nadelspitze. b: gezielte Aufnahme am Lebenden.

welche Möglichkeiten der Darstellung zu erwarten sind. Die a.p.-Aufnahme ist schwierig zu beurteilen, da zahlreiche Überschneidungen und nur geringe Kontrastdichte bestehen. Im wesentlichen sieht man seitlich einen Ausguß des knöchernen Wirbelkanales, während die mittleren Partien keine verwertbaren Strukturen erkennen lassen (Abb. 21).

Das peridurale Fettgewebe unterbricht den Schatten unregelmäßig. Es kommt infolgedessen in höherem Lebensalter, bei sklerotischen Veränderungen des Fettgewebes und mangelnder Aufsaugfähigkeit zu rundlichen, wirren Aussparungen. Die Abgänge der Wurzeln sind meist besser zu erkennen, besonders stark gefüllt und klumpig kontrastiert im praesakralen Gewebe, ohne daß asymmetrische Abgänge, fehlende Füllung einer Seite mehr als einen Verdachtsmoment bedeuten. Manchmal, ebenfalls mit Vorliebe im Lumbalbereich, ist die anatomisch beschriebene Zweiteilung sichtbar. Dann kann bei exzentrischer Nadellage einmal ein vorwiegend halbseitiges Füllungsbild entstehen. Offenbar ist aber ein stärkerer Injektionsdruck imstande, die trennenden Septen zu sprengen. Insgesamt gesehen sind die a.p.-Aufnahmen nur für die Beurteilung gröberer Veränderungen verwertbar. Viel wichtiger sind die Befunde bei genau seitlichem Strahlengang.

Im seitlichen Bild (Abb. 22) kommt im wesentlichen ein häufig breiterer dorsaler und ein schmalerer ventraler Kontraststreifen zur Darstellung. Der dorsale entspricht dem dickeren hinteren Periduralraum und ist in seinen Einzelheiten durchweg schwierig zu beurteilen. Es ist zu beachten, daß infolge des Fehlens des Gewebsturgors, der Venenfüllung, des Gegendruckes des Liquors die Weite und Dichte der Füllung im Präparat etwas anders ausfällt als am Lebenden, allerdings nicht grundsätzlich verschieden ist. Die Teilung in einen dorsalen und ventralen Raum ist naturgemäß im sakralen Epiduralraum nicht mehr vorhanden. Dort ist der Kontrastschatten dichter und kann noch auf den Bereich des Endsackes übergreifend die Verhältnisse am Lumbosakralübergang unübersichtlich gestalten. Auf individuellen anatomisch bedingten Verschiedenheiten beruht die Tatsache, daß manchmal noch weiter kranialwärts eine dichtere Füllung auftritt, daß ferner eine Füllung des vorderen Raumes weiter hinaufreicht als die dorsale. Es ist jedenfalls im allgemeinen nicht möglich, Einzelheiten der dorsalen Schattenstrukturen in pathologischem Sinne zu verwerten, etwa zum Nachweis einer Verdickung der gelben Bänder oder der Bogenwurzeln.

Von entscheidender Bedeutung ist jedoch der ventrale Kontraststreifen, dessen normale Gestalt wir kennen müssen. Am Präparat kommt er aus erwähnten Gründen zu besonders guter Darstellung. Bei genau seitlicher Strahlenrichtung besteht ein Zwischenraum zu der konkaven Wirbelkörperrückfläche, während eine enge Beziehung zu den Bandscheiben besteht. Gerade diese ist für uns von größtem Interesse. Eine gewisse Verdünnung des Streifens im Bandscheibenbereich ist normal. Andere Fehlerquellen werden im Zusammenhang mit den pathologischen Veränderungen zu erörtern sein, ebenso die Beurteilung der Wurzelabgänge, die schräg nach vorn unten verschieden weit zu verfolgen sind.

Leider hat man es nicht in der Hand, eine maximale Darstellung zu erzielen, da zu viele Varianten der anatomischen und physikalischen Strukturen, Altersveränderungen usw. eine Rolle spielen. Durchweg pflegen Bilder bei jüngeren Patienten besser auszufallen. Schrägaufnahmen zeigen ähnliche Kontraststreifen wie die seitlichen, haben uns aber diagnostisch bisher nicht weiter helfen können. Anderweitige Befunde an der Grenze des Normalen und Pathologischen werden im folgenden Abschnitt besprochen.

Das pathologische Peridurogramm. Jeder raumbeengende Prozeß im Periduralraum wird eine Aussparung, einen Füllungsdefekt, einen Stop erzeugen, sei es ein experimentell eingebrachter Fremdkörper, ein Tumor, entzündliche oder adhäsive Prozesse.

Entsprechende Befunde erhielten wir bei eingebrachten Paraffinkügelchen bis zu 5 mm Durchmesser, bei Spondylitis; einen periduralen Stop bei intra- und vor allem extramedullären Tumoren, bei alten Wirbelfrakturen, beim Wirbelgleiten in Höhe der Gleitebene usw. Diese Ergebnisse werden an anderer Stelle mitgeteilt. Hier interessieren die Darstellungsmöglichkeiten bei Veränderungen der Bandscheibe. Praktisch kommt ausschließlich die seitliche Aufnahme in rechter und linker Seitenlage in Frage.

Auch hierzu haben wir mehrere Leichenwirbelsäulen gefüllt. Eine leichte Vorwölbung der Bandscheiben ist normal. Wir verweisen auf die früher gemachten Ausführungen, u. a. im myelographischen Kapitel. Bei Lordose läßt sich der Befund manchmal, aber nicht regelmäßig verdeutlichen, ohne sogleich pathologische Bedeutung zu haben, wenn mehrere Bandscheiben ein gleichartiges Bild zeigen. Wir haben diese Verhältnisse mehrfach an Leichenwirbelsäulen studiert und wiederum mit dem Sektionsbefund verglichen.

Abb. 23 zeigt eine angeborene Blockwirbelbildung mit einer osteochondrotischen Bandscheibe darunter und gleichzeitiger Dorsaldislokation. Der ventrale Streifen ist unterbrochen und ausgebuchtet. Es bestand eine Protrusion.

Die Möglichkeiten und Grenzen einer Darstellung hinterer Bandscheibenvorfälle verschiedener Art soll beistehendes Schema verdeutlichen (Abb. 24).

L 1/2: normal
L 2/3: normal, Wurzelabgang
L 3/4: Vorfall mit abgedrängter, horizontal verlaufender Wurzel
L 4/5: Kleiner Vorfall ohne Wurzeldarstellung
L 5/S 1: Großer Vorfall mit starker Osteochondrose und Verdünnung bzw. Abbruch des vorderen Kontraststreifens.

Es ist erklärlich, daß eine a.p.-Aufnahme keine positiven Bilder ergibt, da der breite dorsale Kontraststreifen die Aussparungen überlagert. Die besten Möglich-

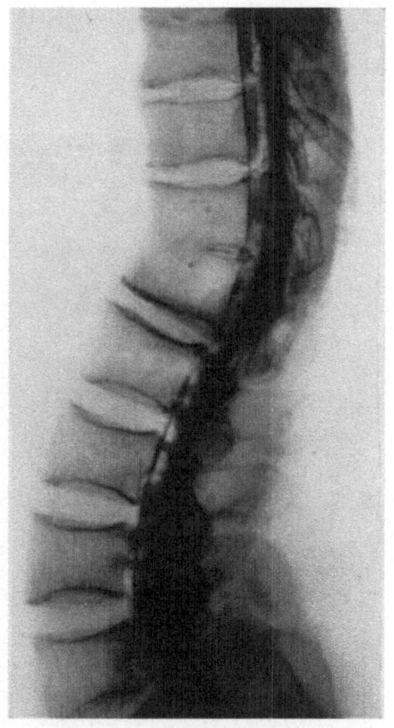
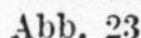
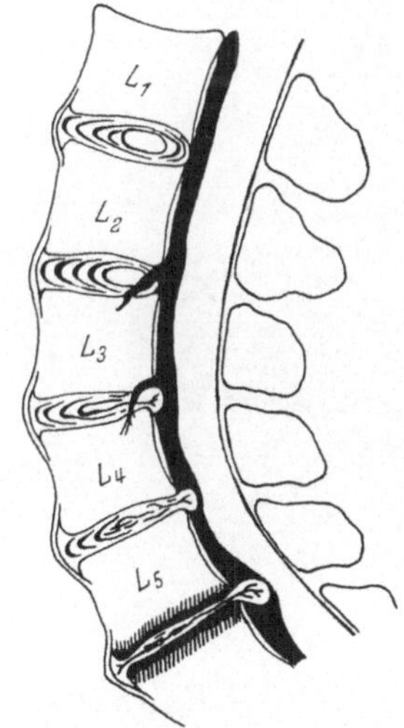

Abb. 23   Abb. 24

Abb. 23. Angeborener Blockwirbel mit osteochondrotischer Bandscheibe darunter. Leichte Ausbuchtung des vorderen Kontraststreifens (Präp.).

Abb. 24. Schematische Darstellungsmöglichkeiten bei Bandscheibenvorfällen.

keiten werden Protrusionen der Gesamtbandscheibe ergeben, sodann die größeren möglichst breitbasigen Vorwölbungen. Es ist genau so verständlich, daß sich kleinere und lateral gelegene Vorfälle der Darstellung entziehen. Größere auch laterale Vorfälle können allerdings insofern positiv werden, als bei Vergleich der in rechter und linker Seitenlage gemachten Aufnahmen eine Doppelkontur entsteht. Auch wird die Kontur durch reaktive Veränderungen in der Umgebung teils verwischt, andererseits dann aus einem derart entstandenen Abbruch ein Verdachtsbefund entstehen.

Wegen der früher erwähnten besonderen anatomischen Verhältnisse im unteren Lumbalteil pflegen sich Vorwölbungen der präsakralen Bandscheibe besonders schwer abzubilden. Die besten Darstellungen finden wir bei höher gelegenen Vorfällen, also von L 4/5 nach kranialwärts. Insofern bestehen durchaus Parallelen zur Myelographie.

Nun zu den Befunden im einzelnen. 3 klinische Verdachtsfälle mit negativen Bildern bleiben unberücksichtigt. Das übrige Gesamtmaterial von 35 Fällen teilt sich folgendermaßen auf. 2 positiv dargestellte Fälle, konservativ behandelt. Die Befunde entsprechen dem klinischen Bild. 33 operierte Fälle, davon als erste Gruppe 27 Fälle mit operativ bestätigten Bandscheibenvorfällen, eine zweite Gruppe von 6 Fällen mit negativem Operationsbefund.

1. *Gruppe:* (27 Fälle) 13mal ließ sich in völliger Übereinstimmung mit dem Operationsbefund der Vorfall einwandfrei darstellen. Mehrmals wurden auch benachbarte Räume revidiert, wobei sich dann entsprechend dem normalen Kontrastbild kein Bandscheibenprozeß fand.

Abb. 25. Sakrale Injektion, breiter lateraler Vorfall praesakral, starke Osteochondrose. Die Füllung reicht nicht weit genug herauf, um die höheren Bandscheiben zur Darstellung zu bringen.

Abb. 26. Sakrale Injektion, breite Protrusion L 4/5, während die praesakrale Bandscheibe infolge unscharfer Begrenzung nicht beurteilbar ist, die nächst höheren zeigen geringe physiologische Verdünnungen des Kontraststreifens.

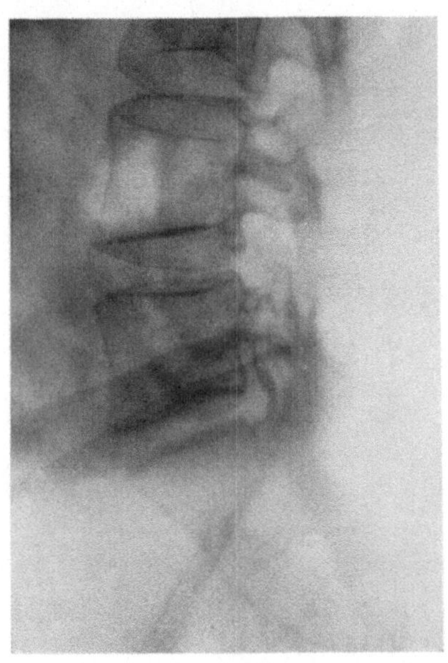 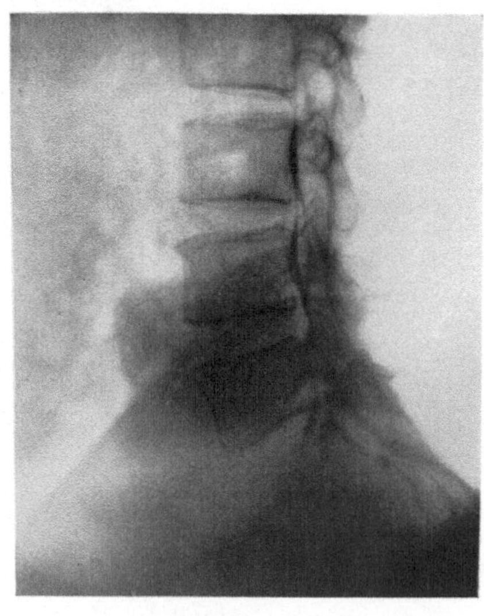

Abb. 25   Abb. 26

Abb. 25. Praesakraler breiter Bandscheibenvorfall.
Abb. 26. Leichte Vorwölbung L 4/5. L 5/S 1 nicht beurteilbar. L 3/4 physiologisch eingedellt.

Vgl. Abb. 43, Seite 347. Peridurale Injektion. Spondylolisthesie Grad I mit praesakralem Vorfall. Man beachte den horizontal abgehenden Verlauf der Wurzel, operativ bestätigt. Zur Verdeutlichung wurde die Wurzel gestrichelt nachgezeichnet. Auch an den beiden nächst höheren Bandscheiben leichte Vorwölbungen.

In weiteren 6 Fällen war das Bild nicht eindeutig genug, um von einer direkten Darstellung zu sprechen, jedoch zeigten sich verschiedene Verdachtsmomente, die in Übereinstimmung mit dem klinischen Bilde verwertbar waren.

Abb. 27. Bei L 4/5 Abbruch und Undeutlichwerden des Kontrastes der im Sakralraum und kranial gut herauskommt.

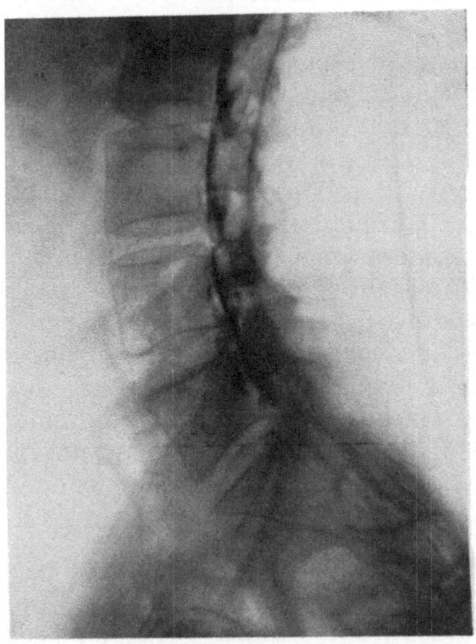 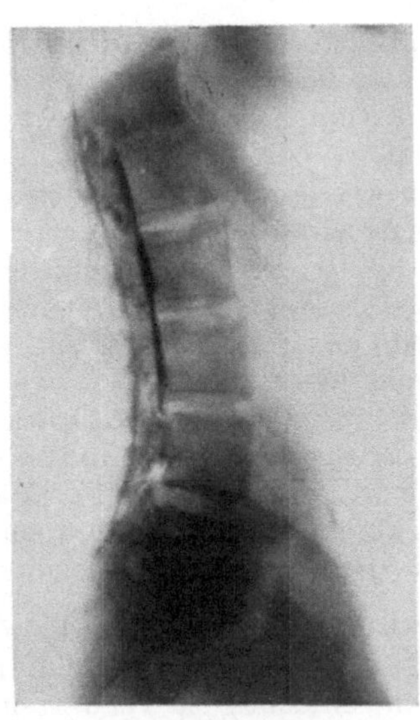

Abb. 27   Abb. 28

Abb. 27. Vorfall L 5/S 1 mit Abhebung und spitz zulaufendem Kontraststreifen. Wurzel offenbar horizontal abgedrängt.

Abb. 28. Doppelter Vorfall L 3/4 (leichte Abhebung) und L 4/5 (stärkere Abhebung des verdünnten Kontraststreifens).

Abb. 28. Klinisches Bild sprach für einen Vorfall L 4/5 oder L 3/4. Der an der Grenze des Physiologischen stehende Befund bei L 3/4 entsprach einem kleinen Vorfall, ein solcher fand sich auch bei L 4/5.

In 3 Fällen war das Bild bei richtiger Füllung so schlecht, daß eine Auswertung nicht erfolgen konnte, abgesehen von mehreren Fällen technisch nicht gelungener Punktion.

Von besonderer Bedeutung sind restliche 5 Fälle, bei denen die Peridurographie negativ ausfiel, bei der Operation dennoch ein Vorfall gefunden wurde. Diese Versager hatten verschiedene Gründe. Aus den bereits erwähnten anatomischen Gegebenheiten sind die Darstellungen an der präsakralen Bandscheibe weniger gut. In 2 Fällen lag der Vorfall zu weit lateral als daß ein positives Bild erwartet werden konnte, einmal war er sehr klein, in zwei Fällen kamen allerdings 2 größere Vorfälle zwischen L 4/5 nicht zur Darstellung, ohne daß dafür eine befriedigende Erklärung gegeben werden kann. In 3 weiteren Versagerfällen entging ein kleiner zweiter Vorfall der Nachbarbandscheibe der Darstellung.

Einschließlich der beiden konservativ behandelten Fälle, in insgesamt 29 also, hatten wir demnach 15 gut verwertbare, 6 verdächtige Befunde und 8 Versager, davon 3 auf Grund technisch schlechter Bilder. Medial gelegene Vorfälle kommen

besser heraus als laterale, während für die kaudalen die sakrale Injektion vorzuziehen ist, ergibt für die höher gelegenen die peridurale Injektion bessere Möglichkeiten.

Tabelle. (In Klammern doppelte Vorfälle.)

	Darstellung	
	positiv	negativ
L 5/S 1	8 (1)	3 (1)
L 4/5	12 (1)	4 (1)

2. Gruppe: (6 Fälle). In diesen 5 peridurographisch negativen Fällen wurde
auch operativ kein Vorfall gefunden, in einem Falle wurde ein positives Bild vor-
getäuscht. 3mal jedoch trat ein heftiger dem klinischen Bilde entsprechender
Wurzelschmerz bei der Injektion auf, so daß die Wurzeldurchschneidung vorgenommen wurde und zur Heilung führte. Diese diagnostisch sehr wichtige Erscheinung ist eine wertvolle Beigabe der periduralen Injektion, ist jedoch nicht
spezifisch für die Perabrodilinjektion, sondern auch mit indifferenten Lösungen
auslösbar. Der Wert besteht in dem Hinweis auf den radikulären Sitz der Schädigung. Wenn das Schmerzsymptom vermißt wurde, liegt der Verdacht nahe, daß
die Diagnose nicht zutrifft, wie wir es an den 2 restlichen Fällen der zweiten
Gruppe mit völlig negativem Operationsbefund feststellen konnten. Im Intervall kann dieser Schmerz gemindert sein, in unserem einzigen Falle reiner Lumbago fehlte er. Auffallend war in 2 Fällen, die gerade deshalb nicht zur Operation
gelangten, eine schlagartige therapeutische Wirkung, wie wir sie aus den Erfahrungen mit der Periduralanästhesie kennen.

Wenn wir das *Fazit* ziehen und zur kritischen Beurteilung der Peridurographie
gelangen, so stellen wir voran, daß nur der positive Ausfall, in etwa 50% der Fälle
zu erwarten, eindeutig zu verwerten ist. Verdachtsbilder sind ganz besonders
kritisch und nur unter gleichzeitiger Heranziehung der klinischen Symptome zu
verwerten. Das klinische Bild entscheidet über die Operationsindikation. Die
Grenzen der Methode liegen in den anatomisch bedingten individuellen Verschiedenheiten der Kontrastausbildung, der technisch schwierigen Röntgen-
darstellbarkeit an der Lumbosakralgrenze, in der Eigenart des Bandscheibenvorfalles. Wir sehen in der Peridurographie eine Hilfsmethode, die den Vorzug
der Ungefährlichkeit hat, indem ein resorbierbares, unschädliches Kontrastmittel
injiziert wird und die gerade für die klinisch schwer zu diagnostizierenden höher
gelegenen Vorfälle besonderen Wert hat, während der lokalisatorischen Differentialdiagnose zwischen den beiden letzten Bandscheiben insofern geringere praktische
Bedeutung zukommt, als die operative Exploration in Zweifelsfällen grundsätzlich
in beiden Zwischenbogenräumen erfolgen sollte. Der positive Ausfall erspart
diagnostische Zweifel. Anderweitige extradurale Prozesse können abgegrenzt
werden. Die Myelographie mit Jodöl wird von uns erst dann angewandt, wenn
die Grenzen der periduralen Methode erreicht sind. Sie beschränkt sich daher,
wie bereits erörtert, auf wenige Ausnahmefälle.

Wir sind nicht geneigt, den Wert der Peridurographie zu überschätzen und
sind uns über die verhältnismäßig engen Grenzen im Klaren. Wir begründen
indessen die ausführlichere Darstellung der Methode mit dem Hinweis darauf,
daß sie in Deutschland von uns zuerst beschrieben und auch im Ausland in
der hier dargebrachten Form und Ausführlichkeit noch nicht veröffentlicht
worden ist.

G. Die operative Behandlung.

I. Operative Technik.

Der systematische Ausbau der operativen Behandlung begann mit *Mixter* und *Barr*. Die weitere Entwicklung läßt eine klare Linie erkennen. In der Anfangszeit wurde eine klassische Laminektomie mit Entfernung bis zu drei Bögen durchgeführt, dann wurde der Eingriff besonders durch die Mitteilungen von *Mixter* und *Barr* selbst, *Love, Sjöquist, Glorieux* immer kleiner gestaltet. Zunächst vermied man die meist übliche Eröffnung der Dura, ging extradural vor, nahm nur einen Bogen fort, begnügte sich schließlich mit der Fortnahme eines

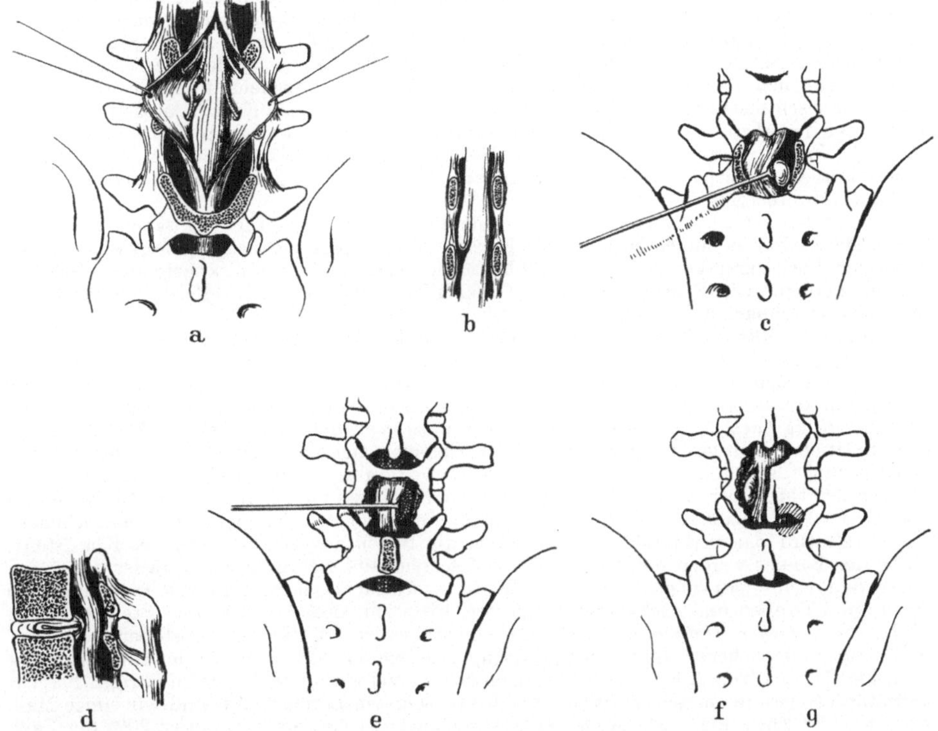

Abb. 29. Operative Zugänge: a: transdural, b: verdickte und angehobene Wurzel, c: Laminektomie, d: seitliches Schnittbild, e: Opferung des Dornfortsatzes, Erhalten der Kontinuität des Bogens, f: Hemilaminektomie, g: interlaminärer Zugang. Schraffierung = Einkerbung der Bogenränder.

halben Bogens mit oder ohne Entfernung der Basis eines Dornes. Dieser historische Werdegang findet eine abgekürzte Wiederholung bei den einzelnen Chirurgen, er beginnt mit einer Laminektomie und kommt mit zunehmender Erfahrung zu einer immer sparsameren Wegnahme von Substanz. Auch wir selbst haben zuerst die regelrechte Laminektomie durchgeführt, sind jetzt aber unbedingt Anhänger des möglichst kleinen Eingriffes. Wir vermeiden die Durchtrennung auch nur eines Halbbogens, es werden lediglich das Zwischenbogenband exzidiert und die benachbarten Bogenränder partiell fortgenommen. Wir nennen diesen Zugang den interlaminären. Die überwiegende Zahl der Chirurgen geht heute so vor. (*Spurling* und *Grantham, Robertson* und *Peacher, Olivecrona,* in Deutschland *Stimpfl, Kuhlendahl, Hoffmann.*) (Abb. 29).

Der *Eingriff im Normalfall* gestaltet sich bei uns folgendermaßen: Der Pat. wird auf den Bauch gelagert, die Beine sind im Hüftgelenk abgewinkelt, so daß eine lumbale Kyphose erzielt wird. Als Auflage dient ein Wasserkissen. Das Abdomen muß möglichst frei sein, um die Atmung nicht zu hindern. Man achte auf gute Polsterung der Oberarme an der Bizepsfurche, da Ulnarisparesen entstehen können (3 Fälle). Narkosevorbereitung mit SEE. schwach i.v., bei sehr kräftigen Patienten in etwas erhöhter Dosis. Halbseitige Infiltrationsanaesthesie mit ½%iger Novocainlösung mit Adrenalinzusatz. Nach Eröffnung des Wirbelkanals und bei freiligender Wurzel Evipan[1].

Flacher, nach der kranken Seite konvexer Bogenschnitt, Durchtrennung der Fascie direkt neben den Dornfortsätzen an der kranken Seite. Abschieben der Muskulatur, bis die Bögen freiliegen. Blutstillung elektrisch und durch Einlegen heißer feuchter Tücher. Nunmehr werden die seitlichen Teile der Dorne und die Bögen peinlich von anhaftendem Gewebe befreit, teils scharf, teils durch harte Stieltupfer und Rasparatorien. Die Muskulatur wird von jetzt an durch tiefe vierzinkige Haken zur Seite gehalten. Manchmal ist es erforderlich, breite bzw. schrägstehende Dorne sagittal abzumeißeln, ohne sie aber zu durchtrennen. Das gelblich durchschimmernde Zwischenbogenband muß gut zu übersehen sein, die knöchernen Bögen sollen frei da liegen.

Die anatomischen Verhältnisse können nun ganz verschieden sein, ohne daß man daraus bindende Schlüsse auf den Zustand der entsprechenden Bandscheibe ziehen darf. Der Zwischenbogenraum kann sehr eng sein, in einigen Fällen völlig durch die dachziegelartig angeordneten manchmal dickeren Bögen überdeckt. Im allgemeinen ist der praesakrale Raum besser zugänglich als der vorletzte. Die richtige Höhe des Eingehens brauchen wir niemals röntgenologisch festzustellen, sondern richten uns immer nach der Kreuzbeinbasis, die leicht freizulegen und abzutasten ist. Praktisch kommen ja immer nur die letzten drei Bandscheibenräume in Frage. Der zuerst von *Semmes* beschriebene, durch Druck auf das Ligamentum flavum ausgelöste Ischiasschmerz wurde nur in seltenen Fällen gefunden, ist aber dann ein wichtiger Hinweis auf die Höhe der Laesion.

Wir prüfen jetzt regelmäßig die abnorme Lockerung im Gefüge zwischen 2 Wirbeln, indem mit 2 scharfen Haken benachbarte Dorne gegeneinander ruckartig bewegt werden. Bei abnormer Lockerung kann neben pathologischer Beweglichkeit ein knarrendes Geräusch erzeugt werden. Die Beurteilung ist in Grenzfällen schwierig, in Zweifelsfällen vergleiche man mit benachbarten Räumen.

Es folgt der Akt der Fensterung des Ligamentum flavum in der klinisch vermuteten Höhe mit einem spitzen Skalpell oder mit einem u. a. von *Hoffmann* angegebenen Spezialinstrument. Man erinnere sich der Ansatzverhältnisse des Bandes, kaudal den unteren Bogen teilweise bedeckend, kranial am unteren Rande des oberen Bogens entspringend. Das Band soll möglichst ausgiebig nach dem lateralen Winkel hin entfernt werden. Am besten faßt man es mit einer kräftigen chirurgischen Pinzette, da Faßklemmen meist ausreißen. Sowie der Wirbelkanal eröffnet ist, quillt lockeres Fettgewebe hervor, in selteneren Fällen wird bereits die bläulich gefärbte Dura sichtbar; häufig sind Verwachsungen zwischen Flavuminnenseite und Inhalt des Wirbelkanales vorhanden, mittels eines angeschlungenen Wattebäuschchens (Abb. 30d) wird das peridurale Gewebe vorsichtig davon abgeschoben. Farbe, Konsistenz, Dicke des Bandes werden registriert. Die Gefahr der Mitverletzung der Dura ist nur selten vorhanden, wenn man vorsichtig vorgeht. Es ist verschiedentlich empfohlen worden, das gelbe Band aufzuklappen und nach Beendigung der Operation wieder an Ort und Stelle zu legen (*Robertson, Peacher, Hoffmann*). Uns erscheint dieses zur Vermeidung postoperativer Verwachsungen angegebene Vorgehen praktisch nur selten durchführbar, da der zur Verfügung stehende Raum allzu eng ist. Verwachsungen der Wurzel werden viel eher im übrigen Bereich auftreten als gerade am gelben Band. An der präsakralen Bandscheibe sind wir einige Male allein mit der Entfernung des Bandes ausgekommen, nach *Love* soll es in etwa 20% der Fälle möglich sein. Die Reste des Ligamentum flavum werden mit einer Stanze (Abb. 30a—b) gefaßt und vor allem nach lateral vollständig entfernt. Infolge seiner Elastizität läßt es sich aus dem Wirbelkanal etwas herausziehen. Dabei kommt es nicht allzu selten zu einer Verletzung der Dura, und zwar aus folgenden Gründen. 1. Schon normalerweise bestehen septenartige Bindegewebszüge in der Mittellinie zwischen Dura und Flavum. 2. In der Umgebung eines Vorfalles bestehen reaktive Veränderungen, besonders nach lateralwärts. 3. Die instrumentelle Verletzung ist seltener und bei vorherigem Abschieben des Wirbelkanalinhaltes zu vermeiden.

Wir halten es für wichtig, auf diese manchmal gar nicht zu vermeidende Duraverletzung besonders hinzuweisen, kamen sie doch in unserem Material anfangs in fast 20% der Fälle vor. Es ist bei einem derartigen Ereignis besondere Vorsicht geboten bei der Abschiebung der Dura, da nun das Liquorpolster der Cauda fehlt. Die Freilegung der Dura ist nun groß genug, um eine sehr wichtige Prüfung zu erlauben. Mit einem Wattebausch, grundsätzlich mit einem

---

[1] Versuche mit Periduralanaesthesie haben uns nicht befriedigt. Die Blutung ist stärker, die Anaesthesie ist für Operateur und Pat. unbequemer, hat unvermeidliche Versager, wenn auch das eigentliche Wurzelgebiet nicht anaesthetisch wird, da der anaesthesierende Effekt offenbar mehr im Foramen intervertebrale und lateralwärts erfolgt und nicht im Bereiche der Durascheide. Allgemeinnarkose, in situ hinzugefügte Lumbalanaesthesie (*Wiberg*) haben wir nicht verwandt. Die Auslösung des Schmerzes an der erkrankten Wurzel ist für uns ein wichtiger Akt der Operation.

Faden armiert, wird auf das Gebiet der Wurzel gedrückt. In typischen Fällen gibt der Patient, das ist der entscheidende Vorteil der Lokalanästhesie, einen heftigen bis unerträglichen, mit seinem Ischiasschmerz als identisch bezeichneten Schmerz an. Nun erst wird Evipan gegeben. Manchmal ist es schon möglich, die Bandscheibenvorwölbung durchzufühlen, allerdings kann der Wurzelwulst täuschen. Fehlt dieser heftige Druckschmerz, so ist es vor Beginn der Allgemeinnarkose zweckmäßig, je nach der klinischen Symptomatik einen benachbarten Zwischenbogenraum zu fenstern und wird oftmals dort den Druckschmerz finden. Die nicht

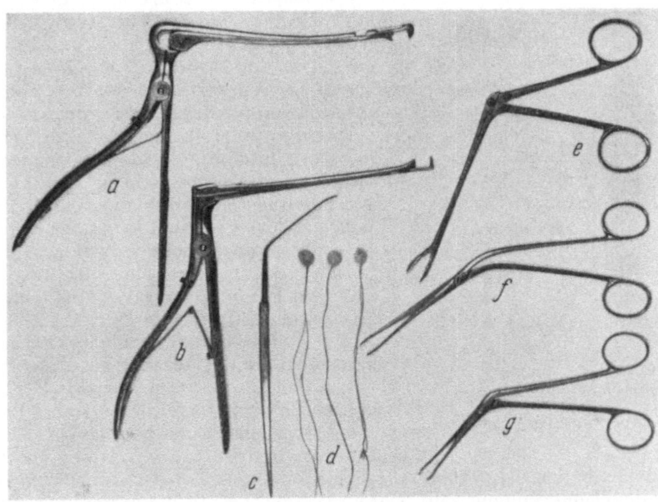

Abb. 30. Spezielles Instrumentarium: Stanze mit kräftigerem (a) und dünnerem Schuh (b), Spatel zum Beiseitehalten der Dura bzw. Wurzel (c), angeschlungene Wattekügelchen (d), verschiedene Zangen zur Extraktion des Vorfalles (e—f), ein schneidendes Instrument für das Innere der Bandscheibe (g).

erkrankte Wurzel pflegt nur eine unbestimmte Sensation hervorzurufen. Wir legen entscheidenden Wert auf die Auslösung des Wurzelschmerzes und operieren darum möglichst nur akute Fälle, außerhalb des Intervalles. Wenn sich kein Vorfall findet, besteht bei einem solchen isolierten Wurzelschmerz die Indikation zur Wurzeldurchschneidung.

Bei 91 operativ bestätigten lumbalen Vorfällen war der isolierte Wurzelschmerz nur in 4 Fällen nicht vorhanden, 70mal aber sehr stark. In 34 Fällen haben wir den benachbart fehlenden Schmerz differentialdiagnostisch verwerten können. In 5 Fällen von Schmerzhaftigkeit zweier Wurzeln handelte es sich auch um doppelte Vorfälle, bei einigen anderen um Beteiligung mehrerer Wurzeln bei paramedianen oder größerem Vorfall. Bei den 4 negativen wurde zweimal in der Remission operiert, je einmal war die Lumbago vor der nur geringeren Ischialgie vorherrschend.

Mit dem gleichen eine wesentliche Erleichterung bedeutendem Stanzgerät, das den *Luer*-schen Zangen vorzuziehen ist, werden nunmehr die Knochenränder der benachbarten Bögen soweit eingekerbt, bis ein Raum von etwa Fingernagelgröße entsteht. Dieser Zugang ist nach unserer Erfahrung für fast alle Fälle ausreichend. Technische Schwierigkeiten entstehen bei besonders engem Zwischenbogenraum. Dann kann man sich dadurch helfen, daß man in Einzelfällen die Knochenfortnahme bis zu einer Hemilaminektomie ausdehnt bzw. die Basis eines Dornes entfernt. Die Dura wird sorgfältig von manchmal reaktiv verändertem Fettgewebe befreit und nach medial abgeschoben, bis es gelingt, von lateral her an die mehr vorn liegende Wurzel heranzukommen.

Bei dieser Manipulation kann es zu sehr störenden Blutungen aus den periduralen Venen besonders der Vorderseite kommen, wodurch die Operation erheblich erschwert und die Dauer sehr verlängert werden kann. Der dauernde Gebrauch eines Absauggerätes ist unerläßlich. Die Venen können infolge Stauung oder reaktiver Hyperämie in der Umgebung der pathologischen Veränderung bis auf Streichholzdicke verdickt sein (Abb. 31e). Manchmal gelingt die Koagulation abseits der nervalen Gebilde, meist kommt man mittels Tamponade durch in den Wirbelkanal nach oben und unten eingeschobene Wattekügelchen aus. Bei intakter Dura verhindert das Liquorpolster eine Druckschädigung der Caudafasern.

Der folgende Akt ist der wichtigste und technisch schwierigste. Das Abschieben der Wurzel über einem nicht verwachsenen Vorfall kann allerdings sehr einfach sein, zumeist liegen dann größere Vorwölbungen vor. Auffallenderweise sind es aber nicht immer frischere mit kurzer Anamnese. Schwierigkeiten entstehen besonders bei mit dem Vorfall, meist kleineren und Protrusionen, verwachsenen Wurzeln, so daß ab und zu, bei uns 4mal, eine Verletzung der Durascheide nicht zu vermeiden war. Man drängt die Wurzeln nach medial unter Benutzung wiederum von Wattebäuschchen oder zweier anatomischer Pinzetten und läßt dann mit einem kleinen Spatel Dura und Wurzel vom Assistenten weghalten. Auf eine praktisch wichtige Täuschungsmöglichkeit sei hingewiesen. Die auf dem Vorfall reitende plattgedrückte Wurzel kann nicht mehr als rundlicher Strang imponieren, sondern als dem Vorfall selbst angehörig angesehen werden, in dem Glauben, man habe die Wurzel bereits abgeschoben. Auf diese Weise haben wir einmal in der Meinung, den hinteren Faserring zu inzidieren, die Wurzel angeschnitten. Man sollte in solchen Zweifelsfällen, um nicht Schaden anzurichten, nicht quer sondern in der Längsrichtung inzidieren.

Die vorkommenden Lagebeziehungen zwischen Bandscheibe und Wurzel sind in Abb. 31 skizziert.

a) Am häufigsten reitet die Wurzel über der Vorwölbung, sie wird zwischen Duraabgang und Zwischenwirbelloch gespannt, nicht unbedingt ist eine gleichzeitige Kompression gegen die Dorsalwand erforderlich.

b) Der Vorfall liegt lateral oberhalb und drückt die Wurzel nach medial.

c) Er liegt im spitzen Winkel zwischen Dura und Wurzelabgang, die Wurzel wird nach lateral abgedrängt. (Vgl. auch den im Kapitel über das Wirbelgleiten beschriebenen Fall mit zugehöriger Abb. 50.) In allen diesen Fällen ist es zweckmäßig, die Wurzeln nach medial abzuschieben, den Vorfall von lateral her freizulegen.

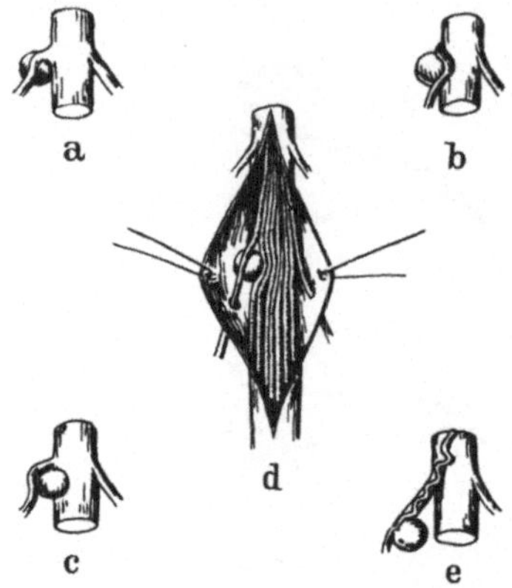

Abb. 31. Mögliche Lagebeziehung vom lat. Vorfall und Wurzel (vgl. Text). Bei (e) gestaute, verdickte Vene entlang der Wurzel.

d) In selteneren Fällen liegt der Vorfall mehr medial, ist dann meist größer, wenn er klinische Erscheinungen erzeugen soll. Dann ist es gefährlich, die extradurale Entfernung zu erzwingen, weil die dünnere noch dazu am Vorfall adhärente vordere Durawand leicht einreißt und ein Nahtverschluß dort unmöglich ist, außerdem aber die ventral liegenden motorischen Wurzeln vorfallen, sich einklemmen oder bei Extraktion des Vorfalles lädiert werden können. Man gehe dann besser transdural vor. Wir haben das 4mal getan von dem erweiterten interlaminären Zugang bzw. von einer Hemilaminektomie aus. Die ventrale Dura wird über der Vorwölbung längs inzidiert, worauf der Vorfall entweder spontan vorquillt oder excochleiert werden kann. Die Caudafasern werden entweder nach der gesunden Seite verzogen oder es wird zwischen ihnen hindurchgegangen. Einmal störte eine arachnitische Verklebung derart, daß die schuldige Wurzel intradural durchtrennt werden mußte.

Die weiteren Maßnahmen am Vorfall selbst sind nur bei guter Übersicht über die anatomische Situation gefahrlos möglich. Im günstigsten, leider selteneren Falle liegt ein freier Sequester vor, der hintere Lamellenring zeigt einen Defekt, aus dem das Bandscheibengewebstück hervorquillt und sich mit einer Faßzange (Abb. 30 e—g) leicht extrahieren läßt. Überwiegend sind jedoch die äußeren Lamellen noch intakt und müssen mit einem spitzen Skapell quer oder kreuzförmig inzidiert werden, wobei es wieder am angenehmsten ist, wenn man nun ein größeres sequestriertes Stück extrahieren kann, das meist noch mit wurzelförmigen Fortsätzen im Inneren der Bandscheibe festsitzt oder aber nach vorsichtiger Excochleation mit einem kleinen scharfen Löffel gewonnen werden kann. In eine zermürbte Bandscheibe dringt man so gut wie widerstandslos ein. Alle diese Fälle sind operativ-technisch sehr befriedigend, nach Entfernung des Gewebes besteht statt der bisherigen Vorwölbung eine Delle, die Wurzel ist frei und entspannt. Schwieriger ist die Excochleation der Bandscheibe, wenn zwar eine deutliche Vorwölbung und weiche Konsistenz als Zeichen der Zermürbung vorhanden sind, jedoch kein Sequester befriedigender Größe. Die stückweise Excochleation ist dann sehr schwierig und erfolgt durch scharfe Auskratzung mit einem scharfen Löffel bzw. Eindringen mit einem schneidenden Instrument (Abb. 30 e) . Man hat oftmals den Eindruck, daß allein die Inzision des Annulus den Binnendruck entlastet und die Vorwölbung kollabieren läßt.

In Grenzfällen einer pathologischen Vorwölbung, bei Protrusionen und der sogenannten „concealed hernia" von *Dandy* erkennt man die pathologischen Veränderungen an der weicheren Konsistenz, auch kann es durch die Kyphosierung bei der Operationslagerung zu einem Relaps der Bandscheibe gekommen sein. Im übrigen werden diese Bandscheiben genau so versorgt wie bisher beschrieben. Die Auffindung der normalerweise weißlichen Bandscheibe kann durch Blutung, Adhaesionen erschwert sein. Punktion mit einer Kanüle weist auf die richtige Höhe. Eine manchmal vorkommende von starker Blutung gefolgte Verwechslung ist, wenn man bei Abtastung der Vorderwand des Wirbelkanales in das dem Austritt der Venae basivertebrales dienende Foramen gerät.

Es ist schließlich noch wichtig, die knöcherne Bedeckung der Wurzeln zur besseren Entlastung nach lateral noch etwas fortzunehmen, ohne aber die kleinen Wirbelgelenke zu verletzen. Eine venöse Blutung aus dem Wundbett im Wirbelkanal kommt meist schon zum Stehen, wenn nun die abgeschobene Dura und Wurzel wieder in ihre Normallage gebracht werden.

Eine eröffnete Dura wird durch Naht verschlossen, kleine artifizielle Einrisse haben wir mit Clips versorgt, in einigen Fällen hat auch das Auflegen eines Muskelstückes genügt, das wir ohnedies bei stärkerer Blutung in die Zwischenbogenlücke einlegen. Der Wundverschluß erfolgt durch Naht der Fascie, der Subcutis und der Haut. Für 24 Std haben wir in den meisten Fällen ein halbes Gummidrain eingelegt, das zwar vielleicht in vielen Fällen nicht erforderlich sein mag, von dem wir aber niemals Schaden gesehen haben entgegen der Ansicht von *Waris*, der seine 5 Todesfälle in Zusammenhang mit der Drainage bringt.

Übersicht über das operative Vorgehen bei 108 Fällen.

Laminektomie	4	(die ersten 4 Fälle überhaupt)
Hemilaminektomie	9	(5 unter den ersten 15 Fällen)
		2 mal mit Entfernung eines Dornes)
interlam. Zugang	89	
Fensterung des Lig.flav.	6	(sämtlich präsakral)

Doppelseitiger interlam. Zugang	6		Eröffnung der Dura:	
Exploration mehrerer Bandscheiben			transdurale Operation	6
durch Fensterung des Lig. flav.	61		artefizielle Verletzungen	22
davon L 4/5 u. L 5/S 1	50		zur Jodölentfernung	6
L 3/4 u. L 4/5	4			
L 3/4 — L 5/S 1	6			
L 3/4 u. L 5/S 1	1			

Wurzeldurchschneidung: 7 mal extra-, 2 mal intradural		
bei nicht entfernbarem Vorfall	3 mal	
bei Bandscheibenbefund, isoliert	5 mal	
schmerzhafter Wurzel		
bei Dorsaldislokation ohne Vorfall	1 mal	

Spanversteifung:	2 mal primäre
	1 mal sekundär

II. Besondere operative Probleme und Fragestellungen.

Die noch nicht entschiedene Frage der Größe des operativen Zuganges wie die der zusätzlichen fixierenden Operationen halten wir für so wichtig, daß eine ausführliche gesonderte Darstellung gerechtfertigt erscheint (vgl. Kapitel III/IV). Ebenso verschiedenartig wird die Notwendigkeit einer mehr oder weniger radikalen Exkochleation der Bandscheibe beurteilt.

Die Dinge liegen einfach, wenn ein Totalsequester vorliegt, die eigentlichen Schwierigkeiten beginnen erst bei den so häufigen nur etwa erbsgroßen Vorfällen bzw. dem kleinen, noch nicht sequestrierten. Jeder Operateur weiß, wie unbe-

friedigend es ist, wenn nur ein paar kleine Gewebsbröckel die Frucht seiner Mühe
sind und kommt zwangsläufig zu der Frage, ob durch diese unvollständige Operation nicht der Weg zum Rezidiv gebahnt wird.

Theoretisch wäre es im Interesse einer Rezidivprophylaxe am besten, das
gesamte Bandscheibengewebe zu entfernen. Neuerdings haben sich *Dandy,
Falconer, George* und *Begg, Echlin, Selverstone* und *Scribener, Hyndman* für dieses
radikale Vorgehen eingesetzt. *Dandy* erwartet u. a. auch eine Blockbildung.
Im Experiment konnte *Falconer* die Schwierigkeit in der Beurteilung, ob wirk-
lich das Gewebe bis an das vordere Längsband exkochleiert wurde, aufzeigen.
Er fordert grundsätzlich die beiderseitige Exkochleation bis in alle Winkel hinein und Abkratzung auch der knorpligen Deckplatten. Uns erscheint die radikale
Exkochleation bzw. gar Ausschneidung der Bandscheibe von einem interlaminären
Zugang aus technisch unmöglich. Eine Laminektomie ist aber, wie wir weiterhin
begründen werden, abzulehnen. Wenn man selbst bei bestem Zugang an der
Leichenwirbelsäule einmal versucht, das Bandscheibengewebe radikal heraus-
zubekommen, wird man noch mehr zu der Ansicht gelangen, daß es in der Praxis
gar nicht möglich ist. Der einzige gangbare Weg für dieses Ziel, in USA. von
Lane und *Moore* beschritten, ist die Ausrottung der Bandscheibe von ventral her,
wie es vor allem früher schon bei der Spondylolisthesis vorgenommen wurde
Wir entfernen nur soviel Gewebe wie wir gelockert finden bzw. ohne Gefährdung
der nervalen Gebilde exkochleieren können. Es ist ja bis heute noch nicht entschieden, ob die Zahl der Rezidive nach radikaler Gewebsentfernung geringer ist,
erst nach Jahren wird das möglich sein. Neben operativen Gefahren (*Falconer, Linton*
und *Wilde* berichten über Verletzung der großen Gefäße) kann die zusammen-
sinternde Bandscheibe Störungen im Gebiete der Zwischenwirbellöcher hervorrufen. Jede auch nicht derart radikal exkochleierte Bandscheibe hat ihren Turgor
verloren und verfällt der narbigen Organisation, die, falls nach einigen Monaten
Schonung kein Rezidiv eingetreten ist, nur sehr bedingt zu erneutem Vorfall
neigen dürfte.

Nicht entfernbarer Vorfall. In 3 unserer Fälle war es nicht möglich, die Wurzel
und Dura genügend abzuschieben, um ohne Gefährdung an den Vorfall heranzukommen, so daß wir ihren sensiblen Anteil zweimal extradural, einmal intradural durchtrennten. Bei diesem zweiten Fall bestand eine erhebliche Arachnitis
nur auf der Seite des Vorfalles, so daß wir ohne Schädigung anderer Wurzeln
die erkrankte nicht vom Vorfall abschieben konnten. Über die Häufigkeit be-
gleitender intraduraler Veränderungen ist, da ja zumeist extradural operiert wird,
nur wenig bekannt. *Bradford* und *Spurling* haben sicherlich nicht recht, wenn
sie das Vorkommen überhaupt bezweifeln. Auch ein zweites Mal sahen wir solche
milchig weißen, zarten Verklebungen.

Vorgehen bei negativem Bandscheibenbefund. Liegt ein ausgesprochener isolierter Wurzelschmerz vor (6 Fälle), so können ein nicht sichtbarer interverte-
braler Vorfall oder eine Neuritis oder aber andere Kompressionsursachen im
Zwischenwirbellochbereich diskutiert werden. Die Methode der Wahl ist die von
Olivecrona, Norlén empfohlene extradurale Wurzeldurchschneidung (*Guleke*) in
der gespaltenen Durascheide, in unserem Material 5mal ausgeführt. 2mal war
allerdings infolge starker Verbackungen eine Isolierung des sensiblen Teiles nicht
möglich, so daß, da es sich um ein schweres langjähriges klinisches Bild bei älteren
Patienten handelte, die gesamte Wurzel geopfert wurde. In 2 weiteren nicht so
schweren Fällen haben wir uns mit der Dekompression begnügt.

Besteht lediglich eine Dorsaldislokation, eine hintere Knochenapposition ohne
Bandscheibenvorfall, so ist es nicht zweckmäßig, die Knochenkanten abzumeißeln
wie beispielsweise *Malmros* es empfiehlt. Hier ist die Raumbeengung auch im

Foramen intervertebrale zu erwarten. Wir haben in einem solchem Falle die hintere Wurzel durchschnitten.

Die Facettektomie (*Ghormley*) der Amerikaner, Fortnahme eines Gelenkfortsatzes zur Entlastung, auch intervertebrale Foraminotomie (*Briggs* und *Krause*) genannt, lehnen wir als statisch sehr bedenklich ab. Zwar würde dadurch natürlich eine Entlastung der Wurzel erfolgen, wir ziehen jedoch die Rhizotomie vor. *Williams* hält die Entfernung der Gelenkfortsätze für so bedenklich, daß er die gleichzeitige Versteifungsoperation für erforderlich hält. *Hohmann* und *Güntz* haben in der deutschen Literatur nach Fortnahme der Gelenkfortsätze bei entzündlicher Erkrankung ein Wirbelgleiten eintreten sehen. Dagegen empfehlen *Senning* und *Sjöquist* die Gelenkfortsatzoperation. *Waris* hat sie in 20 Fällen durchgeführt, 6mal bei lateralem Vorfall bzw. bei spondylarthrotischen Vorgängen.

In jedem Falle einer doppelseitigen Ischialgie ist der Eingriff unbedingt doppelseitig durchzuführen. Die Ursache ist kaum einmal ein medial gelegener Vorfall sondern viel häufiger je ein lateraler auf beiden Seiten.

Operative und postoperative Schädigungen und Störungen. In den meisten Arbeiten, besonders auch den neueren deutschen, ist sehr viel von den Erfolgen, sehr wenig, aber von den Gefahren der Operation die Rede gewesen. Abgesehen von Schädigungen der Statik durch eine radikale Laminektomie selbst, handelt es sich um operationsbedingte Schädigungen, die auch bei sorgfältiger Technik und großer Erfahrung nicht immer zu vermeiden sind, die aber in der Hand des Ungeübten verheerend und irreparabel sein können. Diese Schäden unbeachtet zu lassen, verbietet die ärztliche Pflicht und sie sollten daher ohne Beschönigung publiziert werden. Uns sind mehrere schwere postoperative Lähmungen, von anderer Seite operiert, zu Gesicht gekommen und auch wir selbst haben einige wenn auch bisher leichtere Schäden gesehen. *Weber* berichtet über 7 ernstere Vorkommnisse bei 288 Operationen.

Praktisch unwesentlich sind leichte Wurzelschädigungen infolge der mechanischen Verziehung der Wurzeln während der Operation, so daß eine vorübergehende Hypaesthesie oder motorische Schwäche auftritt, am ehesten eine Abschwächung des ASR. Die Prognose ist in der Praxis günstig, wenn wir auch eine Erholung eines einmal geschädigten ASR. bisher nicht beobachten konnten. Beschwerden davon sind uns nicht bekannt geworden. 4mal wurde wie bereits erwähnt die adhaerente Durascheide verletzt, ohne daß bleibende Störungen resultierten.

Operative Schädigungen der Nervensubstanz erlebten wir unter 108 Fällen 11mal, davon nur 3mal bei intakter Dura.

Bei 5 Fällen einer instrumentellen Zerreißung einer hinteren Wurzel waren die Störungen nach Monaten praktisch unwesentlich, zumal in 3 Fällen glücklicherweise die schuldige sensible Wurzel allein mit dem Stanzinstrument geschädigt worden war. Weitere 6 Fälle hatten Ausfälle der Fußheber, bis auf Reste reversibel. Ein schwere Schädigung der Blasen-Mastdarmfunktion mit Paresen beider Beine erlebten wir bei dem Versuch, die Entfernung eines sehr adhaerenten paramedian gelegenen Vorfalles extradural zu erzwingen. 3 Monate nach dem Eingriff sind die sensiblen Störungen fast völlig, die Blasen-Mastdarmstörungen restlos zurückgegangen, jedoch besteht auch heute noch eine erhebliche Störung in der Fußhebung.

Es geht auch aus der Literatur hervor, daß an sich die Prognose der Schädigung verhältnismäßig günstig sind, ihr Vorkommen bedeutet aber, daß die Operation nur in die Hand des Erfahrenen gehört. Das Risiko durch den Eingriff an sich ist so gering, daß man auf keinen Fall nötig hat, die Operationsdauer abzukürzen und den Eingriff zu beschleunigen. Die Zeitfrage darf bei diesem diffizilen Eingriff keine Rolle spielen. Zwar kann er in einer halben Stunde beendet sein, wir haben aber auch bis zu 2 Std Dauer erforderlich gehabt, wenn starke Blutungen, unübersichtliche Verhältnisse vorlagen.

Wir haben einen Patienten nachoperiert, bei dem im Anschluß an eine auswärts erfolgte negative Bandscheibenexkochleation eine schwere Lähmung im Sinne eines Querschnittssyndromes aufgetreten war, das sich nur an der einen Seite größtenteils zurückbildete, während im anderen Bein eine schwere schlaffe Lähmung von der Operationshöhe in L 2/3 abwärts verblieb. Die Operationswunde hatte sich s. Z. noch dazu infiziert. Wir fanden eine schwere schwielige Einengung von dorsal her und eine völlige Vernarbung und Verklebung der nervalen Gebilde entsprechend der paretischen Seite, und zwar genau dort, wo bei der ersten Operation die Dura offenbar nach medial verzogen worden war. Es zeigt dieser Fall die große Gefahr zu rigorosen Vorgehens und den tragischen irreparablen Ausgang, zu dem eine solche Operation führen kann.

Wundstörungen sahen wir nur je 2 mal in Form von oberflächlichen Hautinfektionen. *Waris* berichtet über 8% Sekundärheilungen. Eine länger dauernde Liquorrhoe über mehrere bis zu 6 Tagen kam in 3 Fällen vor, alle heilten spontan. Die einzige als ernstlich zu bezeichnende Komplikation war eine Meningitis am 17. bis 21. Tage, mit hohem Fieber, 16 700 Zellen. In diesem Falle war die sonst grundsätzlich bei eröffneter Dura eingeleitete Penicillinprophylaxe unterblieben. Glücklicherweise heilte die Meningitis unter Penicillin ohne Restzustand in kurzer Zeit aus. Eine Harnverhaltung am ersten und zweiten Tage ist nicht selten und reflektorisch bedingt, nicht als Zeichen nervaler Schädigung anzusehen.

Irgendwelche sonstige bemerkenswerte Komplikationen erlebten wir nicht abgesehen von Unterdruckbeschwerden nach Liquorrhoe. Hartnäckige Formen sprechen auf Stellatumanaesthesie gut an.

Einen Todesfall haben wir glücklicherweise *nicht* zu verzeichnen. In der Literatur (vgl. auch Tabelle Seite 137) berichten *Love* über 2 auf 500, *Malmros* 2 auf 150, *Bradford* und *Spurling* 1 auf 100, *Warris* 5 auf 374, *Hawk* 2 auf 10 (!). Meist handelt es sich um meningeale Infektionen, auch einmal um Embolietodesfälle.

Nachbehandlungsperiode. Die Nachbehandlung ist verhältnismäßig einfach. Nach jeder Duraeröffnung werden 1 bis 2 Mill. E. Penicillin gegeben. Nach 24 Std wird das Drain entfernt. In typischen Fällen sind die Patienten bereits nach dem Erwachen aus der Narkose von ihrer Ischialgie befreit und haben nur noch Wund- und Rückenschmerzen. Zur Vermeidung einer Liquorfistel wird nach Duranaht für 4 Tage das Fußende des Bettes erhöht. Am 10. Tage werden die Fäden entfernt. Den Zeitpunkt des Aufstehens bestimmen wir nach dem operativen Befund. Wenn *Kuhlendahl* es bereits nach wenigen Tagen erlaubt, so ist das nicht nur unnötig, sondern zudem nicht unbedenklich. Bei freiem Sequester lassen wir frühestens am 11. bis 14. Tage aufstehen. Bei nicht so eindeutigem Operationsbefund, in mehrfachen Teilen entfernten Vorfall, dauert die Bettruhe 21 Tage. Das Gewebe bedarf genügender Zeit zur Vernarbung, zum Abklingen der Wundreaktion.

Wir haben in der Literatur kaum etwas über eine offenbar typische Schmerzattacke im Sinne einer heftigen akuten Lumbago gefunden, die wir in den ersten Wochen des Aufstehens nicht weniger als 12 mal erlebten und die vom Patienten als messerstichartig, „als ob das Kreuz abbreche" beschrieben wird. Der Schmerz wird durch eine ungeschickte Bewegung, bei der ersten Benutzung der Toilette usw. ausgelöst und ist oftmals so schwer, daß Opiate gegeben werden müssen. Es handelt sich sicherlich nicht um echte Rezidive, 2 Fälle waren myelographisch negativ, sondern um noch im Gange befindliche Reaktionen im Wurzelgebiet, um aseptische reaktive Vorgänge, um narbige Zerrungen, vielleicht auch um gewisse vermehrte Lockerungsvorgänge im Bandscheibengebiet[1]. Nach einigen Tagen bis Wochen sind in jedem Falle die Beschwerden restlos geschwunden. Einige Male gaben wir vorübergehend mit bestem Erfolg ein Gipsmieder.

Die übrige Nachbehandlung besteht vor allem in Massagen, besonders Unterwassermassage, bei nervalen Schädigungen in galvanischem Elektrisieren, dagegen sind Übungen, Gymnastik kontraindiziert. 3 Monate müssen die Patienten jede körperliche Arbeit vermeiden, vor allem jene Belastungen, die in der Vor-

---

[1] Auffallend war durchweg die bei diesen Fällen längere Zeit andauernd zum Teil stark erhöhte Blutsenkungsgeschwindigkeit, die im Normalfall nach 3 Wochen zur Norm abgeklungen zu sein pflegt.

geschichte als auslösend beschrieben worden sind. Beispielsweise ist auch das nur einmalige Heben einer schwereren Last aus gebückter Haltung heraus gefährlich und verboten.

III. Zur Frage der statischen Schädigung der Wirbelsäule durch die Laminektomie.

Wir begründen die ausführliche Erörterung dieser Frage mit der Tatsache, daß trotz des durchaus ausreichenden interlaminären Zuganges auch heute noch vielfach die volle Laminektomie ausgeführt wird, nicht nur von gelegentlich operierenden Chirurgen sondern grundsätzlich. So nimmt *Major* nach einer kürzlich erschienenen Arbeit noch 1 bis 2 Bögen fort, *Mackh* u. a. verneinen die Möglichkeit einer Schädigung durch die Laminektomie, *Falconer* hält den großen Zugang zur doppelseitigen Exkochleation für erforderlich, *Young* operiert noch 1947 mit Entfernung des ganzen Bogens.

Bietet aber die Laminektomie wirklich alle Vorteile einer übersichtlichen Freilegung? Die Bandscheibe ist u. E. auch vom Zwischenbogenraum aus genügend zu übersehen, intervertebrale Vorfälle entgehen auch der Laminektomie, das schwierige Abschieben der Dura, der Wurzeln bei Adhaesionen, die peridurale Blutung bleiben nicht erspart. Nicht zusätzlich zu schaden sollte auch hier der oberste Grundsatz sein. Allerdings ist der kleine Zugang mühevoller, technisch schwieriger, unbequemer und zeitraubender. Das ist aber keine Entschuldigung für eine Ausdehnung der Knochenwegnahme, die Operation gehört nur in die Hand des speziell interessierten und erfahrenen Chirurgen.

Es ist eigentlich verwunderlich, daß die evtl. schädliche Einwirkung der Laminektomie, in ihrer klassischen Form zuerst von *Mac Ewen* 1886 und *Victor Horsley* ausgeführt, auf die Statik der Wirbelsäule geradezu stiefmütterlich behandelt worden ist und in der deutschen Literatur bisher kaum Beachtung gefunden hat. Auch ausführlichere ausländische Mitteilungen liegen unseres Wissens abgesehen von Einzelfällen nicht vor. Und doch ist dieses Problem von großer Wichtigkeit, nachdem der operative Zugang zum Inneren des Wirbelkanales durch die Eingriffe an der Bandscheibe eine so große Häufigkeit gefunden hat. Handbücher begnügen sich meist mit der allgemeinen Feststellung, die Entfernung eines oder mehrerer Bögen sei mehr oder weniger gleichgültig. In dieser Richtung liegen die meisten Auffassungen. *Elsberg* findet die Festigkeit der Wirbelsäule auch nach ausgedehnteren Eingriffen wenig beeinträchtigt, da sich eine feste Narbe bilde. *Polenow* hält irgendwelche Plastiken selbst nach Entfernung von 5 bis 6 Bögen für unnötig. *Perthes* sah keine statischen Schädigungen. *Guleke* nimmt als Grenze der Unschädlichkeit die Entfernung von 3 bis 4 Bögen an.

Andererseits gibt es aber Einzelbeobachtungen mit erheblichen Deformitäten. *Unger* beschreibt eine schwere Kyphose nach Laminektomie C 1 bis 6, *L'eriche* sah ebenfalls mangelnden Halt des Kopfes nach zervikalem Eingriff. Extrem ausgedehnte Eingriffe beschreiben *Förster* (C 2 bis L 4) und *Henderson* und *Horrax* (Hals- bis Lendenwirbelsäule), ohne aber auf statische Veränderungen einzugehen. Die einzige einschlägige deutsche Veröffentlichung stammt von *Eiselsberg*. Nach einer Entfernung der Bögen TH 8—L 2 trat 1 Jahr später ein starker Gibbus auf. *Gold* ist der Einzige, der speziell auf Grund dieses Falles den Spätschädigungen nach Laminektomie in seiner Monographie ein kurzes Kapitel widmet.

Wir selbst sind am Material der Kieler Klinik dieser Frage nachgegangen, veranlaßt durch den Streit der Meinungen, der gerade über die Ausdehnung des Eingriffes bei der Bandscheibenvorfalloperation noch in Gange ist. In der ausländischen Literatur ist offenbar gerade die schlechte Erfahrung mit radikaler Laminektomie der Grund gewesen, den Eingriff kleiner zu gestalten, ohne daß aber Einzelheiten über Schädigungen mitgeteilt werden. Nur *Decoulx* und *Soulary* machen die Angabe, daß sie bei interlaminärer Operation 92%, bei Laminektomie nur 69% Heilungen hatten. Dementgegen findet *Waris* bei Vergleich der Methoden keinen wesentlichen Unterschied hinsichtlich restierender Rückenschmerzen, ein höherer Prozentsatz findet sich allerdings nach Entfernung von Gelenkfortsätzen.

Unsere gegenteilige Ansicht gründet sich zunächst auf die Erfahrung bei unseren ersten 3 operierten Bandscheibenvorfällen, den einzigen mit Entfernung zweier voller Bögen. Bei allen 3 Fällen war zwar die Ischialgie postoperativ behoben, es verblieben jedoch heftige Rückenbeschwerden, die nur als statische Schädigung erklärt werden können.

Beispielsweise kam es nach Entfernung des vierten und fünften Bogens an der LWS. zu Haltlosigkeit in der Kreuzgegend, starken Insuffizienzschmerzen in der Längsmuskulatur, zur Arbeitsunfähigkeit. Keine Deformitäten oder röntgenologische Veränderung. Wir haben bei diesem Fall, wie später bemerkt werden wird, eine Spanversteifung nach *Albee* durchführen müssen.

Zweifellos waren bei allen Fällen die Beschwerden nicht die üblichen Restsymptome seitens der Osteochondrose, sondern durchaus anderen Charakters und durch Verlust des dorsalen Halteapparates zu erklären. Aus einem Material von 38 Laminektomien verschiedenster Indikation wurden diejenigen einer Nachuntersuchung unterzogen, bei denen eine einwandfreie Beurteilung der Statik möglich war, d. h. unter Ausschluß bettlägeriger Patienten oder solcher, bei denen das Grundleiden, ein Tumor usw., die statischen Veränderungen überdeckte. Insgesamt handelt es sich um 12 verwertbare Fälle, ein zwar kleines, dennoch aufschlußreiches Material. Die folgende Tabelle gibt einen Überblick über die erhobenen Befunde:

Subjektiv:		*Deformitäten:*		*Röntgensymptome:*	
Kreuzschmerzen	9	Skoliose	6	reakt. Wirbelveränderung	5
muskulär	8	Kyphose bzw.			
		Gibbus	5	Bandscheibenver-schmälerung	4
Haltlosigkeit,					
Schwäche	7	vermehrte Lordose	1		
Klopfschmerz	7			Wirbelverschiebung	3

In einer weiteren Übersicht sind die erhobenen Befunde im Einzelnen dargestellt. (Siehe Tabelle Seite 311).

Auch bei strenger Kritik gibt es nur wenig Fälle, in denen statische Beschwerden vermißt werden. Wie zu erwarten, scheinen sie besonders an den beweglichsten Teilen der Wirbelsäule einzutreten. Sichtbare Deformitäten pflegen sich vor allem an Übergang vom Hals- zum Brustteil und vom Brust- zum Lendenteil einzustellen. Die schon bestehenden physiologischen Krümmungen wie ein Altersrundrücken, eine juvenile Kyphose werden in dem Sinne beeinflußt, daß ihre Ausprägung verstärkt wird. Gleiches gilt auch für die röntgenologischen Veränderungen. Leider sind in den Vorkriegsfällen die Erstaufnahmen nicht mehr verfügbar, es kann aber doch soviel gesagt werden, daß Bandscheibenverschmälerungen, Keilform der Bandscheiben gerade im Laminektomiegebiet gleich welcher Höhe besonders stark ausgeprägt sind. An den an sich für die Osteochondrose prädestinierten Regionen scheint sie sich durch die Laminektomie verstärkt auszubilden.

Der anatomische Defekt, der durch die Laminektomie verursacht wird, betrifft neben der Fortnahme der Wirbelbögen und Dornfortsätze ja den gesamten dorsalen Band- und Halteapparat, d. h. die Zwischendornbänder, die Zwischenbogenbänder, die Muskelansätze. Es kann gar nicht gleichgültig sein, diese wichtigen Elemente zu zerstören. Die an sich nicht durchtrennte lange Rückenmuskulatur muß eine vermehrte Haltefunktion ausüben und wird frühzeitig insuffizient. Über die wichtige funktionelle Bedeutung der gelben Bänder, entsprechend auch der übrigen dorsalen Bänder ist in einem folgenden Abschnitt die Rede. Es werden die Kräfte vor dem Hypomochlion des Gallertkernes, also die vorderen Längsbänder usw. das Übergewicht bekommen. Die Bandscheibe kann im ventralen Bereich überlastet werden. Das erklärt die überaus häufige, ja anscheinend bei längerer Zeitdauer typische keilförmige Verschmälerung an der Vorderseite als Folge einer frühzeitigen Zermürbung, die Ausbildung kyphotischer Verbiegungen. Besonders schön geht das aus dem *Eiselsberg*schen Falle hervor. Ganz ähnliche Befunde stehen auch uns zur Verfügung (Abb. 32). Besonders bemerkenswert ist die Dorsaldislokation, die wir insgesamt 3 mal sahen. Sie ist als sicheres Zeichen der Bandscheibenzermürbung anzusehen. Die keilförmige Verschmälerung ventral entspricht einem Klaffen im dorsalen Bogenbereich, es kommt neben einer Vergrößerung der kleinen Wirbellöcher in der Längsrichtung zu einer Verschiebung der Gelenkflächen. Daß damit auch die kleinen Wirbelgelenke in Mitleidenschaft gezogen werden ist durchaus verständlich.

Übersicht über 12 nachuntersuchte Laminektomien.

Name Alter	Grundleiden	Nachunt. d. Lam. Jahre	Ausd. d. Lam.	subj. WS. Beschw.	Klinisch	Röntg.	Epikrise
H.M.68	Tumor	1	D 5—7	gering	o. B.	o. B.	Keine Schädigung
H.T. 58	„	19	D 3—5	stark	Hartspann geringe Kypho-skoliose.	Alterskyph.	Vermehrung d. alterskyph. Beschwerden.
E.S. 68	Arach-nitis	19	L 2—S 1	stark	Fixierg., Myalgie, Skoliose	Starke Osteo-chondrose L 3/4/5,Keilf.	Starke Osteoch. im Op. Bereich.
H.S. 68	Tumor	10	D 11-L 1	mäßig	Fixierg., starke Kyph. Scheitel D 11/12	Osteochon. Dorsaldisl. L I	Starke Kyphose im Op. Bereich.
H.J. 45	Intradur. Adhaes.	10	D 11-L 3	stark	Fixierg., Skoliose Gibbus	Bandsch. Verschm. D 11—L 2 Dorsaldisl.	starke klin. u. röntgenolog. Veränderung
L.D. 52	Arach-nitis	7	D 8-12	stark	Myalg., geringe Kyph.	Keilform, Bandsch. D 6—11 m. ventr. Reakt.	Durch Lam. vermehrte Alterskyphose.
A.E. 60	Meningiom	5	D 6-9	stark	Myalg., Skol., kurzbogige Kyph. D8/9	Keilf. der Bandsch.	Alterskyph. bevorzugt im Op. Bereich.
H.S. 30	alte Schuß-verl.	2	L 4-S 2	starke Insuff.	Fixierg., völlig gerade	alte juv. Kyphose	Starke stat. Beschwerden.
R.H.60	„	30	L 2-3	starke Insuff.	o. B.	o. B.	Auffallend starke Kreuzschmerzen.
W.Z.76	Arach-nitis	20	D 12-L 3	stark	völlig fix. starke Kyph.	starke Osteoch. L 1/2/3 mit Dors. Disl.	starke Kyph. mit erheblichen Bandsch. Veränd.
E.D. 26	Bandsch. Vorf.	1	L 4/5	stark	Locker. Sympt. Myalg. Periostos.	o. B.	sehr starke stat. Insuff. Beschw. Rö. negativ.
H.P. 27	„	1	L 4/5	sehr stark	„	o. B.	„

Wir haben versucht, entsprechende Veränderungen im Tierversuch nachzuahmen, zunächst wurden am erwachsenen Kaninchen sämtliche Lumbalbögen und so weit technisch durchführbar auch einige Dorsalbögen entfernt. Auch Monate später bis zu 15 Monaten waren weder röntgenologisch noch klinisch irendwelche Veränderungen eingetreten. Das gleiche negative Ergebnis hatten entsprechende Versuche an jungen wachsenden Tieren. Sodann wurde dasselbe an wachsenden und älteren Hunden versucht, ebenfalls ohne positives Ergebnis.

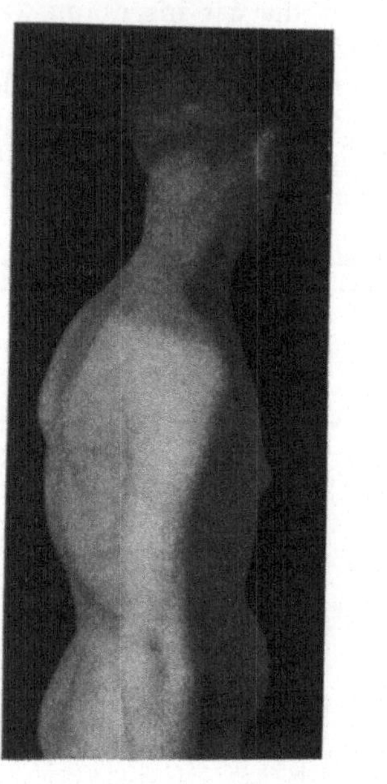
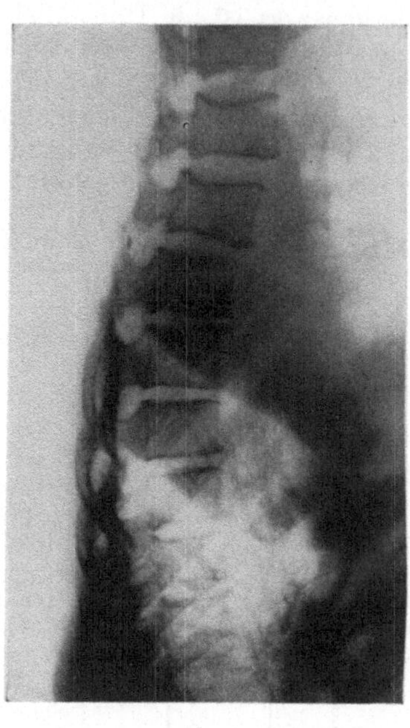

a   b

Abb. 32. a: Kyphose am Lumbodorsalübergang nach Laminektomie. b: Röntgenbild zu Abb. 32. Bandscheibenverschmälerung im Scheitel der Kyphose und Dorsaldislokation L 2/3.

Trotz ausgedehnter Schädigung des dorsalen Halteapparates gelingt es also beim Vierfüßer nicht, der menschlichen Pathologie entsprechende Bilder hervorzurufen. Es ist nicht notwendig, die wesentlichen Unterschiede der Belastungsverhältnisse gegenüber dem aufrechten Gang des Menschen im einzelnen anzuführen.

Wir sind berechtigt festzustellen, daß das Auftreten von Spätschädigungen nach Laminektomie an die Verhältnisse des aufrechten menschlichen Ganges gebunden ist, es ist der Tribut, den der Mensch seiner aufrechten Haltung zollen muß. Die Bedeutung der ersetzenden Haltefunktion einer Narbe, sei es auch mit Knochenbildung, auf die in der Literatur teilweise Wert gelegt wird, ist in Anbetracht der großen dort angreifenden Kräfteeinwirkung doch sehr umstritten. Im übrigen konnten wir Knochenbildungen nicht beobachten. Noch einige Bemerkungen zur verschiedenen Wertigkeit der einzelnen Wirbelregionen. Nach bisher vorliegenden Erfahrungen, einschließlich unserer eigenen, entstehen die sichtbaren Deformitäten mit Vorliebe an der Hals-Brustgrenze bzw. an der Brustlendengrenze und offenbar dann am ehesten, wenn etwa mindestens 3 bis 4 Bögen, wie *Guleke* schon meinte, fehlen. Statische Beschwerden bevorzugen auch ohne sichtbare Deformität die Lendenwirbelsäule, auch dann, wenn die eigentliche Laminektomie oberhalb davon ausgeführt wurde. Es erübrigt sich, erneut auf die ungünstige statische Beanspruchung der LWS. hinzuweisen. Sicher ist, daß auch die Entfernung nur eines Bogens eine erhebliche Schädigung darstellt. Wir kommen damit zu der speziell unser Thema berührenden Fragestellung, zum

Ausgangspunkt unserer Betrachtung. Wenn schon bei an sich normaler knöcherner Wirbelsäule, wie es bei neurologischen Erkrankungen der Fall ist, Spätschädigungen in derartiger Zahl auftreten, wird es um so mehr an einer solchen der Fall sein, bei der eine Osteochondrose vorhanden ist, also durch die Bandscheibenlockerung der vordere Halt in der Wirbelkörperreihe schon geschwächt ist. Wir fügen durch die Zerstörung des dorsalen Halteapparates eine zusätzliche Noxe hinzu. Es ist unsere Überzeugung, daß die Entfernung eines oder mehrerer Bögen nicht nur überflüssig, sondern ein bedenklicher Fehler ist und treten damit anderweitigen Ansichten einer schadlosen Wegnahme eines Wirbelbogens mit Nachdruck entgegen.

IV. Operationsbefunde an der Bandscheibe (bei 91 lumbalen Eingriffen).

Wir fanden 40 Vorfälle an der letzten, 41 an der vorletzten und 2 an der Bandscheibe zwischen L 3/4 sowie 8 doppelte an den beiden letzten Bandscheiben. Aus der Literatur läßt sich kein eindeutiges Überwiegen einer der beiden letzten Bandscheiben herauslesen, so finden *Mixter* und *Barr* 68% praesakrale, *Love* und *Walsh* dagegen nur 33%. In ihrer ersten Serie bei *Bradford* und *Spurling* überwogen L 5/S 1 mit 62%, in der zweiten dagegen L 4/5 mit 63%, *Malmros* fand ebenfalls häufiger L 4/5 befallen. Beide mögen sich etwa die Waage halten, betragen sicherlich aber zusammen über 90%. Die obere LWS. ist mit höchstens 5 bis 6% beteiligt.

Der zu erwartende Lokalbefund im Einzelnen ist am besten aus der Kenntnis der pathologisch-anatomischen Vorgänge abzuleiten. Die am meisten anerkannte Einteilung amerikanischer Autoren erfolgt etwa in freie Sequestierung, d. h. Ruptur des Annulus, den eigentlichen Prolaps, in die deutlich umschriebenen Vorwölbungen bei noch erhaltenen äußeren Lamellenring, in den intermittierenden, d. h. zeitweise verborgenen Vorfall („hidden disc" oder „concealed disc" nach *Dandy*) schließlich verbleiben noch die meist kleineren sekundär veränderten Vorfälle mit Verknöcherungen, Verknorpelungen usw. *Stimpfl* teilt sinngemäß ein in kompletten, inkompletten und fixierten Prolaps. Während über die erstgenannten Formen im wesentlichen keine Meinungsverschiedenheiten bestehen, macht die Rubrizierung der übrigen, vor allem der *Dandy*schen Formen größere Schwierigkeiten.

Wir empfehlen auf Grund der operativen Lokalbefunde die folgende Einteilung:

1. Der freie Vorfall. Diskusprolaps mit ruptiertem hinterem Faserring, mehr oder weniger freiem im Wirbelkanal liegenden Bandscheibensequester.
2. Der umschriebene manifeste Bandscheibenvorfall mit eindeutig vorgewölbtem. aber noch erhaltenen Längsband. Bei diesen Befunden können folgende Untergruppen unterschieden werden.
   a) Nach Inzision der Vorwölbung entwickelt sich ein mehr oder weniger gut abgegrenzter Sequester spontan oder nach Eingehen mit einer Faßzange.
   b) Es liegt kein größerer abgegrenzter Sequester vor, die Exkochleation erbringt jedoch einzelne einwandfrei degenerierte Faserstücke.
   c) Die Exkochleation mit scharfer Kurette zeigt zwar eine deutliche Zermürbung, ohne jedoch wesentliches Material zutage zu fördern. Hierher gehören auch kleine, verhärtete ältere, d. h. sekundär veränderte Vorwölbungen.
3. Die latenten Vorfälle. von denen man einen intermittierenden Charakter annehmen muß, es sind das der „concealed" oder „hidden disc."
4. Die Bandscheibenprotrusion, d. h. über das physiologische Maß hinausgehende nicht umschriebene Vorwölbungen der gesamten Bandscheibe mit abnorm weicher Konsistenz. Diese Fälle sind es, die bei geeigneten anatomischen Verhältnissen, bei gleichzeitiger besonderer Dicke des Ligamentum flavum, bei Lage im Foramen eine entscheidende Komponente der Wurzelkompression sind.

Die dritte Gruppe ist diejenige, die am meisten zur Kritik herausfordert, handelt es sich doch um teilweise unbefriedigende Befunde, um Grenzfälle besonders dann, wenn die Exkochleation wenig Gewebe erbringt. Zahlenmäßig sind diese Fälle gar nicht selten, von *Dandy* mit 28% allerdings besonders hoch angegeben.

Daß es sich um pathologische Dinge handelt, ist aus dem Vorhandensein narbiger Veränderungen ersichtlich, aus dem Wurzelschmerz. Nur selten allerdings gelingt es, die latente Vorwölbung durch Lordosierung manifest zu machen, nur einmal konnten wir uns von dieser Möglichkeit überzeugen. Man muß in der Beurteilung dieser Fälle kritisch sein, um nicht Verlegenheitsdiagnosen zu stellen. *Bradford* und *Spurling* haben in gewisser Weise recht, wenn sie eine Verwässerung der Begriffe befürchten. Ohne Zweifel können wir aber ohne Abtrennung dieser 3 Gruppen nicht auskommen.

In der folgenden Übersicht sind unsere Operationsbefunde zusammengestellt. *Gesamtzahl der vorgefallenen Bandscheiben* 100 (einschließlich doppelter)

1. Frei sequestrierter Vorfall   14

2. a) Spontansequester nach Inzision des Annulus   24
   b) Exkochleation von ausgiebiger Menge
      degenerierten Bandscheiben-Gewebes   49
   c) Exkochleation von nur wenig Material   13

3. Latenter Vorfall „concealed disc"   8

4. Protrusionen   7

Ein Vergleich mit den Angaben der Literatur ist infolge verschiedener Nomenklatur, verschiedener Deutung vor allem der Grenzfälle erschwert. *Peyton* und *Simmons* fanden in 29 von 80 Fällen einen freien Vorfall, *Falconer, George* und *Begg* in 13% bei 55% Vorwölbungen, 27% „concealed disc." *Waris* fand freien Sequester in 1/3, in 2/3 einen noch erhaltenen hinteren Lamellenring.

Praktisch wichtig ist die verschiedene Prognose der einzelnen Formen. Die besten Ergebnisse haben Gruppe 1 und 2b, d. h. wenn es gelingt einen abgegrenzten Vorfall zu entfernen. Bei *Grant, Austin, Friedenburg* und *Hansen* wurden nur 9% dieser Fälle nicht ganz beschwerdefrei, Rückenschmerzen eingerechnet. Allgemein anerkannt ist auch, daß die kleinen Vorfälle, die latenten, verwachsenen schlechtere Ergebnisse haben. Leider ist es aber nicht möglich, die günstigeren Fälle mit genügender Sicherheit klinisch abzusondern. Gewisse aber unverläßliche Hinweise sind schweres akutes Rezidiv, Auslösung durch geringes Trauma, lange Anamnese. Gerade letztere kann aber auch täuschen, treten mit längerer Vorgeschichte doch auch stärkere reaktive Veränderungen auf.

Der große mediale Vorfall mit Tumorsymptomen ist einwandfrei als medial gelegen zu erkennen. Sehr von subjektiven Momenten hängt es jedoch ab, wieweit man einen paramedialen Vorfall zur medialen oder lateralen Gruppe rechnet. Wenn wir als medial eine Vorwölbung ansehen, die so gut wie vollständig vom Durasack bedeckt ist, finden wir bei 100 Vorfällen 14 mediale. Alle diese zeigten, das sei betont, das Bild radikulärer Kompression. Die doppelseitige Ischialgie wird eher von 2 lateralen Vorfällen als von einem medialen ausgelöst. *Weber* verzeichnet bei 107 Fällen 22 mediale. Ein größerer paramedianer Vorfall kann, das ist aus der Anatomie der Wurzeln erklärlich, mehrere, meist allerdings nur 2 Wurzeln irritieren.

Ein freier Bandscheibensequester ist imstande seine Lage im Wirbelkanal zu wechseln, zu wandern. So konnten wir in einem Falle einen großen freien Totalsequester entfernen, der schon dorsal im Wirbelkanal lag und keine Wurzelbeziehung mehr hatte. Bei einem heftigen Niesen war der akute Schmerz aufgetreten, aber nach einigen Tagen wieder verschwunden. Operiert wurde wegen deutlicher motorischer Paresen.

Weder aus dem klinischen Bild noch dem röntgenologischen ist auf die Größe des zu erwartenden Sequesters bzw. auf das Vorhandensein eines solchen überhaupt mit einiger Sicherheit zu schließen.

9mal sahen wir einen praktisch fast die ganze Bandscheibe umfassenden Totalsequester, 4mal frei, 4mal nach leichter Auskratzung. Meist jedoch war ein Material von Bohnen- bis Erbsengröße erhältlich, die anschließende Exkochleation ergab kleinere faserige, degenerierte

Gewebsteile. In 5 Fällen besonders kleiner. etwa linsengroßer Befunde, war die Lage derart, daß die Wurzel lateral am Eingang in das Foramen komprimiert wurde. Es ist durchaus verständlich, daß ein Teil dieser Vorfälle noch weiter lateral, im Foramen selbst, liegen können. Wie hoch deren Zahl ist, kann heute nur vermutet werden. Nach den Untersuchungen von *Lindblom* verbergen sich hierunter eine große Zahl sog. negativer Explorationen.

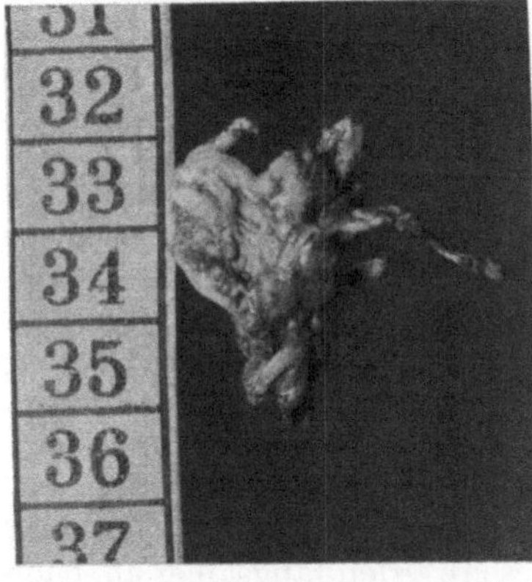

a

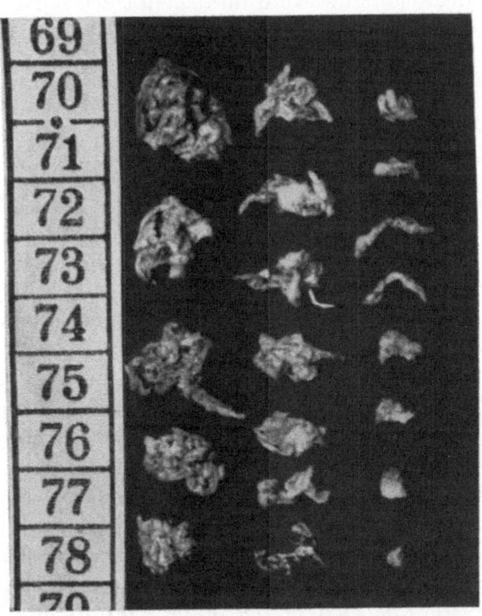

b

Ausnahmslos wurde das Bandscheibengewebe histologisch untersucht. Für die Auswertung sind wir Herrn Prof. *Güntz* zu Dank verpflichtet. Das Gesamtbild der histologischen Befunde ist verhältnismäßig einförmig. Im Mittelpunkt steht der Nachweis von degeneriertem, nekrotischen Gewebe, ohne daß es aber zunächst möglich ist, den Grad der Ausprägung in eine bestimmte Gruppierung zu bringen, etwa in Abhängigkeit zum klinischen oder operativen Befund, bzw. Schlüsse auf einen jüngeren oder älteren Prozeß zu ziehen. Gewisse Zeichen degenerativer Veränderungen pflegt jede Bandscheibe mit zunehmendem Lebensalter aufzuweisen, Einzelheiten wie Rißbildungen entgehen im operativ gewonnenen Material. Manchmal ist aus technischen Gründen, zu geringem Material eine einwandfreie Diagnose gar nicht möglich.

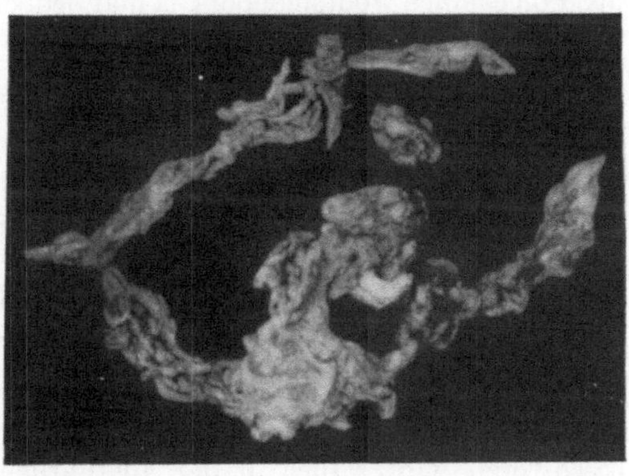

c

Abb. 33. a—c Beispiele von operativ gewonnem Material bei Bandscheibenvorfällen.

Durch ausgiebige Exkochleationen können Teile der knorpeligen Deckplatten abgekratzt und im Präparat vorhanden sein. Die typischen, sich immer wiederholenden Befunde sind der spärliche bis überhaupt fehlende Gehalt an Zellen, blasig aufgetriebene Knorpelzellgruppen, Kernschatten, in anderen Bezirken aber oftmals gleichzeitig auch noch normale Zellstrukturen. Die nekrotischen Veränderungen finden sich vor allem in den Randgebieten der Zotten. Das Gewebe ist ungeordnet aufgefasert, aufgequollen und mit Hyalin durchsetzt. Als Zeichen sekundärer Veränderungen sieht man vereinzelt Bindegewebswucherungen und an den Zottenenden pannusähnliche Bindegewebssäume. Feine fettige Degenerationen sind nicht allzu selten. Wenige Male fand sich die von *Güntz* beschriebene braune Degeneration. Eisenfärbungen sahen wir nicht. Von besonderer Bedeutung ist das völlige Fehlen irgendwelcher entzündlicher zelliger Reaktionen sowohl im degenerierten Bandscheibengewebe wie in der Umgebung, beispielsweise im periduralen Gewebe, hinteren Längsband.

V. Ergebnisse.

1. Frühergebnisse.

Wir verstehen darunter die unmittelbaren postoperativen Resultate. bis etwa zur Beendigung der stationären Behandlung, d. h. nach 3 bis 4 Wochen. Die Lumbagoattacke der Frühzeit wurde bereits erwähnt.

Je eindeutiger der Operationsbefund war, je weniger Verwachsungen vorlagen, um so prompter ist der Primärerfolg. So hatte *Waris* postoperativ bei manifesten Vorfällen nur in 4% weiter bestehende Ischialgien gegen 10% bei Protrusionen und 25% bei negativen Fällen. In 60% unserer Fälle waren die Patienten bereits am Tage nach der Operation von ihren Ischiasschmerzen befreit. In einer weiteren Gruppe, etwas unter 40%, klingen die Beschwerden langsamer ab, nach Tagen oder Wochen bis spätestens 3 Monaten. Hartnäckiger und angesichts des Grundleidens verständlich sind die Kreuzschmerzen. Ihre Besprechung gehört in das Kapitel der Spätergebnisse. Myalgische Restzustände am Piriformis, Periostosen am Beckenkamm haben wir erfolgreich mit Kurzwellen behandelt bzw. lokal mit Novokain- oder Novokain-Traubenzuckerinfiltrationen, eine in unserer Klinik häufig angewandte Methode bei allen diesen Prozessen, die in je etwa ein Drittel der Fälle Heilungen, Besserungen bzw. Mißerfolge aufweist. 3mal beobachteten wir hartnäckige Sakralneuralgien, 2 mal Therapieresistenz als Folge eines Jodipindepots, 1mal jedoch ohne vorhergehende Myelographie auftretend und nach praesakraler Injektionen sich bessernd.

2. Nachuntersuchungen.

Es ist heute in Deutschland nur ausnahmsweise möglich, Spätergebnisse im strengen Sinne an größerem Material vorzulegen, da hierfür mindestens ein Zeitraum von etwa 5 Jahren zu fordern ist. Wir müssen uns daher vorerst mit ausländischen Erfahrungen begnügen und versuchen, die dort gewonnenen Erfahrungen nutzbar zu machen. Es muß unsere Aufgabe sein, bei strenger Kritik rückhaltlos auf die Mißerfolge hinzuweisen, auf die schlechten Ergebnisse und die nicht geringe Zahl von Teilerfolgen. Leider fehlen gerade in der deutschen Literatur genügend warnende Stimmen, so daß allzu große Vereinfachung der Probleme besteht und die Gefahr des Vorbeigehens an wichtigen Fragen heraufbeschworen wird. Auch in der ausführlichen Zusammenfassung von *Bradford* und *Spurling* ist auf die Spätergebnisse verhältnismäßig wenig eingegangen worden. Besser als aus langen Erörterungen gehen die bisher erzielten Ergebnisse größerer Serien aus der folgenden Tabelle hervor.

Die Angaben können nur cum grano salis verstanden werden, ist doch die Einstellung der Beurteiler von großer Bedeutung. Das ist auch die Erklärung für einige sehr stark voneinander abweichende Zahlen. Die hohen Heilungsprozente haben offenbar diejenigen, die lediglich das Freisein von Ischiassymptomen bewerten, während es unbedingt erforderlich ist, für den Heilungsbegriff auch das Fehlen merkbarer Kreuzschmerzen zu verlangen. Diese Kritik gilt auch für neuere deutsche Angaben (*Kuhlendahl, Hoffmann*). Nach der ganzen Pathogenese, dem Grundleiden, müssen ja zwangsläufig in einem größeren Prozentsatz Symptome

Operationsergebnisse.

	Fälle	geheilt	gebess.	ungeh.	frei von Ischias	noch Kreuz-schmz.	Exitus
Petit-Dutaillis u. *de Sèze*	35	86%					
Peyton u. *Simmonds*	90	86%					
Hoffmann	180	83%					
Fletcher		80%		20%			
Poppen	400			15%			
Love	500	80%					0,25%
Norlén	62				84%	35%	
Waris	347	41%	50%	9%	86%	67%	
Young	310	80%	11%	9%			
Craig		87%		5%		29%	
Friberg	25	72%	24%	4%		27%	
Yaskin u. *Tornay*	50	72%	12%	16%			
Kirstein					72%	52%	
Malmros	54	71%	17%	12%			
White u. *Peterson*	947	68%		32%			
Gurdijan u. *Webster*	196	68%	20%	12%			
Weber	92	40%	55%	5%	80%	48%	
Spurling u. *Grantham*	378			19,6%	47,2%	54%	
Barr u. *Mixter*	139				77%	40%	2 Fälle
Falconer/George u. *Begg*	100	41%					
Aitken u. *Bradford*	170	13%	17%	42%			3% ⎫
Marble u. *Bishop*	92	50%	50%				⎬ Versiche-
Strickler	150	48%	34%				⎭ rungsfälle
eigene Resultate[1]	50	48%	34%	18%	84%	36%	

seitens der Wirbelsäule verbleiben. In USA ist infolgedessen das Pendel von übergroßer Begeisterung vielleicht allzusehr in das Gegenteil ausgeschlagen. Die letzten 3 Angaben der vorstehenden Tabelle betreffen allerdings die besonders ungünstig liegenden Versicherungsstatistiken. Immerhin gibt auch *de Bakey* auf Grund einer großen Sammelstatistik an, daß 31% der Operierten aus dem Heeresdienst entlassen wurde. Wenn man diese Zahlen außer acht läßt, wird man auf Grund zu optimistischer Mitteilungen enttäuscht werden und dadurch die Operation in unverdienten Mißkredit geraten.

Wenn wir im folgenden unsere eigenen ersten Nachuntersuchungsergebnisse bei mindestens 6 Monate, höchstens $1\frac{1}{3}$ Jahre zurückliegender Operation mitteilen, so sind wir uns der Vorläufigkeit der Beurteilung bewußt und der Tatsache, daß man noch keine endgültigen Schlüsse daraus zu ziehen berechtigt ist.

[1] Bei inzwischen 150 unter gleichen Gesichtspunkten nachuntersuchten Fällen ergeben sich folgende Zahlen:

Geheilt:	51%
Gebessert:	37%
Ungeheilt:	12%
Frei von Ischias:	90%
Noch Kreuzschmerzen:	48%

Es ist dabei bemerkenswert, daß gerade hinsichtlich der Lumbago die Spätergebnisse besser werden, anfängliche Rückenschmerzen sich noch im zweiten und dritten Jahr bessern, akute Anfälle seltener werden.

Diese 50 Patienten wurden vom Verfasser nachuntersucht:

I. geheilt   24 ⎫ 41 befriedigend
II. erhebl. gebessert   17 ⎬
III. gering gebessert   5 ⎫ 9 unbefriedigend
IV. Mißerfolge   4 ⎬

In der ersten Gruppe sind nur diejenigen Patienten verzeichnet, die völlig frei von Kreuz- und Ischiasschmerzen geblieben und arbeitsfähig sind. In 5 Fällen davon besteht lediglich ein zeitweises nicht störendes Schwächegefühl im Kreuz. Gruppe 2 und 3 haben mehr oder weniger große Restbeschwerden, und zwar bei 18 Patienten stärkere Kreuzschmerzen, bei 8 leichtere, während die Ischialgie behoben oder weitgehend gebessert war. Es handelte sich hier vorwiegend um verwachsene, kleinere nicht sequestrierte Vorfälle. Eine Abhängigkeit bezüglich Länge der Anamnese, Röntgenbefund lag nicht vor. Als Mißerfolge sind 4 Fälle zu bezeichnen, die ihre Ischialgie in unverminderter Stärke, behalten bzw. wiederbekommen haben.

Patient 1: Juvenile Kyphose, mehrfache Bandscheibenvorwölbungen, sehr weicher Vorfall, Besserung der Ischialgie nach der Operation, Wiederauftreten an der bisher nicht erkrankten Seite. Dem ganzen Verlauf nach ist mit größter Wahrscheinlichkeit eine Jodölreizung anzunehmen.

Patient 2: Stark adhaerente Wurzel bei nur ungenügend entfernbarem flachen Vorfall.

Patient 3: Wahrscheinlich falsche Höhenlokalisation.

Patient 4: Dringender Verdacht auf echtes Rezidiv 3 Monate nach der Operation. Patient konnte sich noch nicht zu erneuter Operation entschließen.

Wir haben unsere Ergebnisse trotz an sich zu kleiner Zahlen in Tabelle S. 317 zum besseren Vergleich angefügt, sie ordnen sich etwa den etwas ungünstigeren Zahlen der Mittelgruppe ein. Wir sind nicht der Auffassung, daß dieses Resultat wesentlich gebessert werden kann, fügen sich doch auch die seither operierten Fälle, d. h. bei schon größerer Erfahrung in den gleichen Rahmen ein, keinesfalls sind die Erfolge besser.

Eine einwandfreie Besserung des neurologischen Befundes wie von *Spurling, Mayfield* und *Rogers* u. a. berichtet wird, sahen wir nur in wenigen Fällen und befinden uns damit in Übereinstimmung mit vielen Untersuchern, die höchstens einmal eine Besserung eines vorher abgeschwächten ASR. sahen (*Friberg, Sjenning* und *Sjöquist*). Subjektiv hatten die Patienten manchmal das Gefühl einer Aufhellung der Dermatome. Eine bessere Prognose haben offenbar operative Druckschädigungen einer Wurzel, sofern die Läsion nicht zu stark war. Allerdings sahen wir in 11 Fällen bei einem Verlust des vorher zumindest abgeschwächt vorhandenen ASR. diesen niemals wieder auftreten. Auffallenderweise berichtet *Waris* in fast ein Drittel seiner Fälle über die Wiederkehr des ASR. Eine praktisch bedeutungsvolle Funktionsstörung trat durch den Verlust des ASR. niemals auf. Es wurde bereits erwähnt, daß eine solche ASR.-Schädigung immer nur bei Manipulationen an der ersten Sakralwurzel auftrat.

Eine auffallende, offenbar nur operative Folgeerscheinung ist das Auftreten einer Neigung zu Wadenkrämpfen. Während vor der Operation nur ein Patient darüber klagte, waren es bei den 50 Nachuntersuchten 11. Ein ähnlicher Hinweis, 7 von 70 Patienten, findet sich nur bei *Waris* sowie bei *Sjenning* und *Sjöquist*.

Gerade im Hinblick auf die Erfahrungen mit der Punktionsverletzung der Bandscheibe, mit den experimentellen Untersuchungen und durch die von *Dandy* vertretene Auffassung, nach einer gründlichen Excochleation komme es im Laufe der Zeit zu einer Blockwirbelbildung, war es interessant, die röntgenologische Entwicklung an der operierten Bandscheibe zu verfolgen. Es war ja zu befürchten, daß es zu einer Zusammensinterung des Bandscheibenraumes kommen würde. Das ist aber kaum jemals der Fall. Der genaue Vergleich von 24 ein Jahr und länger zurückliegend operierten Fällen zeigt nur einmal eine Zunahme der früher schon vorhandenen Verschmälerung, einmal eine inzwischen eingetretene Höhenverminderung einer früher normal hohen Bandscheibe. Besonders aufschlußreich war die völlig normale Gestalt und normale Kompressibilität bei Seitwärtsneigung einer irrtümlicherweise excochleierten normalen Bandscheibe bei einem 25-Jährigen. Die übergroße Sorge einer zusätzlichen Bandscheibenschädigung ist offenbar nicht begründet, der Gallertkern allein, immer ja schon von vornherein geschädigt, ist zwar für die Funktion, nicht aber für die Tragfähigkeit allein entscheidend. Vielleicht muß zu endgültiger Stellungnahme noch längere Zeit vergehen. Selbst die Fälle, bei denen man sicher Teile der Knorpelplatte verletzt hatte, machten keine Ausnahmen.

In 8 Fällen gleichzeitiger Wurzeldurchschneidung war das Ergebnis ausgezeichnet.

Auf die Schädigungen durch zu ausgiebige Laminektomie wurde bereits näher eingegangen.

Welches sind nun die Ursachen von Restbeschwerden bzw. der Mißerfolge? Die Kreuzschmerzen sind aus der Kenntnis der Grunderkrankung leicht zu verstehen und entsprechen dem Symptomenkomplex der Bandscheibenlockerung. Es kann auch ein Bandscheibenvorfall übersehen worden sein, evtl. ein doppelter, die Beschwerden werden dann ihren früheren intermittierenden Charakter beibehalten. Die in der Literatur angegebenen Zahlen über das Vorkommen mehrerer Vorfälle sind sicherlich als Mindestwerte anzusehen, denn sowohl bei operierten wie ja auch myelographierten Fällen ist das Übersehen möglich. Häufiger als angenommen gibt es auch klinisch latente Vorfälle, wenn sie einer anatomischen Beziehung zur Wurzel entbehren (vgl. das Myelogramm Abb. 16).

Die Literaturmitteilungen über doppelte Vorfälle schwanken von 2% bei *Hyndman*, *Steindler* und *Wolkin*, 3% bei *Alajouanine* und *Thurel*, 4% bei *Echlin* u. *Fine*, 5% bei *Gurdijan* u. *Webster*, 6% bei *Petit-Dutaillis* und *de Sèze*, 7% bei *Jelsma*, 8% bei *Young* bis zu 20% bei *Dandy*. Es ist jedenfalls, wenn wir ein Mittel von 7 bis 8% annehmen möchten, öfters als bisher darauf zu achten.

Eine ganz entscheidende praktische Bedeutung kommt dem Problem der Rezidive zu. Die Lumbagofrührezidive der ersten Wochen wurden bereits erwähnt. Eine ähnliche heftige Lumbagoattacke haben wir auch später noch in 4 Fällen gesehen, 2 waren myelographisch negativ, die Heilung erfolgte nach Anlegung eines Gipsmieders. Es hat sich hier sicherlich nicht um echte Rezidive gehandelt. Von Rezidiven ist auch dann nicht zu sprechen, wenn abseits der operierten Höhe an einer anderen Bandscheibe ein neuer Vorfall auftritt.

Es ist sehr auffallend, daß es sich bei diesen oftmals sehr schweren Schmerzrezidiven in der bisherigen Beobachtungszeit so gut wie ausschließlich um eine Lumbago handelte ohne eine irgendwie bemerkenswerte Wurzelausstrahlung. Über die Deutung dieser Zustände ist sicherlich noch nicht das letzte Wort gesprochen. Wir neigen zu der Ansicht, daß die kleinen Gelenke eine wesentliche Rolle spielen, die nach Verlust des festen Haltes in der Bandscheibe durch die Lockerung überlastet werden und nunmehr erhöhter mechanischer Belastung ausgesetzt sind. Es ist dabei an die bekanntermaßen hohe Schmerzhaftigkeit von Gelenkdistorsionen zu denken. Auch sollen dort vorkommende kleine Gelenkzotten sich einklemmen können *(Heidenhoffer)*. Mit dieser Deutung bestehen Beziehungen zu den von *Brocher* geäußerten Ansichten. Es wird in Zukunft wichtig sein zu beobachten, ob diese Lumbagoattacken auch in späterer postoperativer Zeit, nach Jahren noch auftreten können, ob sie rezidivieren und in welchem Prozentsatz sie evtl. die Indikation zu sekundären Versteifungsoperationen abgeben. Wir haben den Eindruck, daß diese Annahme auch späteren Vorkommens zutrifft und damit leider auch nach Jahren noch der Operationserfolg beeinträchtigt werden kann.

Ein echtes Rezidiv haben wir bisher nur in einem bereits erwähnten Falle vermuten können, der aber bisher noch nicht operativ bestätigt ist. Über längere Beobachtungszeit hin fanden an großem Material *Barr* und *Mixter* 2 auf 139, *Norlèn* 4 auf 62, *Love* und *Walsh* 5 auf 500, *Weber* 13 auf 92, *Peyton* und *Simmonds* 3 auf 90, *Spurling* 8 auf 166, *Falconer* 14 auf 100, *Waris* 15 auf 347. Das Problem hat also durchaus praktische Bedeutung und hat zur Erörterung geführt, ob eine radikale Ausräumung der Bandscheibe grundsätzlich zu fordern ist. Der Beweis, ob diese Maßnahme den erhofften Erfolg hat, steht noch aus. Wir haben bisher noch keinen Grund zu der nicht gleichgültigen Erweiterung des Eingriffes. Unserer Ansicht nach kann ein Schmerzrezidiv durchaus andere Ursachen haben als einen erneuten Vorfall von Bandscheibengewebe in Höhe der Operationsstelle, beispielsweise narbige Veränderungen, wie wir sie bei Reoperationen finden, reaktive Vorgänge und Zerrungen an den Wurzeln usw. So hatte auch *Dandy* bei seinen radikal excochleierten Fällen Rezidive. Bisherige Versuche, entweder durch Erhaltung des gelben Bandes oder durch Auflegen von Metallfolien (*Robertson* und *Peacher*) postoperative Verwachsungen zu verhüten, sind erfolglos geblieben.

Bei 3 Patienten haben wir eine Reoperation ausgeführt. Einmal war eine reine Dekompression ein Mißerfolg, die Zweitoperation deckte eine Protrusion auf, nach deren Beseitigung dann eine wesentliche Besserung erfolgte. Ein weiteres Mal hatten wir in den letzten beiden Zwischenbogenräumen weder einen Bandscheibenbefund noch einen Wurzelschmerz. Wegen der weiter bestehenden Beschwerden, Ausstrahlung in die Leisten-Adduktorengegend, bei sonst völlig fehlenden lokalisatorischen Symptomen legten wir auch den zweiten und dritten Raum frei und erzielten bei auch hier negativem Befund eine wesentliche Besserung, deren Deutung nur vermutet werden kann, in der Annahme, daß doch die schuldige Wurzel durch den Eingriff beeinflußt wurde, erinnert man sich etwa der Angabe von *Reis*, daß die Ausschaltung der vierten Lendenwurzel bei Hüftgelenksschmerzen erfolgreich sein kann.

Besonders eindrucksvoll ist der dritte Fall. Nach zunächst erfolgreicher Entfernung eines großen Bandscheibensequesters, L 5/S 1 kam es schon in der dritten Woche zum schweren klinischen Rückfall. Bei der späteren Freilegung fand sich nicht das erwartete Rezidiv, sondern eine schwerste Jodölarachnitis mit völlig verbackenen Wurzeln, die durch den zentralen Jodölprozeß geradezu an die Wand gedrückt worden waren. Die dem subjektiven Ausstrahlungsbereich entsprechenden völlig verklebten Wurzeln wurden erfolgreich durchtrennt, die Ölreste soweit wie möglich entfernt.

Auch in diesem Falle lag also kein echtes Rezidiv vor, sondern eine ganz andersartige Schädigung, eine Warnung mehr vor der in diesem Falle primär völlig unnötigerweise auswärts durchgeführten Myelographie[1].

VI. Operationsindikation.

Erst nach Kenntnis der Resultate ist die Frage der Operationsanzeige zu diskutieren. Die klinische Diagnose Bandscheibenvorfall bedeutet noch keineswegs die Indikation zur Operation.

Von 153 aufeinanderfolgenden ambulant gestellten Diagnosen auf Bandscheibenvorfall im Zeitraum von 1 Jahr wurden nur etwa ein Viertel der Operation zugeführt, wobei zu bedenken ist, daß es sich um ein chirurgisches, d. h. negativ ausgelesenes Material chronisch rezidivierender Fälle handelt, im Gesamtdurchschnitt aller Lumbagoischiasfälle die Operationsquote also noch niedriger sein wird.

Die Operationsanzeige ist an bestimmte Voraussetzungen gebunden:

1. Grundsätzlich wird nicht im Intervall, sondern nur im akuten Anfall operiert. Wenn überhaupt, ist in diesem Falle ein klarer operativer Befund zu erwarten. Das sofortige Schwinden des Ischiasschmerzen ist für den Patienten besonders eindrucksvoll für den Operateur ein Beweis der richtigen Lokalisation.

2. Bei Bestehen von wiederholten Zeiten von Arbeitsunfähigkeit bzw. überhaupt von Invalidität.

3. Bei langer, möglichst oft rückfälliger Anamnese.

4. Eine besondere Begrenzung seitens des Lebensalters besteht nicht, sofern nicht allgemeine Gegenanzeigen gegen eine Operation überhaupt vorliegen. Die operative Belastung durch den Eingriff ist verhältnismäßig gering.

5. Bei kürzerer Anamnese und im ersten Anfall wird nur ausnahmsweise operiert, wenn mindestens 3 Monate erfolglos konservativ behandelt wurde, möglichst mit dem Versuch einer mehrwöchigen Ruhigstellung im Gipsmieder.

---

[1] Bei jetzt 200 Operationen verfügen wir über 6 Zweiteingriffe an der gleichen Bandscheibe mit 2 echten Rezidiven, 2 Jodölarachnitiden, 2 narbigen Wurzelveränderungen.

6. Nur sehr schwere klinisch eindeutige Frühfälle werden bei ausdrücklichem Wunsche des Patienten ausnahmsweise operativ angegangen.

7. In jedem Falle ist der Patient darüber zu unterrichten, daß zwar mit größter Wahrscheinlichkeit der Ischiasschmerz behoben werden kann, bezüglich verbleibender Rückenschmerzen jedoch eine Gewähr nicht übernommen werden kann.

8. Jede übereilte Operation ist fehlerhaft, da die Erfolge keineswegs hundertprozentig sind. Es ist aus den klinischen Symptomen nur mit großer Annäherung auf den zu erwartenden Zustand an der Bandscheibe zu schließen, ob es sich etwa um prognostisch günstige sequestrierte oder die weniger günstigen verwachsenen kleineren Vorfälle handelt.

9. In Zweifelsfällen ist die Ansicht des Neurologen, Orthopäden und Chirurgen zusammenfassend zu verwerten. Bei schwerem langjährigem therapieresistenten Leiden ist die interlaminäre diagnostische Freilegung auch dann gerechtfertigt, wenn die Symptomatik nicht ganz klar ist und gegebenenfalls sogar einer myelographischen Untersuchung mit Jodöl vorzuziehen.

VII. Die versteifenden Operationen.

Im gleichen Maße, in welchem die lumbosakralen Versteifungsoperationen im Ausland eine zu Zeiten übergroße Anwendung gefunden haben, sind sie in Deutschland abgesehen von der Spondylitis-Tbc. seit jeher etwas vernachlässigt worden. *Schmieden* konnte in seinem großen Referat auf dem Chirurgen-Kongreß 1932 nur auf die geringe Zahl von 35 Eingriffen zurückgreifen. Unserer Ansicht nach bedarf das Problem der versteifenden Operation bei einer Bandscheibenlockerung einer weit größeren Beachtung, würden wir doch mit einer knöchernen Ruhigstellung der erkrankten Bandscheibe das Grundleiden angehen, während wir ja mit der Entfernung des Vorfalles allein die allerdings zunächst im Vordergrunde stehende nervale Komplikation bekämpfen. Die Meinungen über die Notwendigkeit einer versteifenden Operation (von amerikanischen Autoren *Fusion* genannt), sind noch sehr geteilt.

Eine Gruppe von Chirurgen behandelt die Frage nur am Rande (*Krayenbühl* u. *Weber, Kuhlendahl, Hofmann, Friberg* usw.). Oftmals sind es Operateure mehr der neurochirurgischen Richtung. Eine Zwischenstellung insofern, als sie eine Fusion nur in seltenen Fällen für notwendig erachten, nehmen andere ein. *Love* hat sie in 15 von 500 Fällen ausgeführt, *Falconer* in 5 von 100, *Malmros* in 1 von 115. Es mehren sich jedoch die Stimmen gerade von orthopädisch-chirurgischer Seite her, die auf Grund der doch teilweise recht unbefriedigenden Spätresultate gerade im Hinblick auf verbleibende Kreuzschmerzen die häufigere Ausführung der versteifenden Operation für erforderlich halten. Gerade die verbleibenden Kreuzschmerzen sind es ja, die hinsichtlich späterer Arbeitsfähigkeit den primären Operationserfolg hinfällig machen. Sie sind als Symptom der Osteochondrose anzusehen, der Grundkrankheit, worauf wir mehrmals Gelegenheit hatten, ausdrücklich hinzuweisen.

Während *Falconer* bei seinen 5 versteifend operierten Fällen keine verbesserten Resultate hatte, sprechen sich *Deery, King, Grant, Williams, Poppen* sehr zu ihren Gunsten aus. Inzwischen liegen größere Vergleichsstatistiken vor, die schon eine gewisse Stellungnahme erlauben. Die uns erreichbaren sind in der folgenden Übersicht zusammengestellt.

Zur Beurteilung der Tabelle ist es wichtig zu beachten, daß die schwereren Fälle mit Fusion behandelt wurden, so daß sich die spätere Möglichkeit körperlicher Schwerarbeit deutlich zugunsten der versteiften Fälle verschiebt. Beachtenswert ist die Feststellung, daß auch allein durch die Fusion das Ischiassymptom schwinden kann, nach manchen Erfahrungen ebenso häufig wie bei gleichzeitiger Vorfallentfernung. Andererseits sind aber auch in größerer Zahl die entgegengesetzten Beobachtungen gemacht, d. h. bei Schwinden der Lumbago, Bestehenbleiben der Ischialgie (*Bradford* und *Spurling*). Nur bei strenger Indikation ist offenbar ein guter Erfolg zu erwarten, so daß man sich erst nach sehr genauer Prüfung zu der gegenüber der wenig belastenden Vorfalloperation doch sehr eingreifenden Versteifung entschließt. Für eine allgemeinere Anwendung sind die Ergebnisse keineswegs gesichert genug. So berichten beispielsweise *Cleveland, Bosworth* und *Thompson* aus ihrem großen Material von 598 lumbo-sakralen Versteifungen verschiedener Indikation, daß trotz gut eingeheilten

Spanes in 33 Fällen die Beschwerden weiter bestanden, dementgegen sind auch pseudarthrotisch geheilte Versteifungen symptomfrei geblieben (*Barr, Hope* u. a.).

	Prolapsoperation u. Fusion						Prolapsoperation ohne Fusion						nur Fusion		
	Fälle	sehr gut	ohne Lumb.	mit Isch.	befried.	schl.	Fälle	sehr gut	ohne Lumb.	ohne Isch.	befried.	schl.	Fälle	geh.	gebe.
Barr	102	63%	60%	25%			132	63%	45%	46%					
Gurdijan u. *Webster*	52	68%			24%	8%	144	68%			20%	12%			
Grant, Austin, Friedenberg Hansen	54	50—60% auch zu schwerster Arbeit fähig						überwiegend nicht fähig zu schwerer körperlicher Arbeit								
Mixter u. *Barr*	61	90%						33	69%							
Smith		83%														
Farrel u. *MacCracken*	21	84%												27	85%	15%

Fehlende Einigkeit herrscht auch in der Frage, ob man die Versteifungsoperation primär oder sekundär nach vorherigem Abwarten des Erfolges der Entfernung des Vorfalles ausführen soll. Wir schließen uns jetzt unbedingt der zweiten Ansicht an, ist doch vorher nicht abzusehen, ob nicht auch die Rückenschmerzen wie es ja in etwa zwei Drittel der Fälle der Fall ist, schwinden. Wir selbst haben 3 Fälle versteift, zweimal primär und einmal sekundär. Hinzu kommen 5 Fälle primärer Versteifung bei Osteochondrose ohne Vorfall.

1. Bei einer doppelseitigen Ischialgie auf Grund einer Bandscheibenprotrusion L 4/5 standen heftigste Lumbagobeschwerden im Vordergrunde des klinischen Bildes, eine Lendenkyphose und eine abnorme, während der Operation nachweisbare Lockerung. Es wurde ein Beckenkammspan an die Dorne und Bögen angelegt.
2. Ein ganz entsprechender Fall, die Versteifung erfolgte durch 2 Rippenspäne.
3. Es handelt sich hier um einen ausgiebig laminektomierten Patienten, dessen Ischialgie behoben wurde, der aber, und deswegen ist er bereits im entsprechenden Kapitel erwähnt worden, auf Grund dieser Laminektomieschädigung heftigste Insuffizienzbeschwerden bekam. Ein halbes Jahr nach der Vorfalloperation wurden 2 Tibiaspäne, wiederum im Sinne eines *Albee*spanes, eingepflanzt (Abb. 34).

Nur der zweite Fall wurde gebessert, die anderen zeigten nur einen Teilerfolg. Die Gründe dieser Resultate werden anschließend zu erörtern sein.

Wir sind der unbedingten Ansicht, daß man in keinem Falle die primäre Versteifung etwa gleichzeitig mit der Vorfalloperation oder ohne deren Ergebnis längere Zeit abzuwarten, ausführen sollte. Es kommt grundsätzlich nur der sekundäre versteifende Eingriff in Frage. Auch sind ja die klinischen Zeichen der Lockerung nicht sicher genug und die Prüfung der Lockerung im Operationssitus nicht so verläßlich, als daß man daraus sofort die primäre Indikation ableiten könnte.

Wir sehen die Anzeigestellung zur sekundären Spanversteifung in folgenden Punkten:

1. Ungenügende Stabilität der Wirbelsäule als Folge einer evtl. durchgeführten größeren Laminektomie.
2. Verbleibende Kreuzschmerzen stärkerer Art
   a) Auf Grund abnormer Lockerung, bei der Operation nachgewiesen oder bei starker, röntgenologischer Verschmälerung bzw. Osteochondrose der Bandscheibe.

b) Bei Prozessen an den kleinen Gelenken, vor allem auch, wenn bei der ersten Operation die Entfernung eines Gelenkfortsatzes vorgenommen wurde (*Williams*),

c) bei gleichzeitiger Spondylolisthesis,

d) eventuell bei bestimmten Fehlbildungen, wie Bogendefekte, Spina bifida.

Wenn *Adson, Smith* als Anzeige ganz allgemein die „instabile" W.S. hinzugefügt haben wollen, einschließlich hyperlordotischer Abknickung am Kreuzlenden-

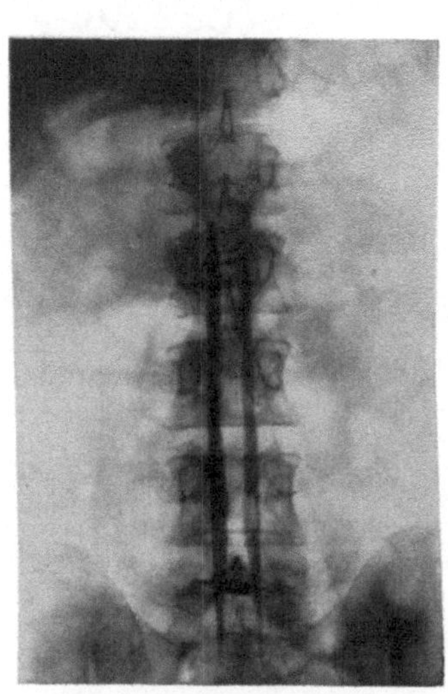
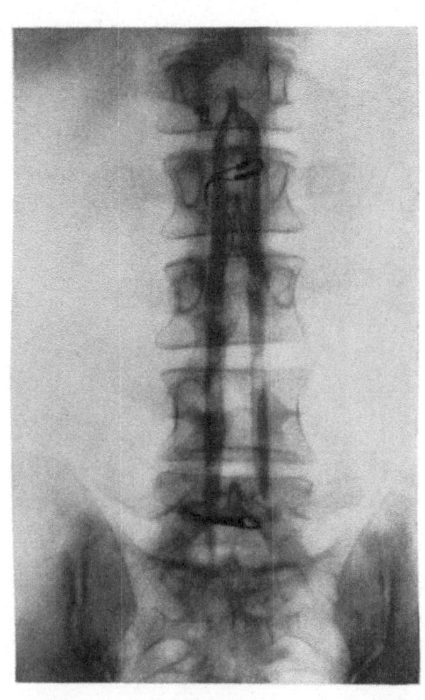

a   b

Abb. 34. Statische Beschwerden nach Laminektomie L 3 und L 4 bei Bandscheibenvorfall. *Henle-Albee*-Span postoperativ (a), nach 5 Monaten schleichende Fraktur in der Mitte und Abbau am Kreuzbein, nach 10 Monaten mit Callusreaktion an der Frakturstelle (b).

übergang und Variationen, so erscheint uns dieser Begriff zu weit gefaßt. Auch bei sehr langer Lumbagoanamnese wird man sich nicht zur primären Versteifung entschließen. Bei Schwerarbeitern kommt die sekundäre Operation häufiger in Frage. Auszuschließen ist jeweils das Vorliegen eines echten Rezidivs, hier wird man gegebenenfalls eine myelographische Kontrolle nicht umgehen können.

Vor dem operativen Eingriff sollte man mindestens 6 Monate konservativ behandeln. Die gute Wirkung eines Gipskorsettes ist geradezu ein Test für die evtl. Wirkung der Versteifung.

Die primäre Versteifung kommt nur dann in Frage, wenn die konservative Behandlung versagt und es sich um Fälle handelt, bei denen lediglich Symptome der Osteochondrose ohne Wurzelkompression d. h. ohne Ischialgie vorliegen. Unter dieser Anzeige haben wir 2 Fälle operiert mit einer Methode, deren Anwendung wir auch im gegebenen Falle als Zweiteingriff nach Bandscheibenoperation empfehlen möchten.

Es stehen für das operative Vorgehen verschiedene Wege zur Verfügung. Historisch älter sind die dorsal angreifenden Verfahren. Sie sind mehr oder weniger Modifikationen der Verfahren von *Henle, Albee* bzw. *Hibbs* und sind vor allem von französischer und angloamerikanischer Seite ausgebaut worden, während in der deutschsprachigen Literatur abgesehen von der Indikation bei der Spondylitis-Tbc. nur wenige Mitteilungen u. a. von *Henschen* vorliegen. Eine derartige Modifikation sind auch die iliolumbalen Überbrückungsmethoden durch ein- oder doppelseitige Spanversteifung zwischen Darmbein und unterer LWS. (*Campbell*). *Lance* und *Aurousseau* verbinden mit den Querfortsätzen, *Mathieu* und *Demirleau* kombinieren mit einer lumbosakralen Versteifung, *Zahradnicek* fügt noch einen Span zwischen Darmbein und Wirbelkörper hinzu. Es liegt auf der Hand, daß es sich um eingreifende und technisch schwierige Verfahren handelt. Wieder andere Chirurgen kombinieren die *Albee-Hibbs*-Methode mit

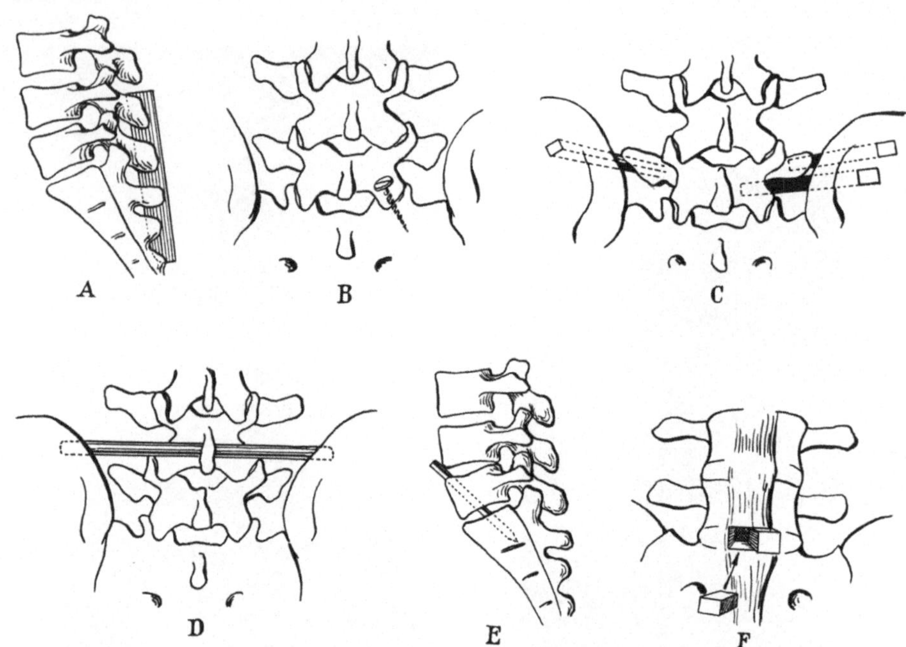

Abb. 35. Schema einiger Versteifungsoperationen. A—D: dorsale Methoden. A: *Henle-Albee*. B: Prinzip von *Hibbs* (modifiziert) Versteifung der kleinen Gelenke. C: Prinzip von *Cambell* u. a., Iliolumbale Versteifung. D: *Bentzon*. E—F: ventrale, transabdominelle Methoden. E: nach *Capener* u.a. F: „Mosaikplastik" nach *Mercer*.

einem H-förmigen Span, mit sogenannter trisakraler Versteifung, besonders wird neuerdings die sogenannte Leiterplastik nach *Moore* empfohlen. Eine Auswahl dieser Verfahren zeigt die schematische Darstellung in Abb. 35.

Die Kritik der dorsalen Methoden besteht zunächst darin, daß die Schienung weit entfernt von der Schädigung der Bandscheibe ansetzt und daher schon aus mechanischen Gründen nicht ideal sein kann. Der Vorteil des gleichen Operationszuganges wie bei der Entfernung des Vorfalles entfällt durch die Forderung. grundsätzlich nur die sekundäre Versteifung durchzuführen. Auch muß man mehr als oftmals notwendig versteifen, mehr als zwei benachbarte Wirbel. Ein Vergleich der Wirkung des *Albee*-Spanes bei der Spondylitis und einem weitgehend versteiften Gibbus ist nicht möglich, übertragen auf die Verhältnisse bei der Osteochondrose, d. h. einer beweglichen, durch die Bandscheibenerkrankung sogar abnorm gelockerten Wirbelsäule. Selbst am Spondylitismaterial hat *Mau* an unserer Klinik schon früher erweisen können, daß die Kyphosierung trotz Spanung zunahm. Um so eher ist das verständlich, wenn noch höhere mechanische Kräfte den Span beanspruchen. *Hoessly* hat im Hundeversuch nach Keilexzision eines Wirbelkörpers die Kyphose mit dem *Albee*-Span verhindern können. Seine Versuche können aber nicht ohne weiteres auf den aufrechten Gang des Menschen übertragen werden.

Wir haben zweimal primär einen Span angelegt. Einmal ist der verwandte Span aus der Rippe nicht eingeheilt, klinisch bestanden die Kreuzschmerzen unverändert weiter, im zweiten Falle ist zwar klinisch eine Besserung eingetreten, der Span aber ebenfalls sicherlich nicht knöchern eingeheilt. *Falconer* hat 3 seiner 5 Spanfälle nachoperiert und fand die Transplantate ohne knöchernen Anschluß. Von 6 Fällen bei *Berg* war nach 6 Monaten keiner fest.

In unserem dritten Falle, Überbrückung einer insuffizienten Wirbelsäule nach Laminektomie zur Entfernung eines Vorfalles, wurden die beiden Tibiaspäne mit Ligaturfedern nach *Maatz* fest angepreßt. Nach über 9 Monaten kam es zur schleichenden Spanfraktur bei Abbau der Spanenden, zu neuer Konsolidierung und schließlich geringer Besserung (Abb. 34).

Die geschilderten Nachteile der dorsalen Methode sollten zu ihrer nur ausnahmsweisen Anwendung führen und höchstens in Form der erfolgreicheren Kombinationsmethoden. Von kausalen Gedankengängen wie von mechanischen Gesichtspunkten aus erscheint es besser, die erkrankte Bandscheibe direkt knöchern zu überbrücken. Das ist durch drei Maßnahmen möglich.

1. Gleichzeitig mit der Bandscheibenoperation Einpflanzen eines Knochentransplantates vom dorsalen Zugang her in die radikal excochleierte Bandscheibe (*Briggs* u. *Milligan, Ovens* u. *Williams*). Dieses Verfahren ist theoretisch verlockend, jedoch der Zugang meist zu klein, die Fixierung eines genügend massiven Spanes zu schwierig. *Hyndman* hat in keinem Falle knöcherne Überbrückung gesehen, die Transplantate hatten sich sämtlich resorbiert.

2. Radikale Ausrottung der Bandscheibe durch einen vorderen transperitonealen Zugang nach *Dandy*. Er sah nach 1 bis 2 Jahren Blockbildung eintreten. Andererseits ist durch das starke Zusammensintern der Bandscheibenhöhe eine Verengerung der Zwischenwirbellöcher und ungünstige Beeinflussung der kleinen Gelenke zu befürchten.

3. Die eigentlichen vorderen Spaneinpflanzungen.

Der vordere transperitoneale Zugang für den dritten bis fünften Lendenwirbel wurde bereits 1906 von *Müller* anläßlich der Ausräumung spondylitischer Herde ausgearbeitet. *Kausch* excochleierte ein Ca. des dritten LW-Körpers. Andere Versuche der Freilegung stammen von *Trèves* (paravertebral) *Ménard* (Costotransversektomie) *Bruns* verwirklichte 1933 erstmalig seinen Gedanken von *Capener* durch vordere Spaneinpflanzung bei 2 Fällen von Wirbelgleiten. Er sowie später *Jenkins, Kellog-Speed* und *Henschen* gingen transabdominal vor und trieben einen Knochenbolzen schräg ein. Schließlich hat *Mercer* noch eine allerdings sehr komplizierte „Mosaikplastik" angegeben: Transabdominales Vorgehen, Ausmeißelung eines rechtwinkeligen Knochenloches, Verschraubung von entsprechend geformten Knochenprismen in der Lücke. *Lane* und *Moore* haben den Bandscheibenvorfall durch radikale Ausräumung der Bandscheibe bis an das hintere Längsband heran operiert und anschließend einen vorgeformten Orrellspan bei 36 Fällen eingepflanzt (vgl. Abb. 35).

Wir selbst halten den vorderen Zugang für die Methode der Wahl, empfehlen allerdings den extraperitonealen. Ähnliche Versuche sind offenbar schon früher von *Chaklin* bei der Spondylolisthesis gemacht worden.

Allerdings gelingt es nicht, wie wir im Leichenversuch sehen konnten, mit genügender Sicherheit und Übersichtlichkeit einen Bandscheibenvorfall von dort aus anzugehen bzw. die Bandscheibe radikal auszuräumen. Wir halten das aber auch nicht für erforderlich.

Im Tierversuch an 6 Hunden machte die extraperitoneale Freilegung keine größeren Schwierigkeiten. Mittels eines trepanartigen Bohrers wurde aus Deckplatten und Bandscheibe ein Zylinder ausgebohrt und ein entsprechendes aus dem Sitzbeinhöcker entnommenes Stück eingebolzt. Wegen der kleinen Verhältnisse war es schwierig, den Knochen genügend zu fixieren. Die nebenstehenden Abbildungen zeigen jedoch, daß es auf diese Weise gelingt, auch ohne zusätzliche Fixierung und trotz der ungünstigen statischen Verhältnisse, der fehlenden Druckbelastung beim Vierfüßer eine knöcherne Überbrückung herbeizuführen, sei es auch nur dadurch, daß das Transplantat als Baumaterial benutzt wird (Abb. 36). Die Ausräumung der Bandscheibe allein, das Anbohren, die Entnahme eines größeren Gewebszylinders, genügten in keinem Falle zur knöchernen Überbrückung, wie wir schon im pathologisch-anatomischen Abschnitt erörtern konnten.

Die Operation am Menschen gestaltet sich folgendermaßen: Die Schnittführung liegt in einer Linie zwischen Symphyse und Spitze der elften Rippe an der linken Seite (Abb. 37). Die Durchtrennung der Externus-Fascie erfolgt in gleicher Richtung, der Obliquus wird senkrecht dazu etwa in der Höhe der Spina a. S. stumpf durchtrennt, das Peritoneum mitsamt dem Ureter nach medial abgedrängt bis der mediale Psoasrand und die seitliche vordere Wirbelsäulengegend freiliegen. Es handelt sich also um einen als hohen Wechselschnitt zu bezeichnenden Zugang, wie wir ihn grundsätzlich zur lumbalen Sympathektomie verwenden bzw. auch zu zahlreichen Eingriffen an der Niere (*Wanke*). Der schwierigste Akt ist nun die Freilegung eines zehnpfenniggroßen Bezirkes der seitlichen Bandscheibe. Störend sind vor allem querverlaufende segmentale Venen, die doppelt ligiert und durchtrennt werden müssen, um die Gefäße genügend nach medial abschieben zu können. Auf besonders vorsichtiges Arbeiten an der Vene ist Wert zu legen, der Grenzstrang kommt zu Gesicht und ist zu schonen (Abb. 38). Nunmehr wird mit einem Stanzinstrument (Abb. 39) unter leichten Drehbewegungen ein maximal 4,5 cm langer Zylinder ausgebohrt, der zentrales Bandscheibengewebe, beiderseits aber Teile der benachbarten Wirbelkörper, der Deckplatten enthalten soll. Nunmehr wird in diesen zylindrischen Knochentunnel ein entsprechendes Fibulastück, das vom Periost befreit, aber sonst nicht irgendwie vorbereitet werden braucht, im schrägen Durchmesser eingebolzt. Zweckmäßig geschieht das bei Lordosierung, um den Spalt zum Klaffen zu bringen und den Span besser einzuklemmen. Bei dieser Richtung und Länge des Spanes ist eine Verletzung nervaler Substanz kaum möglich (Abb. 40), es kann höchstens eine Wurzel etwa im Bereiche des Zwischenwirbelloches erreicht werden. Späne aus dem Beckenkamm haben wir ebenfalls versucht, sie lassen sich aber weniger fest verklemmen und schlechter zurichten. Die Blutung pflegt gering zu sein. Ein Vorstehen des Transplantates über das Niveau der Oberfläche ist zu vermeiden. Evtl. kann man *Beck*sche Bohrungen hinzufügen. Um den Span zusätzlich

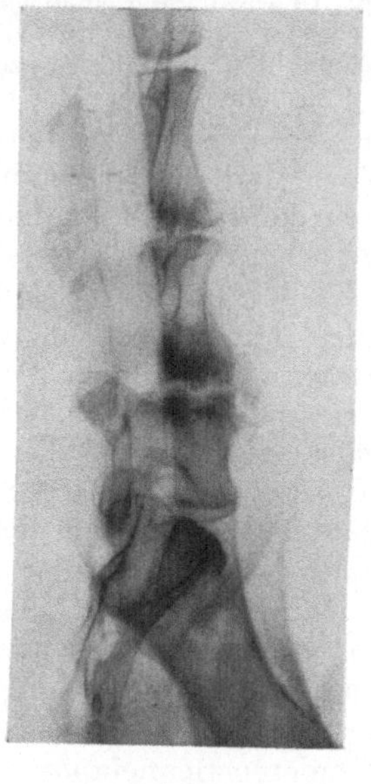
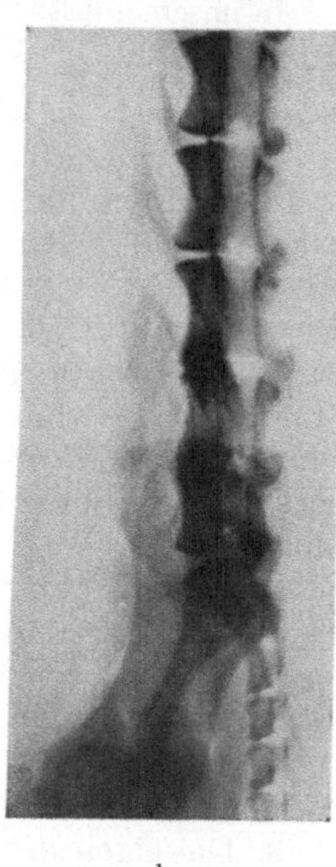

a   b

Abb. 36. Vordere Spanversteifung der vorletzten Lendenbandscheibe beim Hund. a) nach 6 Wochen deutlicher Umbau. b: vollzogene Blockbildung nach 3 Monaten. Zum Vergleich wurde aus der drittletzten Bandscheibe ein Knochen-Bandscheiben-Knochenzylinder ausgebohrt, jedoch kein Transplantat eingefügt. Es kam zu starker Verschmälerung und Sklerose mit Randwulstbildung, in keinem Falle jedoch zu knöcherner Überbrückung. Die autoptische Bestätigung der Befunde erfolgte.

noch zu verkeilen, haben wir in einem Falle noch seitlich einen kleinen Knochenspan eingeschlagen. Für 24 Stunden wird sodann ein Drain in das Retroperitoneum eingelegt, der Verschluß der Wunde gestaltet sich überraschend einfach, es blutet kaum, größtmöglichste Schonung der Festigkeit der Bauchdecken. Der Operierte wird für 8 Wochen in ein vorher

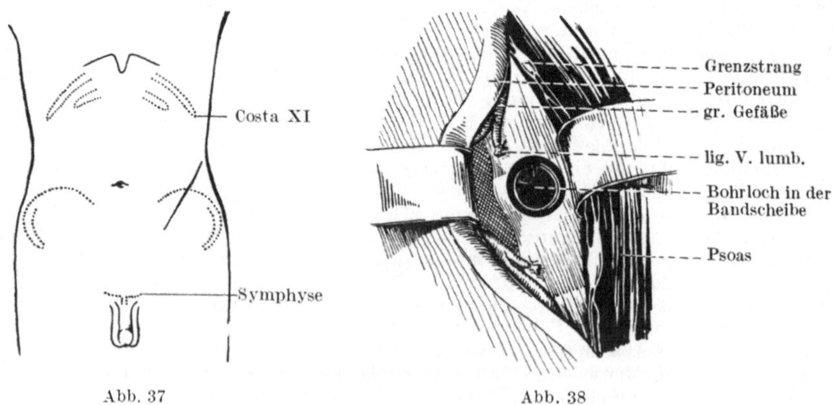

Abb. 37. Lage des Hautschnittes (hoher Wechselschnitt nach *Wanke*).
Abb. 38. Operations-Situs nach Freilegung der Bandscheibe L 4/5 mit Anlage des Bohrloches.

angefertigtes Gipsbett unter Vermeidung einer Lordosierung gelegt, für mindestens weitere 2 Monate ist das Tragen eines Gipsmieders erforderlich.

Wir konnten 2 Patienten nach dieser Methode operieren.

1. Eine 36jährige Ehefrau leidet seit 14 Jahren an heftigsten Kreuzschmerzen ohne Ausstrahlung. Seit 2 Jahren hat sie dauernd Beschwerden beim Umdrehen im Bett, beim Aufrichten aus gebückter Haltung, beim Sitzen. Hausarbeit kann sie nicht mehr ausführen.

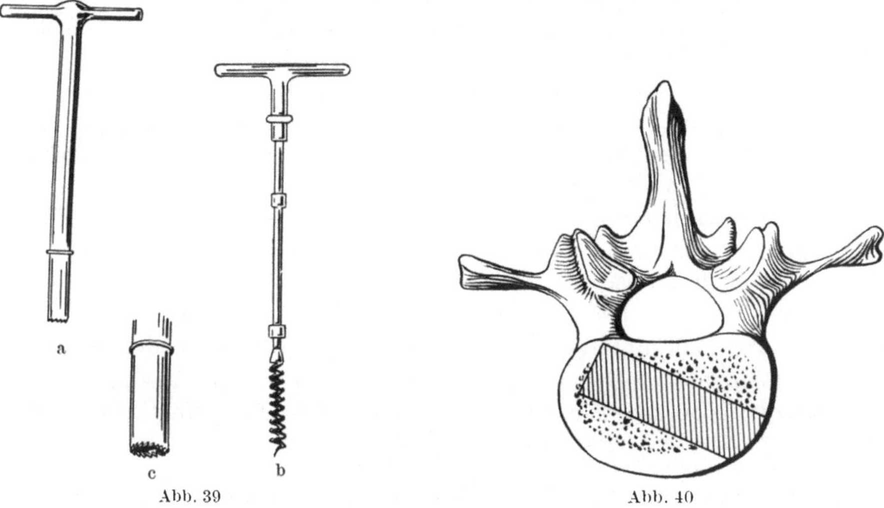

Abb. 39. Spezialinstrument zum Ausbohren des Zylinders (Durchmesser 14 mm), b wird in a eingesetzt. Länge von c = 5 cm).

Abb. 40. Lage des Bohrtunnels.

Die sehr kräftige und große Frau hat eine fixierte Gradehaltung der LWS. mit Klopfschmerz am Lumbosakralübergang, starke Lockerungssymptome bei Umschaltbewegungen, Hyperlordosierung und Beckenkippung sowie Beinstreckhaltung sehr schmerzhaft. Neurologisch o.B. Nachdem die Beschwerden durch ein Gipsmieder weitgehend behoben waren, sie aber nach Abnahme des Mieders in alter Stärke wieder einsetzten, wurde die Versteifungsoperation ausgeführt.

Im Röntgenbild bestand eine schwere Osteochondrose der praesakralen Bandscheibe. Der Eingriff selbst verlief ohne Zwischenfall, die Wundheilung war glatt.

Bei einer Nachuntersuchung nach 8 Monaten war die Patientin bei *voller Arbeitsfähigkeit* im Haushalt bis auf eine leichte Steifigkeit im Kreuz völlig beschwerdefrei.

2. 31jährige Patientin mit einem dem vorigen Falle durchaus entsprechenden Befund, ebenfalls mit röntgenologisch ausgesprochener Osteochondrose der letzten Lendenbandscheibe. Zur besseren Verheilung wurde neben dem Fibulaspan noch ein zweites Kompaktastück eingebolzt. Die Behandlung ist in diesem Falle noch nicht abgeschlossen (Abb. 41).

Unter unseren Bandscheibenvorfällen befindet sich bisher noch kein Fall, bei dem eine Versteifungsoperation ausgeführt wurde, jedoch ist sie in 3 Fällen vorgesehen, und zwar handelt es sich um erhebliche Rückenschmerzen ohne radikuläre Symptome, die den Patienten arbeitsunfähig machen und bei denen mehrere Monate ergebnisloser konservativer Behandlung verstrichen sind. Es kommt also nur ein Bruchteil der Fälle für den sekundären Eingriff in Frage,

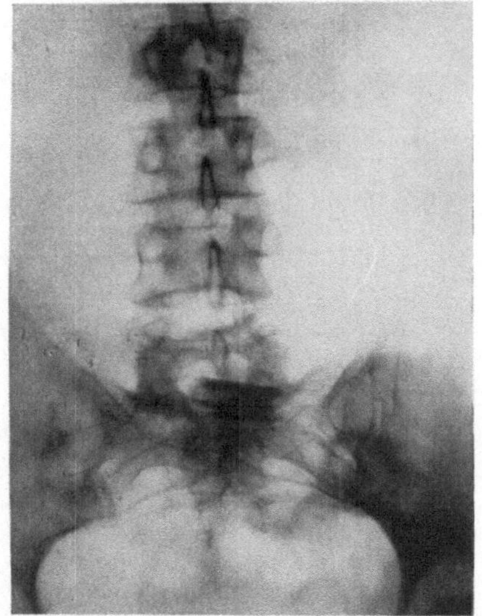

Abb. 41. Lage des Spanes (Fall 2).

da man leichtere und mittelschwere Kreuzschmerzen keineswegs kritiklos der operativen Behandlung zuführen sollte. Die Frage der versteifenden Operation bei gleichzeitigem Wirbelgleiten wird gesondert abgehandelt.

Die Vorteile unseres Verfahrens sehen wir im folgenden:

1. Angriffspunkt ist der Ort der Schädigung. Mit der Blockwirbelbildung wird die Grundkrankheit therapeutisch angegangen.

2. Mechanisch günstigste Verhältnisse werden geschaffen, das Transplantat steht unter Druckbelastung.

3. Der Umfang der Versteifung wird auf 2 benachbarte Wirbel beschränkt, kann jedoch bei mehrfacher Erkrankung auch entsprechend ausgedehnt werden.

4. Vermeidung der Eröffnung der Bauchhöhle und Schonung der Gebilde der Bauchwand durch hohen Wechselschnitt.

5. Notwendigkeit nur geringer Freilegung der Wirbelsäule, geringe Blutung.

6. Durch die schräge Verlaufsrichtung des Spanes wird eine Gefährdung des Wirbelkanalinhaltes ausgeschaltet[1].

H. Über die symptomatischen Behandlungsmethoden der Ischialgie.

Zweifellos haben schon vor der Erkenntnis der Bedeutung der mechanischen Wurzelkompression zahlreiche historisch ältere Behandlungsmethoden ihre Erfolge aufzuweisen, und zwar wie rückschauend gesagt werden kann, sicherlich auch bei einer großen Zahl sicherer Bandscheibenvorfälle.

Das geht aus einer Nachuntersuchung von 150 stationär behandelten, d. h. sicherlich ausgesucht hartnäckigen rezidivierenden Ischialgien hervor (Diss. *Kruse*).

Die wesentlichen Gruppen der in der chirurgischen Praxis früher angewandten Behandlungsmethoden lassen sich etwa folgendermaßen einteilen:

A. Konservative Methoden.
    I. *Physikalische Therapie.*
        a) Hydrotherapie
        b) Elektrotherapie (*Balassa*)
        c) Histaminiontophorese (*Deutsch, Oszimik*)
        d) Diathermie, Kurzwellen
        e) Ultraschall (*Pohlmann, Richter* u. *Parow, Zehrer*)
        f) Röntgentherapie (*Freund, Curschmann, Altschul, Delherm* u. *Nilus, Rüsken*)
    II. *Reizkörpertherapie.*
    III. *Vitamin-B-Behandlung.*
    IV. *Infiltrationstherapie*
        a) Endoneural (*Lange* 1904)
        b) Epidural (*Sicard, Bum, Wiedhopf, Kutmanoff, Werner*)
        c) Praesakral (*Nürnberger, Pendl, Heile*)
        d) Peridural (*Säker*)
        e) Subarachnoidal (*Dogliotti, Goff, Benedetti* und *Maggia*)
        f) Sympathikus (*Bauer* und *Hellsten*).
B. Cirurgische Methoden.
    I. *Orthopädisch ruhigstellende Maßnahmen.*
    II. *Unblutige Dehnung (Nußbaum, Schüßler, Vogt, Wolkoff).*

---

[1] Inzwischen wurden 6 Pat. operiert mit glattem postoperativem Verlauf. Ergebnis: zweimal knöcherne Einheilung des Spanes und Beschwerdefreiheit, einmal nach 6 Monaten erst beginnende knöcherne Einheilung, zweimal Mißerfolg (fehlende Einheilung und unveränderte Beschwerden), im letzten Falle ist die Zeit noch zu kurz zur Beurteilung. Folgende Folgerungen sind abzuleiten: Weiterer Ausbau der Methode ist erforderlich, um die mechanischen Bedingungen der Einheilung zu verbessern, die Sicherheitsquote in Anbetracht der langwierigen Behandlung zu erhöhen. Es scheint sich als zweckmäßig zu erweisen, die Versteifung der kleinen Wirbelgelenke nach *Hibbs* hinzuzufügen. (Vom Verfasser vorgetragen auf der 64. Tagung Nordw. Chir. Ver. Dezember 1949 in Hamburg.)

III. *Operative Methoden*
  a) Blutige Dehnung
  b) Operation nach *Bardenheuer*
  c) *Stoffel*sche Operation (*Baum*)
  d) Seltenere Knochenoperationen (Facettektomie, Transversektomie u. a.)
  e) Muskel- und Fascienoperationen (*Ober, Heymann, Freiberg*).

Es ist hier nicht der Platz, auf die Methoden im einzelnen einzugehen. Von Interesse ist jedoch, welche von ihnen auch heute noch in der Behandlung der Bandscheibenvorfälle, die nicht operationsreif sind, Anwendung verdienen. Im Vordergrunde chirurgischen Interesses stehen dabei die Injektionsmethoden, weniger die endoneurale und epidurale als vielmehr die praesakrale und peridurale Infiltration mit Novokain. Die beiden Letztgenannten stehen in Konkurrenz.

Die praesakrale Novokain-Infiltration ist zuerst von *Nürnberger* therapeutisch angewandt worden, später von *Pendl, Fenz*, neuerdings *Stender*, evtl. kombiniert mit paravertebraler Infiltration nach *Heile*. Wir haben bei 2 bis 3 Injektionen im Durchschnitt von 23 Fällen 4 schlagartige Heilungen, 8 wesentliche Besserungen, 11 Mißerfolge gehabt.

Die peridurale Infiltration ziehen wir mit *Säker* vor, sie ist für den Patienten angenehmer und bei Beherrschung der Technik einfacher. Verwendet wird die 5%ige Pantocain-Periston-Lösung zur Periduralanaesthesie. Von 12 Fällen wurden 4 beschwerdefrei, 4 wesentlich, 2 gering gebessert.

Die blutigen Eingriffe an der Peripherie haben nur noch historisches Interesse, lediglich die unblutige Dehnung in Verbindung mit der periduralen Infiltration haben wir einige Male mit gewissem Erfolg ausgeführt.

Von einer gewissen Bedeutung sind lediglich die in Amerika angegebenen Muskel-und Fascien-Eingriffe, die von dem Gedankengang ausgehen, der Nervus ischiadicus werde von der Fascie lata (*Ober*) bzw. vom Musculus piriformis (*Freiberg*) mechanisch irritiert. Die Durchschneidung dieser Gebilde mag in Einzelfällen, da es sich um einen sehr leichten Eingriff handelt, anzuwenden sein. Der Piriformisschmerz ist ja ein Leitsymptom auch bei der radikulären Kompression, während wir allerdings eine Kontraktur der Fascia lata in keinem unserer Fälle nachweisen konnten.

Überblicken wir noch einmal die verschiedenartigen Methoden, die sämtlich in einem gewissen Prozentsatz von Erfolgen begleitet sind, so liegt es nahe, nicht eine spezifische Wirkung der einzelnen Medikamente, Operationen usw. anzunehmen, sondern eine unspezifische allen gemeinsame. Es ist das die Wirkung auf das Gefäß-Nervensystem. Es kommt dadurch zur Abschwellung mechanisch gereizter ödematöser Wurzeln bzw. des in gleicher Weise veränderten Bandscheibenvorfalles. *Wiedhopf* hat diese Wirkung noch vor Kenntnis der Rolle der Bandscheibe in Tierexperimenten nachweisen können. Seit *Spiess* ist die Wirkung der Anaesthesie auf entzündliche, exsudative und ähnliche Prozesse bekannt. Neben der rein mechanischen Wirkung der Flüssigkeit an sich, ist an die Beeinflussung des Circulus virtiosus Schmerz-Gefäßverengerung zu denken sowie an den verzögerten Abbau des Cholins durch Hemmung der Cholinesterase (*Ammon*), an die Rolle des Sympathikus. So steht auch hier das Nervensystem im Zentrum, in erster Linie die *Rickert*sche Deutung des Gefäßnervensystems. Unter diesem Gesichtspunkt behalten die angeführten historisch älteren Methoden durchaus auch heute noch bei der Behandlung der bandscheibenbedingten Ischialgie ihren Wert, gar nicht zu reden von den physikalischen Anwendungen in der postoperativen Phase.

Ein abschließendes Wort noch zur Frage der Rezidive. Bei unseren Nachuntersuchungen der 150 Fälle aus früheren Jahren ist jede der angewandten Methoden etwa gleich viel mit Rezidiven belastet, bei allen wurden aber auch Erfolge und sogar Dauerheilungen erzielt. Jedoch ist immer an die Möglichkeit von spontanen Dauerheilungen zu denken. In der weitaus überwiegenden Zahl traten jedoch Rezidive auf. Die auf einen Bandscheibenvorfall verdächtigen chronischen Fälle, soweit man das aus den alten Krankengeschichten ersehen kann, unterscheiden sich jedoch in ihrer therapeutischen Ansprechbarkeit auf die genannten symptomatischen Behandlungsmethoden offenbar nicht von den Fällen vermeintlich anderer Ursache. Es liegt nahe, für einen sehr großen Prozentsatz auch der letztgenannten Gruppe die gleiche Entstehung anzunehmen.

I. Konservative Behandlung des Bandscheibenvorfalles.

Nachdem nur ein kleiner Prozentsatz der klinisch diagnostizierten Fälle der Operation zuzuführen sind, ist jetzt derjenigen Maßnahmen zu gedenken, die speziell eine Beeinflussung des Vorfalles erreichen wollen, gewissermaßen also eine kausale Therapie darzustellen. Ausgangspunkt sind die Beobachtungen der wechselnden Größe des Vorfalles in Abhängigkeit von der Stellung der Wirbelsäule, von der Belastung. Es kommen also einmal die Repositionsmanöver vorgefallenen Bandscheibengewebes in Frage, zum anderen die ruhigstellenden Maßnahmen. In erster Linie stellen die reinen Lumbagofälle ohne Ischias ein orthopädisches Problem dar.

Auch für die als symptomatisch bezeichnete Therapie ist natürlich eine Einwirkung auf das Geschehen am Vorfall und seine Umgebung selbst anzunehmen, im Sinne einer Veränderund der Durchblutung, Änderung des Schwellungszustandes usw. Es sei noch erinnert an die Erfolge einer Entwässerungsbehandlung durch Dursttage, hypertonisch Lösungen (*Copemann, Pugh, Wright*). Eine Teilrolle der Abnahme des Liquordruckes wird vermutet.

Ein ,,Hereinsaugen" vorgefallenen Gewebes mag für gewisse Fälle zutreffend sein, vor allem amerikanische Autoren wollen es durch Extensionsbehandlung in Kyphosierung erreichen. Dieser Mechanismus ist sicher aber nicht so häufig vorhanden, wie er nach den etwas zu sehr mechanischen Deutungen angenommen wird. Durch Ruhigstellung der erkrankten Wirbelsäulenpartie ist das gleiche Ziel ohne wesentliches Risiko zu erreichen, mittels Flachlagerung, Gipsbett unter evtl. leichter Extension an den Beinen. Wir konnten so einen myelographisch positiven Fall klinisch heilen. *Luckner* hat über ein in USA. geübtes Einrenkungsmanöver berichtet.

Der Patient wird flach auf den Rücken gelagert, die Ober- und Unterschenkel mehrmals kräftig gebeugt und stoßweise unter gleichzeitigem Zug nach rückwärts gesteckt. Die Bruchpforte des hinteren Bandscheibenringes soll dabei erweitert werden. In 2/3 der Fälle sei die Methode erfolgreich. Nach gar nicht seltenen Mitteilungen scheinen bei brüsken Repositionsmanövern ernstere Zwischenfälle vorzukommen (*Burns* u. *Young*). *Poppen* sah 6 Lähmungsfälle. Vielleicht sind manche Erfolge und auch Zwischenfälle einer vermeintlichen Dehnungsbehandlung auf derartige Repositionen bzw. weiteres Herauspressen zurückzuführen. Die Erfolge konservativer Behandlung sind allerdings auf die Dauer gesehen wenig erfreulich. Die günstige Statistik beispielsweise von *Brahme* aus der schwedischen Literatur ist hier nicht zu verwerten, handelt es sich doch um rein internistisches Material sämtlicher anfallenden Ischiasfälle. *Barr* u. *Mixter* sahen in 10 myolographisch positiven Fällen nur Besserungen. *Young* hatte bei 248 Fällen nach 6 Jahren nur 21% Heilungen gegenüber 80% seiner operierten.

Unsere eigenen besten Erfahrungen hatten wir mit der Gipsmiederbehandlung, zumal es schwierig ist, die Patienten mehrere Wochen im Bett zu halten, wenn sie nach einiger Zeit keine stärkeren Beschwerden mehr haben. Die Unbequemlichkeit des Gipsmieders wird bei gutem Sitz sehr bald nicht mehr empfunden und außerdem davon aufgewogen, daß die Patienten herumlaufen können und nicht stationär behandelt werden müssen. In manchen Fällen ist der Erfolg geradezu frappant, besonders bei stärkeren Skoliosen. Ohne weiteres redressierendes Manöver wird bei leichter Extension in der Glissonschlinge am stehenden Patienten das Gipsmieder anmodelliert. Es kann sehr wohl der Fall sein, daß bei genügend langer Ruhigstellung ein kleiner Vorfall für die Dauer ausheilt. Wir empfehlen bei frischen Vorfällen eine Fixierungszeit von mindestens 8 Wochen, anschließend 4 Wochen Nachbehandlung.

Die Gipsmiederbehandlung ist bei allen klinisch sehr wahrscheinlichen, jedoch noch nicht zu operierenden Fällen mit schwereren Symptomen die Methode der Wahl. Sie gilt uns in gleicher Weise als Testbehandlung für eine evtl. Versteifungs-Operation bzw. stellen wir erst nach Versagen der Gipsmiederbehandlung in Zweifelsfällen die Indikation zur Vorfalloperation.

K. Beobachtungen und Ergebnisse bei negativem Bandscheibenbefund.

Bei dieser Gruppe von Beobachtungen werden Probleme von größter praktischer Bedeutung aufgeworfen, die bisher teilweise noch nicht in befriedigender Weise einer Lösung zugeführt werden können und zu einer Anzahl von Hypothesen Veranlassung gegeben haben.

Daß negative Explorationen auch bei erfahrenen Untersuchern und bester Methodik gar nicht so selten sind, geht aus zahlreichen Mitteilungen hervor.

Übersicht über die Zahl negativer Bandscheibenbefunde.

Barr u. *Mixter*	23 auf 141	Fälle
Gurdijan u. *Webster*	28 ,, 196	,,
Young	55 ,, 533	,,
Peyton u. *Simmons*	10 ,, 90	,,
Friberg	7 ,, 58	,,
Shinners u. *Hamby*	24 ,, 140	,,
Malmros	18 ,, 118	,,
Waris	44 ,, 374	,,

In einer beträchtlichen Zahl von Arbeiten — man kann kaum annehmen, daß ausschließlich positive Befunde erhoben wurden — haben die negativen Befunde bedauerlicherweise keine Erwähnung gefunden. Um so verdienstvoller und lehrreicher ist eine Aufstellung, die *Weber* bringt und die vor allem zeigt, wie mit zunehmender Erfahrung die Zahl der negativen Fälle abnimmt.

	1938/42	1944/45	1946/47
positive Befunde	47	104	242
negative Befunde	41	51	40

Wir selbst hatten unter 110 Operationen 17 negative Bandscheibenbefunde. Die Analyse gerade dieser Fälle ist von großem Interesse, da sich vor allem auch operativ-technische Fragen daraus ergeben.

Ist es nun möglich aus der Symptomatologie dieser Fälle Schlüsse zu ziehen bzw. welche Deutungsmöglichkeiten ergeben sich?

Bis auf 2 Fälle (Nr. 12 u. Nr. 16) traten die Schmerzen rezidivierend auf, ein Trauma in der Vorgeschichte ist verhältnismäßig selten, der Preßschmerz ist fast konstant. (Fall 5 wurde in der Remission operiert.) Auffallend sind die 6 Fälle reiner Ischias ohne Lumbago. Spontanschmerz und Druckpunkte sind in gleicher Weise wie bei den Vorfallpatienten vorhanden, wenn auch gerade in den reinen Ischiasfällen periphere Druckpunkte mehr in den Vordergrund treten. Die Fälle mit positivem Röntgenbefund haben auch stärkere Wirbelsäulensymptome, und im Ergebnis bleiben postoperative Kreuzschmerzen zurück. Wir schließen daraus, daß es sich doch um Bandscheibenvorfälle gehandelt hat (Fall 2, 6, 11, 13), die entweder übersehen wurden, im Augenblick der Operation nicht manifest waren oder noch wahrscheinlicher im Foramen lagen. Das nimmt auch *Friberg* für derartige Fälle mit typischer Symptomatik an. Ihre vermutlich größere Häufigkeit als bisher bekannt geht aus den schönen neueren Untersuchungen von *Lindblom* mittels Abrodil-Myelographie hervor. Eine zweite Gruppe von Fällen ist diejenige, bei denen eine stark verwachsene, makroskopisch veränderte, verdickte und exzessiv schmerzhafte Wurzel gefunden wurde (Fall 3, 4, 7, 8, 12 u. 14). Bei 7 und 8 war sogar die Wurzel innerhalb der Durascheide völlig narbig verbacken. Hier ist die Frage der primären Neuritis zu diskutieren gegenüber Folgezuständen mechanischer Insulte ein Problem, das noch im Zusammenhang zu erörtern sein wird.

Diese Deutungsmöglichkeiten bestehen auch für die dritte Gruppe: Normale makroskopische Verhältnisse an der Wurzel, jedoch heftiger monoradikulärer Schmerz besonders im Vergleich zu den in solchem Falle grundsätzlich aufzusuchenden Nachbarwurzeln (Fall 1, 5, 15)

Name	Vorge-schichte	Trauma	Husten Niesen	WS	neurol.	Rö.	Wurzel-schmerz und Operation	Erg.	Epikrise
1. Pe.	reine Isch.	ϕ	+	ϕ	o.B.	o.B.	L 5 ++ Durchtrg.	gut	Schmerzh. Wurzel
2. Po.	Lumb. vor Isch.	+	+	++	ASR. ϕ	lat. Jod-öl Def.	Dekompr.	Bes-serg.	Lat. Bandsch.Vorf. vermutet
3. Mö.	,,	+	+	+	Dermat.	Jodöl-Def.	L 5 + ver-dickt Dekompr.	gut	Makroskop. Wurzelbefund
4. Thi.	reine Isch.	+	+	(+)	ASR ab-geschw.	Gering. Jodöldef.	L 5 + ver-wachsen Dekompr.	gut	,,
5. Rie.	reine Isch.	ϕ	ϕ	ϕ	o.B.	o.B.	S 1 ++ Dekompr.	gut	Schmerzh. Wurzel
6. Schl.	Lumb. vor Isch.	+	+	++	Parese Zehen-heber Dermat.	Osteoch. L 3/4 u. L 4/5	S 1 ++ Dekompr.	Bes-serg.	Lat. Vorfall zu vermuten
7. Schu.	Lumb. vor Isch.	ϕ	+	(+)	Zehen-parese ASR ϕ	o.B.	L 5 ++ adh. Durchtren-nung	gut	Makroskop. u. Mikroskop. Wurzelbefund
8. Brü.	,.	ϕ	+	(+)	o.B.	o.B.	L 5 ++ schwer ver-wachsen Durchtr.	Be-serg.	Makroskop. Wurzelbefund
9. Ha.	,,	ϕ	ϕ	ϕ	ASR ab-geschw. *Guill. Barrée*	o.B.	Dekompr.	schl.	—
10. Rei.	reine Isch.	ϕ	ϕ	ϕ	ASR ab-geschw. Dermat.	o.B.	L 4 (+) Dekompr.	Bes-serg.	—
11. Bo.	Lumb. vor Isch.	ϕ	+	++	Dermat.	Osteoch. L 3/S 1	S 1 ++ Wurzel-durchtr.	schl.	Lat. Bandsch. Vorf. zu vermuten
12. Ja.	reine Isch.	+	+	ϕ	o.B.	o.B.	L 5 + adh. Dekompr.	schl.	Makroskop. Wurzelbefund
13. We.	Lumb. vor Isch.	ϕ	+	++	Dermat.	Verschm. L 3/4	Dekompr.	Bes-serg.	Lat. Vorfall zu vermuten
14. Pl.	reine Isch.	ϕ	+	ϕ	Dermat. *Guill. Barrée*	o.B.	L 5 +++ adh.Durchtr.	Bes-serg.	Makroskop. Wurzelbefund
15. Su.	Lumb. vor Isch.	+	+	+	Dermat.	o.B.	L 5 ++ Durchtrg.	gut	Wurzelschmerz
16. Je.	Lumb. Isch.	ϕ	+	ϕ	o.B.	o.B.	L 5 u. S. 1 ϕ Dekompr.	fragl.	—
17. Ot.	Lumb. m. Ge-säß-schm.	ϕ	+	+	o.B.	o.B.	,,	,,	—

Die bisher genannten Fälle können danach nur bedingt als negativ angesehen werden, jedenfalls nur in Beziehung auf einen Bandscheibenvorfall. Völlig negativ, als klare Fehl-diagnosen erwiesen sich die restlichen Fälle (9, 10, 16, 17), deren Symptomenarmut jedoch von vornherein einen zweifelhaften Befund erwarten ließ und die nur auf Grund der heftigen subjektiven und therapieresistenten Beschwerden probatorisch operiert wurden.

Eine letzte zahlenmäßig häufige Gruppe, die sog. Hypertrophie der gelben Bänder, ist wegen ihrer grundsätzlichen Bedeutung in Kapitel M gesondert abgehandelt, sie hat in unserem Material keine Bedeutung.

Ein in der Literatur häufig zitierter Befund ist eine *Varikose der periduralen Venen· Gurdijan* und *Webster* verzeichnen ihn nicht weniger als 12 mal unter 28 negativen Fällen, auch wir haben mehrmals gesehen, daß die Venen auf über Streichholzdicke erweitert waren, sehen darin aber nur einen begleitenden Nebenbefund, eine *sekundäre Folge* irgendwelcher primärer, meist wohl mechanischer Abflußstörungen (Abb. 31e). Man hüte sich, diese Venektasien zu überwerten. Ihr die alleinige Rolle zuzuerkennen, ist sicher eine Verlegenheitsdiagnose.

Wie soll sich nun bei negativem Bandscheibenbefund der weitere Verlauf der Operation gestalten? Wenn auch von Fall zu Fall entschieden werden muß, so erscheint für das zukünftige Handeln doch eine gewisse Gruppeneinteilung zweckmäßig. Einiges ist bereits im operativen Abschnitt erwähnt worden.

In der ersten Gruppe mit starken Wirbelsäulensymptomen und positivem Röntgenbefund ist die zermürbte Bandscheibe zu excochleieren, bei starkem Wurzelschmerz und ungenügender Gewinnung zermürbten Gewebes evtl. die sensible Wurzel zu durchtrennen. Fehlen aber röntgenologische Zeichen einer Bandscheibendegeneration, so rühre man die evtl. gesunde Bandscheibe nicht an. Die reine Dekompression kommt nur bei nicht ausgesprochenem Wurzelschmerz in Frage. Heilung kann auch dann erfolgen, die Prognose ist jedoch unzuverlässig, bei *Bradford* und *Spurling* nur 3 Heilungen von 9 Fällen.

Bei stark verwachsener und schmerzhafter Wurzel ist die Durchschneidung der sensiblen Wurzel von bestem Erfolg und die Methode der Wahl. Sie wurde zuerst aus dieser Anzeige heraus von *Sahlgren* und *Sjöquist*, *Petit-Dutaiilis* und *de Séze, Olivecrona* und *Norlén* empfohlen. Der schlechte Erfolg in unserem Falle 11 ist auf eine Erkrankung von 2 Wurzeln zurückzuführen. Um nicht einen zu starken Ausfall zu erhalten, haben wir nur eine von ihnen reseziert.

Bei makroskopisch normal aussehender, jedoch isoliert schmerzhafter Wurzel sollte bei langer Anamnese und besonders bei älteren Leuten die Wurzel durchtrennt werden. Allerdings kann eine Heilung auch durch reine Dekompression erfolgen. (Fall 3, 4, 5). Doch wird man sich mit dieser palliativen Maßnahme nur bei geringem Wurzelschmerz begnügen. In einem Falle (11) war eine hintere Knochenapposition vorhanden. Es ist dann die Wurzeldurchschneidung besser als die Entfernung des Knochens oder die Facettektomie in der Erwartung einer Einengung des Zwischenwirbelloches (siehe Seite 258).

Die negativen Explorationen ausführlicher mitzuteilen erschien uns wegen der vielen noch offenen Fragen bedeutungsvoll. Es konnte erwiesen werden, daß die Symptomatik häufig genug völlig identisch mit derjenigen der Bandscheibenvorfälle ist, daß aber einige, vor allem fehlende Zeichen Verdachtsmomente ergeben, in erster Linie das Fehlen von Wirbelsymptomen bzw. einer Lumbagoanamnese. Es geht weiterhin daraus hervor, daß die klinische Diagnose eines Bandscheibenvorfalles niemals mit unbedingter Sicherheit, sondern lediglich mit größter Wahrscheinlichkeit zu stellen ist. Ein gewisser Prozentsatz negativer Explorationen, etwas mehr als $10^0/_0$, wird auch bei bester Diagnostik und großer operativer Routine nicht zu vermeiden sein, da andere Ursachen der Wurzelkompression nicht ausgeschlossen werden können. Der Schaden ist jedoch insofern nicht groß, als meist doch radikuläre Ursachen gefunden werden, die therapeutischer Beeinflussung zugänglich sind. Die Forderung nach strenger Indikation ist die zwangsläufige Folge dieser Überlegungen.

L. Differentialdiagnose.

Das Syndrom des Bandscheibenvorfalles kann von sehr verschiedenartigen Krankheitsbildern nachgeahmt werden, nicht nur das vollständige Bild, sondern in erster Linie die Teilsymptomatik. Es wird also die Aufgabe sein, atypische Zeichen herauszufinden, die den Verdacht auf anderweitige Ursachen nahelegen. Es würde zu weit gehen, sämtliche in Frage kommenden Erkrankungen im Einzelnen zu erörtern, auch ist ein großer Teil der degenerativen Erkrankungen im Gange der vorliegenden Besprechung bereits diskutiert worden und bedarf nur noch einmal kurzer Aufzählung bei dem Versuche, eine gewisse Gruppierung der in Frage kommenden Erkrankungen vorzunehmen.

A. Spinale Prozesse.
1. Intradurale Tumoren (Neurinome der Cauda, Neurofibrome, Ependymome, Meningeome, Cysten, spinale Varicen.).
2. Adhäsive, entzündliche intradurale Prozesse (Arachnitis, Arachnoidose, Jodölschäden, Leptomeningitis).
3. Radikulitis, Neuritis.
4. Andere neurologische spinale Leiden (Syringomyelie, Tabes, multiple Sklerose usw.).

B. Extradurale, vertebrale Kompressionsursachen.
1. Tumoren der Wirbelsäule (primäre und metastatische).
2. Entzündliche Erkrankungen der WS. (Tbc., Osteomyelitis, Epiduritis, Typhus, Bang).
3. Posttraumatische Zustände (Wirbelbruch, Bogenkallus, Flavumverdickung).
4. Erkrankung der kleinen Wirbelgelenke (Arthritis, Bechterew).
5. Degenerative Erkrankungen der WS. anderer Art.

C. Angeborene lumbosakrale Erkrankungen. Übergangswirbel, Spaltbildungen, angeborene Deformitäten.

D. Lumbosakrale Lokalisationen bei Systemerkrankungen, Störungen des Kalkstoffwechsels (Osteoporose, Osteomalacie, Paget, Vertebra plana, Avitaminosen usw.).

E. Periphere Affektionen.
1. Erkrankungen der Sakroiliakalfugen (Entzündung, Beckentumoren, Osteitis condensans ilii).
2. Erkrankungen der Hüftgelenke (Coxitis, Arthrosis, Frakturen, Perthes, Subluxationen).
3. Deformitäten der unteren Extremitäten. (Posttraumatische orthopädische).
4. Erkrankungen des intrapelvinen und peripheren Abschnittes des N. ischiad. (sog. Neuritis. Tumoren, Verletzungen. Aneurysmen, Fremdkörper, neurovegetative Leiden, Kausalgie).
5. Primäre Erkrankungen der Weichteile
    a) Allergien (sog. Rheuma, Fokalinfekte, endogene Störungen),
    b) Entzündungen (Abzesse, glutäale Injektionen),
    c) Bänderschwäche, Kontrakturen, Hernien,
    d) Gefäßerkrankungen (Arteriosklerose, Endangitis oblit, Varizen, Aneurysmen).
6. Organerkrankungen (*Head*sche Zonen, Beckenorgane, urolog. Leiden, Hämorrhoiden, Gravidität).

Es mag von Interesse sein, bei einer Erörterung einzelner dieser genannten Erkrankungen diejenigen mit Lumbagoischiassymptomen einhergehenden Erkrankungen zugrunde zu legen, die während des gleichen Zeitraumes, in welchem 110 Bandscheibenvorfälle operiert wurden, zur operativen Behandlung kamen.

Caudatumoren	2	Peridurales Steckgeschoß	2
Arachnitis	1	Paravertebraler Sanduhrtumor	2
Wirbelsarkom	2	Glutäales Lipom	1
Ca-Metastase	1	Neurolyse bei Schußverl. in	
Wirbelosteomyelitis	2	Höhe der Glutäalfalte	1
Sakrales Chordom	1		

Nur die Arachnitis wurde, allerdings wegen des mehrere Wurzeln betreffenden neurologischen Befundes von vornherein unter Bedenken, als Bandscheibenvorfall operiert. Die Vorgeschichte war durchaus typisch.

Der eine Fall eines Caudatumors war neurologisch völlig monoradikulär. Die Verdachtsdiagnose wurde durch den sehr hohen Eiweißwert im Liquor von 90 mg% gestellt, die endgültige myelographisch. Im übrigen pflegen intradurale Prozesse meist ausgedehntere und oft beiderseitige neurologische Symptome hervorzurufen. Allerdings dürfte die Abgrenzung großer medialer Vorfälle manchmal nicht möglich sein. Spinale Varizen sollen durchaus ähnliche Symptome machen (*Bronson*).

Für die Tumoren der Wirbelsäule gilt ein positiver Röntgenbefund als beweisend, als Frühzeichen sind Veränderungen an den Bogenwurzeln zu beachten, Destruktionen oder Vergrößerung des Abstandes. In einem unserer Fälle, einem Sarkom des 4. LW., war ein Röntgenbefund erst nach vier Monaten sichtbar, bis dahin bestand klinisch eine schwere Ischialgie mit Lumbago, allerdings bei zunehmendem körperlichen Verfall und hoher Blutsenkung.

2 Fälle von Wirbelosteomyelitis waren zum Zeitpunkt der Operation ebenfalls röntgenologisch negativ, beide hatten schwere radikuläre Schmerzen mit völliger Fixierung der LWS. auf Grund einer begleitenden eitrigen Epiduritis.

Wir möchten hier besonders auf die auch noch in der Ausheilungsperiode hartnäckigen Neuralgien bei der Spondylitis typhosa und besonders der Spondylitis Bang hinweisen.

Bei einem ausgedehnten inoperablen Chordom bestanden doppelseitige Sakralneuralgien.

Die peripheren Affektionen des Ischiasnerven zeichnen sich vor allen Dingen durch das Fehlen von Lumbalgien aus. In 2 Fällen war ein paravertebrales Lymphosarkom sanduhrförmig durch die Zwischenwirbellöcher in den Wirbelkanal eingewachsen und hatte zudem den Plexus fest ummauert. Alle diese symptomatischen Ischialgien dürften keine besonderen diagnostischen Schwierigkeiten bereiten, sofern nur die Untersuchung mit der erforderlichen Umsicht vorgenommen wird. Es dürfte dann nicht mehr vorkommen, daß beispielsweise eine Coxitis mit Beugekontraktur als Ischias fehlgedeutet wird.

Bei der Ischialgie in der Gravidität ist auch an eine Begünstigung der Entstehung eines Vorfalles infolge der entsprechend Symphyse, Kreuzdarmbeinfuge stärkeren Auflockerung zu denken, wofür neben einer eigenen Beobachtung *Waris* ein Beispiel gibt.

Die diagnostische Novokainausschaltung in verschiedener Höhe des Nerven (*Steindler, Wiedhopf, Vaubel* u. a.) haben wir niemals nötig gehabt; sie spielt u. E. in der Praxis nach dem heutigen Stande des Wissens keine Rolle mehr.

Der wichtige Fragenkomplex der Radiculitis-Neuritis erfährt eine gesonderte Darstellung in einem entsprechenden Abschnitt.

M. Normale und pathologische Anatomie der gelben Bänder (Ligg. interarcualia sive flava) und die Beziehung zum Bandscheibenvorfall.

Die Zwischenbogenbänder (Ligg. interarcualia), auch gelbe Bänder (Ligg. flava) genannt, haben, nachdem sie in der pathologischen Anatomie bisher nur eine recht bescheidene Rolle gespielt haben, erst in den Jahren nach 1930 größeres klinisches Interesse erlangt. Ihre Bedeutung hat dann parallel derEntwicklung der Klinik der Bandscheibenvorfälle zugenommen, wurde in ihnen doch eine entscheidende begleitende Rolle oder auch alleinige Ursache in der Auslösung lumbaler Wurzelkompressionen gesehen.

Zwar hatte schon *Elsberg* 1911 einen Fall beschrieben, bei dem die Entfernung eines zervikalen verdickten gelben Bandes zur klinischen Heilung führte. 1916 folgte eine Mitteilung von *Puusepp*. Die eigentliche Folge von Veröffentlichungen setzt 1931 mit 2 Fällen von *Town, Bancroft* und *Reichert* ein. Die nun folgenden Jahre haben wesentliche Erkenntnisse gebracht, doch steht die endgültige Klärung der Frage noch aus, in der deutschen Literatur liegt, abgesehen von einer Arbeit von *Hart*, noch keine spezielle Veröffentlichung vor. Überhaupt fehlt bisher wie *Junghanns* in seiner monographischen Darstellung der Pathologie der Wirbelsäule im Handbuch von *Henke-Lubarsch* feststellt, eine eingehende systematische Beschäftigung mit der normalen wie vor allem der pathologischen Anatomie der gelben Bänder.

Diese Kenntnis ist aber unerläßlich für die Beurteilung der Verhältnisse bei den Bandscheiben, den osteochondrotischen Wirbelsäulenveränderungen. Wir haben uns mit diesem Problem systematisch beschäftigt und gemeinsam mit Herrn Dr. *Herzog* vom pathologischen Institut (Prof. *Büngeler*) ein Material von 68 Leichenwirbelsäulen verschiedenster Lebensalter untersucht.

Normale Anatomie. Die Sonderstellung der Zwischenbogenbänder ist gekennzeichnet durch den fast ausschließlichen Gehalt an elastischen Fasern, wie er sonst im menschlichen Körper nur noch im Lig. susp. penis, lig. stylohyoideum und den

Stimmbändern vorkommt. Die mit der Anatomie der gelben Bänder zusammenhängenden Verhältnisse sind am übersichtlichsten darzustellen, indem man die Wirbelsäule in der Längsrichtung an den Bogenwurzeln frontal absägt und somit eine Körpersäule und eine Bogensäule gewinnt.

Jeweils zwischen zwei Wirbelbögen erstreckt sich das paarig angeordnete Band zwischen C 2/3 bis zum Kreuzbein, insgesamt also in 24 Einzelabschnitten. Jederseits ist die Form etwa viereckig. Der kraniale Rand, der Ursprung ist am unteren Rande des kranialen Bogens angeheftet, der untere Rand, d. h. der Ansatz befestigt sich auf der Rückfläche des kaudalen Bogens, der gegenüber dem darüberliegenden dachziegelartig angeordnet ist, wodurch die verschiedene Anheftungsart bewirkt wird. Die Flächen treffen mehr oder wenig stumpfwinklig V-förmig in der Mittellinie zusammen. Dort befindet sich ein von Fettgewebe erfüllter Spalt mit dem Durchschnitt der wichtigsten Gefäße. Wir konnten jedoch feststellen, daß solche auch lateral vorhanden sind. Dieser laterale Rand steht in wichtiger Beziehung zur hinteren Begrenzung der Zwischenwirbellöcher und haftet am oberen Gelenkfortsatz, z. T. in die Kapsel einstrahlend und die Foramina deutlich einengend. Mit den Wirbelbögen bilden die Ligg. flava die hintere Begrenzung des Wirbelkanales und damit des Periduralraumes. Dieser ist gerade dorsal und dort wiederum im Lumbalteil breit genug, um eine Druckwirkung der etwas uhrglasförmig in das Lumen vorgewölbten Bänder auf die Dura als unmöglich erscheinen zu lassen, zumal noch dazu der geschilderte Faserverlauf ein solches Vorkommnis verhindert. Von der Mittellinie ziehen septenähnliche Bindegewebszüge in sagittaler Richtung zur Durahinterfläche. Die gelbe Farbe entspricht dem elastischen Fasergehalt. Im Foetalleben und frühen Kindesalter ist sie weißlich. Die Konsistenz ist etwa die vom weichen Fensterleder.

Es trifft im allgemeinen zu, daß nicht nur die Fläche der Bänder von kranial nach kaudal zunimmt, sondern ebenso ihre Dicke. Jedoch ist für unsere spätere Beurteilung von größter Wichtigkeit, daß die individuelle Variationsbreite groß ist. Bei normalen Wirbelsäulen fanden wir etwa folgende Durchschnittswerte.

HWS — D 11 1,5 bis 2 mm
D 11 — L 4/5 4 bis 6 (9) mm
L 5/S 1 2 bis 4 mm

In der Lendenwirbelsäule variierten die Banddicken zwischen 4 und 6 mm, ja einmal sogar 9 mm. Dabei ist das vorletzte Band durchweg das stärkste und neigt gleichzeitig zu den größten Schwankungen. Die zweite überaus wichtige Ausnahme betrifft das praesakrale Band. Es ist in überwiegender Mehrzahl, aber nicht ohne Ausnahmen um die Hälfte bis 2/3 dünner als die kranialwärts liegenden Bänder. Wir sehen darin einen Ausdruck der Übergangsform entsprechend der zugehörigen praesakralen Bandscheibe. Eine gewisse Abhängigkeit besteht auch zwischen Bogenabstand und Dicke des Bandes. Entgegen *Hoffmann* fanden wir das Band bei großem Abstand, also größerer kraniokaudaler Ausdehnung dünner als bei umgekehrten Verhältnissen. Auch weist jedes einzelne Band in sich verschiedene Durchmesser auf insofern als der laterale Teil dünner zu sein pflegt als der mediale, jedoch auch hier individuellen Schwankungen unterworfen.

Die *physiologische Bedeutung* der gelben Bänder ist an die elastische Eigenschaft gebunden. Die Summation der Elastizität der Einzelbänder ist immerhin so beträchtlich, daß die abgetrennte Bogenwirbelsäule sich gegen die Körpersäule um 3,5 bis 4,5 cm verkürzt, 1 bis 2 cm davon auf die LWS. entfallend. Wir konnten damit die schon von *Fick* beschriebenen Befunde bestätigen und zudem feststellen, daß gewisse Unterschiede in höheren und jüngeren Lebensalter bestehen, wie an sich ja zu erwarten war. Durch 2 bis 4 kg Gewichtszug wird die primäre Länge wieder erreicht. Bei etwa 20 bis 30 kg Zugbelastung in der Längsachse können weitere 5 cm an Längenausdehnung gewonnen werden. Mit dieser Kraft von 2 bis 4 kg besteht eine dauernde gummizugartige Wirkung auf die Wirbelsäule im Sinne der Streckung und erspart eine entsprechende Muskelkraft. Bei Hyperlordosierung verkürzen sich die Bänder und werden etwas dicker. Man kann das nach Bestreichen der lig. flava mit Bariumbrei röntgenologisch darstellen. Gleichzeitig wölben sich die kleinen Gelenke etwas vor, so daß insgesamt eine gewisse, wenn auch geringförmige taillenförmige Einengung des Wirbelkanals resultiert (vergl. auch Abb. 3).

Ein Gleichgewicht besteht zwischen der ausdehnenden Kraft der Bandscheibe und den gelben Bändern, ein Antagonismus somit zum vorderen Längsband, ein für die Pathologie später zu erörternder wichtiger Umstand. Die Berechtigung zu dieser Annahme ist aus der Tatsache abzuleiten, daß die Bewegungsachsen der Kippbewegungen durch den normalerweise etwas dorsalwärts der Wirbelkörpermitte gelegenen Gallertkern verlaufen, somit die gelben Bänder und das vordere Längsband etwa gleichweit vom Drehpunkt liegen.

Die Hauptkriterien der histologischen Veränderungen sind zusammengefaßt: Auflockerung und Verquellung der Grundsubstanz, Schwinden der Kerne bzw. der Kernfärbung, Auflockerung der Faserstruktur, fibrinoide Nekrose, diffuse feintropfige oder streifige Verfettung. Es bestehen deutliche Parallelen zum Vorkommen der Atherosklerose. In 4 Fällen fanden wir zudem Verkalkungen, die einzigen Befunde, die bisher in der Pathologie der gelben Bänder größere Beachtung gefunden haben[1].

Pathologische Anatomie: Knöcherne Ausziehungen an den Ansatzstellen sind noch als normal anzusehen und finden sich bereits im dritten Lebensjahrzehnt. In der Literatur ist mehrfach über sehr ausgedehnte Verknöcherungen und Verkalkungen berichtet worden (*Schmorl, Junghanns, Simmons, Fraenkel, Knaggs*), die zu vollständiger Überbrückung führten, so daß klinisch eine Versteifung resultierte, teilweise im Zusammenhang mit einer ausgedehnten Spondylosis deformans (*Barsony* u. *Winkler*). *Polgar* spricht von einer interarkuellen Wirbelverknöcherung und trennt davon eine retrokorporale Verknöcherung an der Rückfläche der Wirbelkörper ab, *Bakke* von einer Spondylosis ligamentosa, die auch ohne unbedingte Korrelation zu einer Spondylosis auftreten, röntgenologisch faßbar sein und im klinischen Bild ein Lumbagoischiassyndrom hervorrufen könne.

Auch wir beobachteten u. a. eine ausgedehnte Verkalkung der gelben Bänder in der Brustwirbelsäule eines 75 jährigen Arteriosklerotikers. Als besonders auffallend sahen wir dabei einen erbsgroßen atheromatösen Herd im Flavum bei Th 4/5 und Th 7/8, der deutlich in den Wirbelkanal vorsprang.

Aber auch ganz anderweitige Erkrankungen können sich im Flavum lokalisieren. *Meredith* und *Lehmann* konnten eine isolierte Tbc. mitteilen. Wir selbst fügen eine Sarkometastase eines Lymphosarcoms im vorletzten Band bei, die völlig isoliert von den übrigen den Ischiadicus ummauernden Tumoren war.

Wie sich die Durchtrennung der Ligg. flava auf die Wirbelsäule auswirkt und ob überhaupt eine solche Einwirkung vorhanden ist, kann nur vermutet werden. U. E. ist der Verlust der gelben Bänder dann nicht gleichgültig, wenn wie bei einer Laminektomie, noch dazu der übrige dorsale Halteapparat zerstört wird und damit die ventrale Belastung der Bandscheibe das Übergewicht erhält. Es sei hier an unsere Nachuntersuchungen an Laminektomierten verwiesen (Abschnitt G III Seite 309).

Durchtrennt man die Längsbänder und die Bandscheibe total, so tritt eine Wirbelverschiebung nach hinten, eine Dorsaldislokation ein. An früherer Stelle ist bereits davon die Rede gewesen, hier soll nur noch einmal auf die besondere Bedeutung der gelben Bänder in der Mechanik des Geschehens hingewiesen werden.

[1] Die eingehende Beschreibung der histologischen Veränderungen im Ablaufe des physiologischen Alterungsprozesses etwa vom 4. Lebensjahrzehnt an und entsprechend auch den Vorgängen an anderen Bändern und Sehnenansätzen findet sich in der Arbeit unseres Mitarbeiters *W. Herzog* „Zur Morphologie und Pathologie des Lig. flavum".

Es gilt nunmehr, die aus der Kenntnis des normalen Verhaltens, den physiologischen Altersveränderungen und den pathologischen Befunden gewonnener Erfahrungen auf die umstrittenen Befunde bei den hinteren Bandscheibenvorfällen zu übertragen, bzw. ihre pathogenetische Bedeutung für die klinische Lumbago-Ischias zu diskutieren.

Es wurden zu diesem Zwecke die bei 60 aufeinanderfolgenden Vorfalloperationen gewonnenen Bandpräparate makro- und mikroskopisch untersucht.

Zunächst sei eine kurze Zusammenfassung der Literatur vorangestellt. Es handelt sich hierbei um die am gelben Bande bei gleichzeitigem Vorfall erhobenen Befunde sowie um das Problem der Bandhypertrophie als alleinige Kompressionsursache. Hinsichtlich der ersten Frage stehen sich 2 Ansichten gegenüber:

1. Als Hauptvertreter gelten u. a. *Love* und *Walsh*, die eine annähernd gesetzmäßige Verdickung in Höhe eines Bandscheibenvorfalles fanden, bei 175 Fällen nicht weniger als 155 mal, oftmals ausgesprochen mit der Dura adhaerent und auch einseitig vorkommend. Sie gehen soweit zu sagen, die Bandverdickung weise mit hoher Sicherheit geradezu den Weg zum Prolaps. *Barr* und *Mixter, Bergouignon* und *Caillou, Spurling* und *Grantham* (18 von 25 Fällen) mehrere weitere amerikanische Autoren schließen sich dieser Ansicht an. *Malmros* hat 50 gelbe Bänder untersucht und fand in großem Prozentsatz vor allem auch histologische Veränderungen. Die Verdickung zeichne sich durch eine besonders weißliche Färbung aus.

2. Demgegenüber vertritt eine andere Gruppe von Autoren den Standpunkt, daß in der Beziehung Vorfall und Bandverdickung keine verläßlichen Zusammenhänge bestehen (*Falconer, Pais* u. a.), vor allem aber auch deutsche Autoren (*Hoffmann, Kuhlendahl*). Die skeptischen Stimmen scheinen gerade in letzter Zeit zu überwiegen.

Die hypertrophische Ligamenterkrankung als alleinige Ursache einer Wurzelkompression ist ein weiteres bedeutungsvolles Problem. Bis 1944 wurden in der Weltliteratur bereits über 44 Fälle berichtet, von der bereits erwähnten ersten Mitteilung von *Elsberg* über *Puusepp, Flores* (1923), zu *Towne, Bancroft* und *Reichert* 1931. Von diesem Zeitpunkt an mehren sich die Mitteilungen über die Flavumrolle als Ursache der Lumbagoischias. Einzelfälle beschrieben *Dickens, Carnegie* u. *Twort, Körmgey, Glorieux* u. *Françon, Meredith* u. *Lehmann, Pais.* Die Häufigkeit gegenüber Bandscheibenvorfällen wird als verschieden hoch angegeben,

Love	300 : 12	*Johnson*	24 : 7
Malmros	100 : 12	*Bradford* u.	
Popowa	9 : 7	*Spurling*	60 : 13

Brown hält die Hypertrophie sogar für häufiger als den Vorfall. *Hart* fand in der bisher einzigen vorliegenden deutschen Mitteilung 4 Fälle unter 18.

Mehrere Mitteilungen beschreiben außer dem Befallensein einer Wurzel schwere neurologische Symptome, *Key* eine Paraplegie, *Puusepp* ein Caudasyndrom, *Pampari* Miktionsstörungen. Die makroskopischen Veränderungen der gelben Bänder werden von *Love* und *Walsh* wie folgt definiert: 1. Dickenzunahme, 2. Verlust der normalen gelben Farbe, 3. Änderung der Konsistenz, Auffaserung, 4. im histologischen Bild Unterbrechung der elastischen Fasern, Fibrose, Verengerung und Verringerung der Gefäße.

Diese Faktoren wurden auch bei unseren eigenen Präparaten systematisch geprüft und in Beziehung zu den normalen Verhältnissen gebracht. Bis auf wenige Ausnahmen wurden die Präparate durch interlaminären Zugang gewonnen. Als bsonders wichtig erwies sich die Möglichkeit, bei Fensterungen mehrerer Zwischenbogenräume nicht nur das dem Vorfall entsprechende Band zu untersuchen, sondern vergleichsweise auch benachbarte. Bei der operativen Gewinnung ließ sich eine gewisse mechanische Schädigung des Präparates nicht immer vermeiden, auch konnte die Schnittrichtung nicht immer in Faserrichtung erfolgen. Diese Umstände müssen bei der Beurteilung Berücksichtigung finden. Es entstehen dadurch artefizielle Unregelmäßigkeiten im histologischen Bilde.

Zunächst sei vorausgeschickt, daß wir in keinem unserer Fälle berechtigt waren, eine Bandverdickung etwa als alleinige Ursache der Wurzelkompression anzusehen. Von vornherein hat man sich über den Begriff der sog. normalen Dicke des Bandes im Klaren zu sein. In der Praxis kommen für die Diskussion lediglich die beiden, höchstens 3 letzten Lendenbänder in Frage. Wir konstatierten dabei in 60 Fällen folgendes makroskopische Verhalten:

35 mal normale Verhältnisse, d. h. unabhängig vom Sitz des Vorfalles an der letzten oder vorletzten Bandscheibe war die Dicke des vorletzten Bandes größer als die des präsakralen. Dieses Verhalten ist wie bei der Besprechung der normalen Anatomie ausgeführt auch dann noch normal, wenn ein Durchmesser bis zu 7 bis 9 mm gefunden wurde. Wir können die Zahlen der Literatur nicht bestätigen, vor allem auch nicht die Angabe z. B. von *Spurling*, *Mayfield*, *Rogers*, *Love* und *Walsh*, daß Dicken von 4—6—7 mm bereits pathologisch sind. Ausnahmsweise kann ja sogar ein präsakrales Band dieses Maß aufweisen!

Bei den 28 Vorfällen der Bandscheibe L 4/5 war das Band in 8 Fällen auffallend dick, jedoch niemals mehr, als wir es auch bei normalen Wirbelsäulen gesehen hatten. 4 mal war es sogar auffallend dünn mit nur 1 bis 2 mm Durchmesser, d. h. die Größe des Vorfalles korrespondiert offenbar nicht mit einer Verdickung des Bandes.

In Farbe, mechanischem Verhalten vermißten wir sichere Zusammenhänge. Auch bei negativen Vorfallbefunden war das Verhalten der Bänder nicht anders als geschildert.

Die Meinung von *Hofmann*, ein besonders großer Bogenabstand laufe parallel einem dickeren Bande, können wir nicht bestätigen, eher scheint das Gegenteil der Fall zu sein. Im übrigen ist es nicht immer so, daß der Bogenabstand bei stark verschmälerter Bandscheibe oder praesakral besonders gering sein muß, vielmehr ist das von der Breite und Anordnung der knöchernen Bogen abhängig.

Nach unseren Untersuchungsergebnissen vermissen wir durchaus einen verwertbaren Zusammenhang zwischen Vorfall und zugehörigem gelben Band.

Histologische Befunde. Speziell in der amerikanischen Literatur ist auf dem Vorfall gleichlaufende histologische Veränderungen hingewiesen worden. In Dänemark fand *Malmros* bei seinen 50 Fällen 10 mal leichte Fibrose, 28 mal mittelstarke Fibrose, elastische Fasern noch vorherrschend, 12 mal starke Fibrose, fibröses Gewebe dominiert. Bei 12 Fällen „reiner Hypertrophie" ergab sich 4 mal mittelstarke Fibrose, 8 mal starke Fibrose. Die Bindegewebseinlagerung ist meist herdförmig und besonders stark im lateralen Teil. *Love* glaubt Residuen von Einrissen nachgewiesen zu haben, *Malmros* sah Verkalkungen. Narbige Verwachsungen mit der Umgebung verzeichnen *Dickson*, *Carnegie* und *Twort*, niemals aber wurden entzündliche Prozesse gesehen. Einige Male wurde überhaupt jede histologische Veränderung vermißt (*Hart*). Neuerdings will *Iff* herdförmige Nekrosen und schleimige Degenerationen im Flavum mit der Ischialgie in ursächlichen Zusammenhang bringen.

Die eigenen histologischen Befunde wurden unter Anlegung eines sehr kritischen Maßstabes hinsichtlich artefizieller Laesionen erhoben. In 30 Fällen, also der Hälfte des Materiales wurden zwar einige Male Veränderungen der besprochenen Art gefunden. Sie entsprechen aber jeweils dem Alter des betreffenden Patienten und können nicht als pathologisch angesehen werden. Dabei spielte die Größe des operativen Befundes an der Bandscheibe keine Rolle. In der zweiten Hälfte fanden wir allerdings z. T. auffallende degenerative Veränderungen, die in einigen Fällen über das normale altersgemäße Verhalten hinausgingen.

Die Art der Veränderungen sind die gleichen, wie wir sie am alternden gelben Band kennenlernten, nur in vermehrter Ausprägung, Fettfärbungen ließen manchmal staubförmige Einlagerungen erkennen sowie streifenförmige Verfettungen geringen Grades. Es ist allerdings zu bedenken, daß der älteste Patient nur 62 Jahre alt war. Sichere traumatische Veränderungen wurden nicht gefunden. Eisenfärbungen zeigten kein verwertbares Ergebnis. Entzündliche Prozesse spielen keine Rolle.

Es ist nun von Bedeutung, daß wir die gleichen Veränderungen nicht nur in der Höhe des Vorfalles, sondern auch im benachbarten Band finden. Auch die Größe des Vorfalles, die Schwere der röntgenologischen Veränderungen an der Bandscheibe spielt keine ersichtliche Rolle. Adhaerenz des Bandes am reaktiv veränderten periduralen Gewebe oder an der Dura kommt häufiger vor. Ein anderer Zusammenhang ist jedoch auffällig. Der weitaus überwiegende Teil der schwerer veränderten Bänder fand sich bei Patienten mit langandauernden und hochgradigen Veränderungen der Wirbelsäule, bei fixierten lumbalen Kyphosen und Skoliosen. Wir fanden dieselben Bilder bei vergleichender Untersuchung an aus anderen Gründen deformierter Wirbelsäulen, beispielsweise orthopädischen Deformitäten. Pathologische Verdickungen fehlten aber auch hier. Mit dieser

Deutung sind auch die sich über mehrere Zwischenbogenräume erstreckenden gleichartigen Veränderungen zur Genüge erklärt.

Die Entstehung der Veränderungen hängt mit dem Wechselspiel zwischen gelben Bändern und dem Turgor der Bandscheibe zusammen sowie mit der asymmetrischen Anspannung der Bänder bei deformierter Wirbelsäule.

Wir konnten in mehreren Fällen parallele Befunde auch an den Zwischendornbändern finden, niemals aber an den Muskeln. Der gleiche Mechanismus, der durch die besonderen Ansatzverhältnisse des vorderen Längsbandes die Entstehung der Spondylosis bewirkt, wird an den gelben Bändern zu entsprechenden deformierenden Veränderungen führen, vorausgesetzt ein gewisser noch erhaltener Turgor der Bandscheibe. Bei einer ausgesprochenen Osteochondrose hingegen wird die Bandscheibenhöhe geringer. Es tritt dabei keine mechanische Mehrbelastung auf, sondern für die gelben Bänder eine Verminderung der physiologischen Spannung, des funktionellen Reizes. Das bedeutet ebenso sehr eine Abnahme der elastischen Fasern, wie den Ersatz durch ein kollagenes Bindegewebe. Dementsprechend erklären wir die vermehrt auftretenden stärkeren histologischen Veränderungen in einer Zahl dieser Fälle. Die Hauptursache besteht sicherlich darin, daß bei allen diesen Fällen eine Deformität der Wirbelsäule in stärkerer Ausprägung vorhanden ist.

Die in der Literatur verbreitete Annahme ist, daß das gleiche traumatische Geschehen, welches die Ursache des Bandscheibenvorfalles sein soll, auch für die Bandverdickung anzuschuldigen sei. Die sehr umstrittene Rolle des echten juristischen Traumas haben wir bereits ausführlich erörtert mit dem Schluß, daß fast ausschließlich kleine Gelegenheitstraumen eine Rolle spielen. Man hat die histologischen Veränderungen überwiegend als narbig ausgeheilte Einrisse gedeutet, die Verdickung als keloidartige überschießende Narbenbildung, nach *Malmros* bedingt durch die die Ausheilung störende fehlende Ruhigstellung. Aus der Pathologie des Sehnen- und Bandgewebes ist aber bekannt, daß ein normales Gewebe selten einmal reißt. Es gehören dazu sehr große Gewalteinwirkungen. Wir konnten Präparate von Bogenwirbelsäulen mit 30 kg und mehr auseinanderziehen, ehe ein Riß eintrat, der dann auch nicht in der Kontinuität des Bandes, sondern an den Ansatzstellen erfolgte. Es riß zuerst die praesakrale Bandverbindung, in höheren Wirbelsäulenabschnitten kam es sogar einmal zu einer Fraktur des Bogens. Wir können uns die Möglichkeit einer isolierten Ruptur beim Lebenden nur als extreme Seltenheit vorstellen.

Nach *Hart* soll beim taschenmesserartigen Zusammenknicken in Kyphosierung ein Mechanismus entstehen, wodurch zuerst die dorsalen Bandverbindungen mit dem Lig. flavum einreißen, dann evtl. der näher am Drehpunkt liegende hintere Annulus. In einem seiner Fälle war zwar das Band D 11/12 10 mm dick, es fehlten jedoch jegliche histologischen Veränderungen. U. E. ist eine solche traumatische Entstehung nur in den seltenen Fällen denkbar, bei denen ein so schweres Trauma vorliegt, daß eine gleichzeitige Fraktur vorhanden ist. Wir verweisen auf die Untersuchungen von *Lob*, der sehr schöne Abbildungen von Wirbelbrüchen mit Bandverletzungen bringt, gefolgt von Verknöcherungen, Klaffen der Dornfortsätze. Der von *Elsberg* zuerst beschriebene Fall gehört hierher, ein weiterer Befund von *Hart* hatte eine Pseudarthrose nach Bogenfraktur. Es sind dies seltene Fälle, in denen dann die histologisch nachweisbare Narbenbildung verständlich ist. Wir selbst können eine gegenteilige Beobachtung hinzufügen. 2 Jahre nach einer Kompressionsfraktur des vierten LW. mit gleichzeitiger Bogenfraktur entwickelte sich eine schwere linksseitige Ischialgie. Bei der Operation fand sich neben einem Bandscheibenvorfall L 4/5 ein durch Kallus verdickter Bogen, jedoch ein auffallend dünnes, fast aufgefasertes gelbes Band.

Im allgemeinen sind wir der Ansicht, daß die sog. Verdickung, Hypertrophie des Lig. flavum eine Verlegenheitsdiagnose ist, die der Chirurg dann stellt, wenn er an der Bandscheibe nichts findet. Unseres Wissens ist bisher noch niemals ein restlos beweisendes anatomisches Präparat vorgelegt worden. Nur in unserem dritten Fall hatten wir zunächst die Diagnose einer Bandhypertrophie gestellt, der Vorgang, wie wir dazu gelangten, scheint uns typisch zu sein.

Wir entfernten damals noch einen ganzen Bogen und suchten vergeblich einen praesakralen Vorfall, auch zwischen L 4/5 war der Befund negativ. Dort war das Zwischenbogenband aber wesentlich dicker als praesakral. Wir glaubten damals, zumal Heilung eintrat, die Ursache der Ischialgie gefunden zu haben. Heute jedoch in Kenntnis der normalen Dickenunterschiede können wir diesem operativen Befund keine pathologische Bedeutung mehr beimessen.

Ganz ähnlich wird es in vielen anderen Fällen gewesen sein. Das normalerweise dickere vorletzte Band wird als „verdickt" angesehen. Es ist doch auffällig, daß fast sämtliche Literaturfälle die sog. Verdickung als in der vorletzten Bandscheibenhöhe gelegen angeben, nach den erreichbaren Angaben bei reiner Bandverdickung ohne Vorfall, in 25 Fällen bei L 4/5, gegen 4 bei L 5/S 1. Es kann ja aber auch einmal das praesakrale Band in seiner Dicke wechseln. Die Befunde, ob ein Band normal oder verdickt ist, sind mit großer Vorsicht zu verwerten. Schon die sehr wechselnden Häufigkeitsangaben der Literatur lassen die Unsicherheit der Beurteilung erkennen. Nach den Untersuchungen von *Lindblom* ist es wahrscheinlich so, daß für einen großen Teil der sog. negativen Operationen das Vorhandensein eines ganz lateralen Vorfalles anzunehmen ist. Es ist ja auch auffallend, daß die Fälle sog. Hypertrophie das gleiche vollständige Bild bieten, wie der Bandscheibenvorfall selbst, auch bezüglich der Wirbelsäulensymptome. Häufig genug besteht bei diesen Fällen eine röntgenologische Osteochondrose.

Daß unzweifelhaft die Entfernung des gelben Bandes in solchen Fällen therapeutische Erfolge auf dem Wege über eine Dekompression aufzuweisen hat, ist kein Gegenbeweis. Die Ergebnisse sind allerdings meist schlechter (*Bradford* und *Spurling*, *Friberg*, *Norlén*, *Malmros*), *Hoffmann* berichtet dementgegen über 17 erfolgreiche Dekompressionen bei 18 Fällen.

Anders liegen die Dinge, wenn man sich die Frage vorlegt, wie weit ein im Rahmen der normalen Variationsbreite dickeres gelbes Band bei besonderen anatomischen Raumverhältnissen zu einer Raumbeengung beitragen kann. Diese Möglichkeit ist zu bejahen. Schon die Form des knöchernen Wirbelkanales kann gerade im lateralen Bereiche verschieden sein, hinzu treten die bereits erwähnten Unterschiedlichkeiten der Bogendicke, im Bau des Periduralraumes usw. Bei stärkerer Verschmälerung der Bandscheibe, noch dazu mit Dorsaldislokation des oberen Wirbels (Abb. 3), wird der in enger Beziehung zur hinteren Begrenzung des Zwischenwirbelloches stehende laterale Bandteil einem auch kleineren lateralen Vorfall erlauben, eine Kompressionswirkung auszuüben. Durch venöse Stauung, Wurzeloedem werden die Verhältnisse im Sinne eines Circulus vitiosus weiter beengt. Für die operative Behandlung ergibt sich daraus die Forderung, das Band soweit wie möglich nach lateral zu exstirpieren. Die durch die Entspannung des Bandes bewirkte Verdickung spielt praktisch wohl eine geringere Rolle, auch haben die Bewegungen der WS. eine gewisse Bedeutung in der Vorwölbung des gelben Bandes. Wir konnten das bei periduraler Kontrastfüllung vermuten, auch bei Kontrastfüllung an Präparaten ist es gut zu sehen. Bei normaler Haltung ist die Kontur der Dura an der dorsalen Seite im Bereich der Bögen leicht eingedellt, im Bereich der Flava etwas ausgebuchtet. Bei Kyphosierung werden die dorsalen Ausbuchtungen im Zwischenbogenraum stärker, bei Lordosierung hingegen erzeugen die gelben Bänder im Gegensatz dazu eine Einbuchtung nach ventral. Damit erhöht sich der Gegendruck gegen einen Vorfall, die Erklärung des Hyperlordosierungsschmerzes findet eine zusätzliche Deutung.

Im Jodölmyelogramm konnten wir keine auf die gelben Bänder beziehbaren Veränderungen nachweisen, insbesondere fanden wir das von *Johnson* u. a. als typisch für die Bandverdickung beschriebene Sanduhrmyelogramm nicht bestätigt und ohne Bandverdickung bei reinen Bandscheibenvorfällen vorkommend.

Zusammenfassung.

1. Die Zwischenbogenbänder nehmen in der Anatomie und Funktion der Wirbelsäule eine Sonderstellung ein.

2. Die normale Variationsbreite der Banddicke ist groß, wobei insbesondere im Lendenteil von Interesse ist, daß in der Regel das praesakrale erheblich dünner ist als die kranial benachbarten.

3. Systematische Verfolgung der Bandveränderungen in allen Lebensaltern erweisen, daß vom vierten Lebensjahrzehnt ab degenerative Veränderungen in kontinuierlich zunehmendem Maße auftreten.

4. Besprechung besonderer seltenerer pathologischen Veränderungen an den gelben Bändern.

5. Es besteht kein verwertbarer Zusammenhang zwischen Veränderungen der gelben Bänder und in gleicher Höhe bestehendem Bandscheibenvorfall.

6. Stärkere mikroskopische Veränderungen am gelben Band finden sich bei Deformitäten der WS.

7. Die sog. Hypertrophie der gelben Bänder als alleinige Ursache einer Wurzelkompression ist bis auf ganz seltene Ausnahmefälle abzulehnen und eine Verlegenheitsdiagnose, die ihre Erklärung in der Unkenntnis der normalen Verhältnisse findet.

8. Die seltenen Ausnahmefälle betreffen traumatische Zerreißungen, die grundsätzlich jedoch nicht isoliert, sondern mit gleichzeitiger Knochenverletzung einhergehen.

9. Im Rahmen der normalen Variationsbreite kommt einem dickeren gelben Bande bei gleichzeitigem Bandscheibenvorfall und besonders ungünstigen Raumverhältnissen eine Teilrolle in der Kompressionswirkung zu.

N. Bandscheibenvorfall und Wirbelgleiten.

Das anatomische Substrat der Spondylolisthesis ist die Unterbrechung des Zusammenhanges in der Bogenwurzel, die Spondylolyse. Genauer betrachtet handelt es sich eigentlich um ein Wirbelkörpergleiten, da die dorsal des Bogenspaltes gelegenen Teile mitsamt dem Dornfortsatz an Ort und Stelle verbleiben. Mit *Neugebauer, Schmorl, Junghanns* sind wir auch heute noch der Ansicht, daß die weitaus überwiegende Zahl auf kongenitalen Ursachen beruht und nicht auf mechanisch-traumatischen (*Lane, Meyer-Burgdorff*). Wir glauben, diese Annahme in einer früheren Arbeit durch die Beobachtung kindlicher Fälle gestützt zu haben. Dabei erscheint es für unsere Betrachtung gleichgültig, ob zwei normal angelegte Knochenkerne persistieren oder ob die Zweizahl an sich schon eine Anomalie darstellt. Zum Ingangkommen des Gleitprozesses selbst müssen allerdings weitere durchweg mechanische Momente hinzukommen. Als dahingehörige Faktoren seien genannt der Druck der Rumpflast am Übergang vom beweglichen zum starren Teil der WS., morphologisch ungünstige Typen der Lumbosakralgrenze, (*Scherb, Whitman*), besondere Stellung der Gelenkfortsätze, Bandschwäche. Der letzte wesentliche Halt, den die spondylolytische WS. noch hat, ist die intakte Bandscheibe. Nur über ihr Nachgeben kann das Abgleiten erfolgen. Wie auch sonst führt das Mißverhältnis zwischen Belastung und Widerstandskraft zur frühzeitigen Zermürbung, zu allen den Vorgängen, die wir bereits als typisch bei der Osteochondrose besprochen haben. So finden wir bei jedem Wirbelgleiten das klinische und röntgenologische Bild der Bandscheibenlockerung. Die enge Beziehung der Spondylolisthesis zum Bandscheibenvorfall und damit als Grundlage der Entstehung eines Bandscheibenvorfalles liegt somit auf der Hand.

Von amerikanischer Seite hat vor allem *Meyerding* an Hand des einmaligen Materials der Mayo-Klinik von 745 Fällen auf diese Zusammenhänge hingewiesen, nachdem schon

Goldwaith eine solche Vermutung ausgesprochen hatte. In der dänischen Literatur liegt eine Veröffentlichung von *Priip-Buus* vor, während in der deutschen Literatur nur einige kurze Bemerkungen diesen Gegenstand berühren, jedoch noch keine eingehende Untersuchung darüber besteht.

Übersichtstabelle von 23 Fällen von Spondylolisthesis.

	Name	Jetz. Alter	Erste Beschwerden	Leb. Alter	Erste Auslösung	Jetzige Klagen	Neurolog. Befund	Lokal. Grad
1.	J. H.	31	Bds. Isch. Husten +	15	Land.Arb.	Keine Isch.	Lasègue re. +, ASR. ∅	L 5/S 1 III
2.	G. M.	43	Lumb. Isch.	35	Rohre Trag.	Isch. re.	Las. re. + Pir. + +	L 4/5 I
3.	F. K.	60	Lumb.	58	Ausgerutscht	Gering. Kreuz	Derm. S 1 ASR. ∅	L 4/5 I
4.	O. B.	39	Kreuz, Beine Husten +	30	Partus	Gering Kreuz	Las. li. +	L 5/S 1 II
5.	F. S.	49	Isch.-Großzehe	39	—	Husten +	Derm. L 5	L 4/5 I
6.	H. S.	57	Lumb. Isch.	16	Tragen	Gesäß Schm.	Pir. bds. +	L 4/5 I/II
7.	O. R.	41	Lumb. Isch. li.	18	Arbeit	Kreuz, li. Bein Husten + +	Las. li. + +	L 5/S 1 III
8.	K. J.	31	Lumb.	26	Steinetrag.	Kreuz	o. B.	L 5/S 1 I
9.	G. W.	63	Lumb. Husten +	57	Prellung	Gering	Las. li. + Derm. S 1 ASR. li. < re.	L 5/ S 1 III
10.	A. C.	46	Lumb. Husten + +	38	best. Bewegung	Isch. li.	Las. li. + Derm. S 1 ASR. li. < re.	L 5/S 1 I
11.	C. J.	29	Schw. Isch.	15	Ernte	Kaum	Las. + Derm. S 1 ASR. li. ∅	L 5/S 1 V
12.	E. F.	49	Lumb. Isch. li.	29	—	Keine	Isch. ASR. li. ∅	L 4/5 II
13.	H. P.	48	Isch. re.	45	—	Isch. re. Husten + +	Las. + ASR. re. schw. Guillant Barré	L 5/S 1 I
14.	A. W.	56	Kreuz u. Isch. re.	45	Wäsche	Keine Isch. mehr	ASR. re. ∅ Parese Zch.	L 5/S 1 I/II
15.	C. S.	13	Keine	7	—	Keine	o. B.	L 5/S 1 I
16.	K. K.	71	Lumb.	61	Autofahrt	Kreuz	o. B.	L 5/S 1 I
17.	H. K.	22	Lumb.	21	—	Kreuz	o. B.	L 5/S 1 I
18.	W. K.	45	Lumb.	22	—	Schwäche Fuß, Blasenstörg.	Las. + ASR. BSW. ∅ Reithosenanästh.	L 5/S 1 II
19.	S. M.	19	Lumb.	13	Rodeln	Kreuz	o. B.	L 5/S 1 III
20.	H. C.	39	Lumb. Isch. re.	29	Netze einholen	Isch. re. Husten + +	Las. re. + + L ASR. ∅ re. Derm. S 1	5/S 1 I
21.	W. F.	41	Lumb. Isch. re.	34	—	Keine Isch. mehr	ASR. re. ∅	L 4/5 II
22.	H. S.	52	Lumb.	49	Bauarb.	Chron. Lumb.	o. B.	L 5/S 1 II
23.	H. B.	40	Lumb.	40	—	Lumb.	o. B.	L 5/S 1 III

Es wurden daher 23 Fälle der Kieler Klinik eingehend untersucht, die teilweise bis zu 14 Jahre lang beobachtet worden waren. In der umstehenden Tabelle haben wir das Material zusammengefaßt, um im Anschluß daran die einzelnen Befunde kritisch zu besprechen.

Es erschien zweckmäßig und für spätere Schlußfolgerungen wichtig, die Gradeinteilung nach *Meyerding* zugrunde zu legen mit einer Ergänzung insofern, als wir als fünften Grad das völlige Abgleiten des Gleitwirbels hinzufügen.

In der Diskussion des Lebensalters ist der Zeitpunkt, in welchem die ersten Symptome auftraten, zugrundezulegen. Es fällt dabei die verhältnismäßig große Zahl kindlicher und jugendlicher Fälle auf, nicht weniger als 6 vor dem 18. Lebensjahr. Sonst bestehen in den einzelnen Lebensjahrzehnten keine praktisch wesentlichen Differenzen. Das große Überwiegen der Männer mit 20 : 4 deutet auf einen Zusammenhang mit körperlicher Arbeit, zumindest im Sinne des Vorliegens von Beschwerden, hin, tatsächlich ergibt die berufliche Aufgliederung mehrfach Schwerarbeiter, landwirtschaftliche Arbeiter. Die klinische Verteilung bei der Geschlechtsproportion ist für die tatsächlichen Verhältnisse aber genau so wenig zu beurteilen wie die historisch älteren Literaturfälle, vorwiegend geburtshilflichen Materials. Die an großen Zahlen gewonnenen Ansichten geben etwa doppelt so viel Männer als Frauen (*Meyerding, Friberg*), im Sektionsmaterial bei *Junghanns* besteht etwa gleiche Häufigkeit.

Auch die erste Auslösung von Beschwerden wird meist mit den gleichen sog. traumatischen Ursachen in Zusammenhang gebracht, die wir bereits bei der vermeintlichen Auslösung des Bandscheibenvorfalles kennen lernten, also Verhebetraumen, körperliche Arbeit, Überstreckung usw. Die Art der Beschwerden ist wie zu erwarten meist im Sinne chronischer rezidivierender hexenschußähnlicher Schmerzen. 14mal bestand zumindest zeitweise oder besteht noch heute ein Lumbago-Ischias-Syndrom mit Schmerzverstärkung durch Husten und Niesen. Gerade diese Symptome führten häufig erstmalig zum Arzt. Druckpunkte fanden sich meist am sog. Piriformispunkt, ausstrahlende Schmerzen im Gesäßbereich, setzten sich aber auch bis zu den Fersen, der Großzehe usw. fort. Sehr wesentlich ist es, daß selten einmal beide Beine befallen wurden, größtenteils rein einseitige schwere Ischialgien vorlagen. Bestimmte Bewegungen wurden als schmerzauslösend, andere als lindernd empfunden, nachts eine Flachlagerung auf gerader Unterlage bevorzugt. Dementsprechend wird das klinische Bild an der Wirbelsäule neben den Veränderungen infolge des Gleitprozesses an sich, von den Lockerungssymptomen des Osteochondrose-Kranken beherrscht.

Von ganz hervorragender Bedeutung erscheinen uns aber die neurologischen Erscheinungen, auf die wir ganz besonders geachtet haben und die wir in einem hohen Prozentsatz finden konnten. Nur 7mal fehlte jeder Hinweis auf eine nervale Komplikation. Wir befinden uns da im Gegensatz zu vielen Literaturangaben, den wir nur dadurch erklären können, daß eben auf diese Zusammenhänge oftmals zu wenig geachtet worden ist (*Reinhardt, Meyer-Burgdorff, Burns, Guilleminet, Turner, Solcard* u. *Badelon, Wollesen*). Eine deutsche Arbeit zu diesem Thema liegt nur von *Heinrich* u. *Krupp* vor. Sie fanden bei 4 Fällen Niesschmerz, Paraesthesien, Reflexstörungen, Ischiasdehnungssymptome, im übrigen liegen nur einzelne Hinweise, oftmals lediglich aus den mitgeteilten Krankengeschichten zu ersehen, und ohne besondere Würdigung vor (*Ruhnau, Mjakotnyck, Wegener, Schanz, Joisten, Schulz, Müller* und *Zwerg*). *Lane, Goldwaith, Jaroschy* weisen aber ausdrücklich auf das Vorkommen hin. *Scherb* beschreibt radikuläre Schmerzen im ersten Sakralwurzelgebiet, *Schaer* Hypaesthesien. *Asbury* fand bei 26 Fällen in der Hälfte Ischiassymptome, in zwei Drittel der Fälle „Caudasymptome", unter welch letzteren er aber offenbar sämtliche Dehnungsschmerzen, Reflexabweichungen usw. einbezieht. In neueren Mitteilungen findet *Friberg* in 8 seiner 302 Fälle Sensibilitätsstörungen, *Priip-Buus* in 3 von 27 neurologische Störungen.

Unser eigener überaus hoher Prozentsatz (7 von 20) ist nur durch die ganz speziell daraufhin gerichtete Untersuchung zu erklären, in den früheren Krankengeschichten derselben Fälle sind bezeichnenderweise diese Befunde gar nicht verzeichnet worden. Eine Verwertung dieser alten Aufzeichnungen hätte also ein völlig falsches Bild ergeben. Nur 1mal bestanden schwere neurologische Symptome (Fall 18). Auch nach den Literaturangaben gilt das als Ausnahme und kommt sonst nur beim traumatischen Gleiten, d. h. mit Frakturen einhergehendem vor. Im allgemeinen finden wir aber, wie aus der Tabelle einwandfrei ersichtlich, den gleichen Symptomenkomplex, den wir für den Bandscheibenvorfall als gültig beschrieben haben, besonders in den Anfangsstadien der klinischen Erscheinungen. Auch die Sensibilitätsstörungen sind meist von segmentärer Verteilung, die Druckpunkte haben den gleichen Charakter, den ASR. finden wir 11mal abgeschwächt bzw. erloschen, davon nur 1mal doppelseitig, 8mal bei praesakralem, 3mal bei Gleiten zwischen L 4 und L 5. Liquorbefunde stehen uns in 3 Fällen zur Verfügung, 2mal negativ und 1mal mit einem deutlichen Syndrom von *Guillain-Barré*.

Um den möglichen Ursachen der Schmerzentstehung nachzugehen, ist es von Wichtigkeit, die anatomischen Vorgänge zu erörtern, die sich beim Gleitvorgang, einmal am Skelet, sodann aber auch an den vielfach zu wenig beachteten Weichteilen, speziell den nervalen Elementen abspielen. In den Fällen reiner Lumbago, meist auch ohne hexenschußähnliche akute Anfälle, sind die Beschwerden der Lockerung des Gefüges zuzuordnen. Setzt der Gleitprozeß mit dem schnelleren oder langsameren Nachgeben der Bandscheibe ein, so bleiben die hinteren Bogenteile mit dem Dornfortsatz stehen.

Der letztere wird nun gekippt, es kann dann sowohl zu einer asymmetrischen Belastung der kleinen Gelenke, sowie zu einer Druckwirkung der Spaltränder des hinteren Bogenanteiles in den Wirbelkanal hinein kommen. Es ist in Verfolgung des Gleitvorganges verständlich, daß eine Erweiterung des Wirbelkanals im a. p.-Durchmesser in Höhe der Gleitebene erfolgt. Ebensowenig werden die Zwischenwirbellöcher betroffen. Diese Erweiterung zu demonstrieren gelang uns auch im periduralen Füllungsbild, es ist also genügend Platz vorhanden, um den nur etwa 1/3 des Lumbalsackes füllenden Nervenfasern Ausweichmöglichkeiten zu gestatten. Insofern ist *Meyer-Burgdorff* zuzustimmen, wenn er meint, es könne nicht zur Kompression nervaler Gebilde kommen, die Schmerzen seien Druck-Zugbeschwerden im Gebiete der Knochen und Gelenke, der Bänder und Muskeln. Nach unseren eigenen zitierten Untersuchungen kann diese Ansicht nicht mehr voll aufrecht erhalten werden. *Meyer-Burgdorff* läßt schon eine Ausnahme zu, die Fälle mit einseitiger Bogendurchtrennung und asymmetrischer Torsion der WS., die einmal mit neurologischen Erscheinungen vergesellschaftet seien.

Die Wurzeln selbst werden in ihrem extraduralen Verlauf eher entspannt als im Sinne einer Zerrung beeinträchtigt. Wenn man eine Überdehnung der Cauda bzw. Wurzelfasern als eigentliche Ursache annehmen würde, so müßte

1. das neurologische Bild bei stärkeren Graden schwerer werden,

2. das Befallensein mehrerer Wurzeln häufiger sein als das übliche moniradikuläre,

3. könnte es nicht dazu kommen, daß in überwiegender Zahl die Störung subjektiv wie objektiv nur einseitig ist.

Zum ersten Punkt ist zu bemerken, daß gerade die beginnenden Fälle die schwersten Wurzelsymptome aufweisen, daß im Anfang heftige Ischialgien bestehen, die dann allmählich im Laufe von Jahren abklingen und sich nach Jahren schließlich nur noch durch restliche neurologische Residuen manifestieren. Mehrere unserer Fälle zeigen diesen Verlauf, u. a. der Fall 11, der heute trotz höchstmöglicher Verschiebung keinerlei subjektive Wurzelerscheinungen mehr zeigt. (Abb. 42).

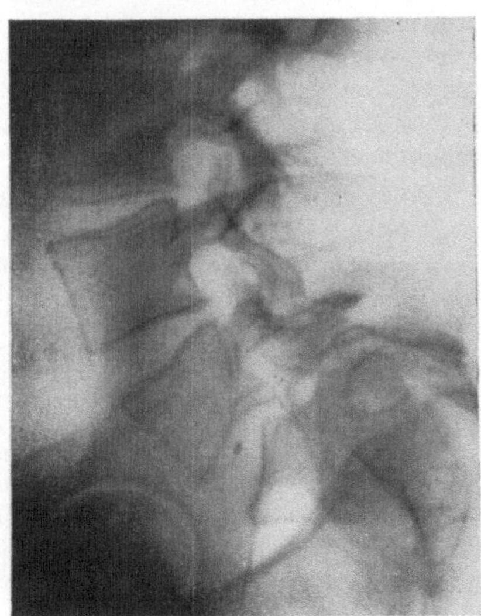

Abb. 42. Spondylolisthesis Grad V. Neurolog. geringe Restzustände. Vor 14 Jahren schwere Ischialgien.

Die Dermatome und subjektiven Ausstrahlungen, die Reflexanomalien weisen ja eindeutig auf die monoradikuläre Entstehung hin, zumeist in Höhe des Gleitwirbels, jedoch kann es auch ausnahmsweise wie offenbar im Falle 3 eine nächsttiefere oder nächsthöhere sein.

Im bereits zitierten Fall einer stärkeren Caudaschädigung ist die Ursache offenbar durch den myelographischen Befund erklärt, ein Stop liegt oberhalb des Gleitwirbels, deutet auf intradurale begleitende Prozesse hin. Ähnliche reaktive Veränderungen, Ausfüllung des durch das Gleiten gewonnenen intravertebralen Raumes mit Füllgewebe müssen wir bei stärkeren Gleitgraden nach dem periduralen Füllungsbild annehmen. So sahen wir in Höhe der Gleitebene deutlichen periduralen Stop des Kontrastmittels. Im seitlichen Bild bestand in einem weiteren Fall ein großer Abstand des ventralen Kontraststreifens von der Rückfläche des Gleitwirbels. Offenbar überbrückt das hintere Längsband den Knickwinkel, der durch Füllmaterial ausgefüllt ist.

Dieser Weichteilschatten kommt sehr schön in einem Röntgenpräparat im Buche von *Schmorl-Junghanns* zur Darstellung (dortige Abb.). Für den überwiegenden Teil müssen wir andere Ursachen der Wurzelkompression annehmen nnd finden sie naheliegend im Vorliegen eines Bandscheibenvorfalles. Es ist doch sehr auffallend, daß gerade die Fälle beginnenden Gleitens, d. h. des ersten Grades die schwersten Symptome aufweisen. Den Gleitprozeß selbst anzuschuldigen geht nicht an, da die in diesen Stadien gemachten Röntgenaufnahmen bereits so starke Veränderungen der Bandscheibe und Deckplatten aufzuweisen pflegen, daß sie nicht erst in der kurzen Zeit der Schmerzanamnese entstanden sein können. Es gibt sicherlich klinisch lange Zeit latent gebliebene Spondylolisthesen. Erst wenn die zunehmend zermürbte in den Frühfällen aber noch einen gewissen Turgor aufweisende Bandscheibe nach dorsal vorfällt, ausgelöst durch eines der typischen kleinen Traumen, kommt es zur Lagebeziehung zur Wurzel und zur Anspannung über den Vorfall hinweg. Bei stärkerem Gleiten sind die anatomischen Verhältnisse für diese enge Nachbarschaft zu sehr verändert, der Patient verliert seine früheren Symptome der Wurzelkompression, durch die zunehmende Rumpfverkürzung wird die Wurzel entspannt, auf diese Weise kann, wie wir darstellen konnten, eine myelographisch sichere Bandscheibenvorwölbung klinisch symptomlos geworden sein. Aus den anatomischen Verhältnissen geht auch hervor, daß nur eine sehr lateral gelegene Vorwölbung die Wurzel fesseln kann, eine mediale müßte bei dem erweiterten Wirbelkanal schon von enormer, kaum möglicher Größe sein.

Daß die von uns geäußerte Ansicht in der Praxis zutrifft, zeigt der operierte Fall 20 der Übersichtstabelle.

Anamnese und Befund zeigen die meisten Symptome, die wir als maßgeblich für die Diagnose des Bandscheibenvorfalles an der praesakralen Bandscheibe rechts kennengelernt hatten.

Bei der Operation mittels interlaminären Zuganges zeigte sich ein auffallend dünnes gelbes Band. Ganz lateral im Wirbelkanal sah man schon nach Eröffnung eine sehr große Vorwölbung, durch die die enorm schmerzempfindliche Wurzel nach lateral oben in eine fast quere Verlaufsrichtung abgedrängt war, wie es in Abb. 43 dargestellt wird.

Es konnten 2 erbsgroße Sequester nach Inzision des hinteren Lamellenringes entfernt werden. Die Ischialgie war am Tage nach der Operation geschwunden.

Eine abnorme Lockerungsbeweglichkeit im Operationssitus ist naturgemäß in diesen Fällen nicht zu bewerten, da ja die knöcherne Verbindung mit dem Wirbelkörper unterbrochen ist. Wir konnten mit diesem Falle den Beweis erbringen, daß die theoretischen Ansichten in der Frage des Zusammenhanges der Schmerzen des Spondylolisthetikers mit einem hinteren Bandscheibenvorfall in der Praxis zutreffen.

In einer früheren Arbeit haben wir auf Grund des Studiums eigener bzw. in der Literatur mitgeteilter kindlicher Fälle und in Bezugnahme auf die ausgezeichnete schwedische Arbeit von *Friberg* darauf hinweisen können, daß die bisher mehr oder weniger stillschweigend übernommene Ansicht, es handele sich um einen langsam fortschreitenden Prozeß, einer Kritik bedarf. Es ist ja, wie es dann sein müßte, nicht zutreffend, daß der Grad des Abgleitens bei älteren Patienten größer ist als bei jüngeren. Vieles spricht vielmehr dafür, daß der Gleitprozeß in verhältnismäßig kurzer Zeit erfolgt, vielleicht in großer Häufigkeit schon im Wachstumsalter. Es ergeben sich Parallelen zu den Vorgängen bei der Epiphysenlösung am Hüftkopf, zu den Erkrankungen der Epi- und Apophysen des Wachstumsalters, auf die im einzelnen einzugehen zu weit führen würde. Bei systematischer röntgenologischer Verfolgung der Fälle über viele Jahre hinweg, wie es *Friberg* durchgeführt hat, konnte nur in jugendlichen Fällen eine Zunahme des Gleitens beobachtet werden. Die sehr seltenen in der Literatur niedergelegten Fälle einer erfolgreichen Reposition (*Watson, Jones, Jenkins*) sind ebenfalls frühjugendliche. Bei unserem Fall 1 wurde im 15. Lebensjahre erfolgreich blutig reponiert, das Repositionsergebnis konnte aber nicht gesichert werden.

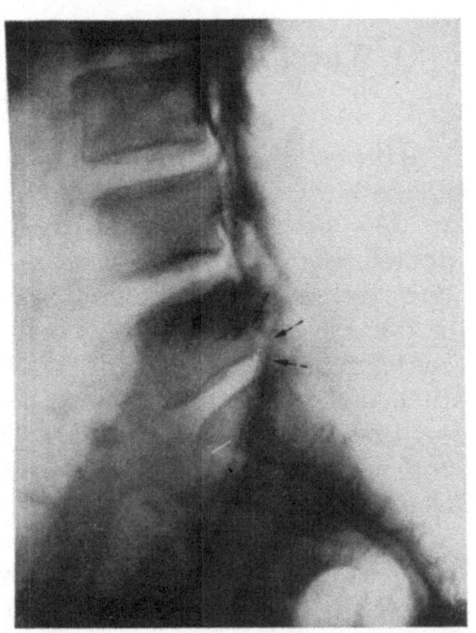

Abb. 43. Peridurogramm bei Spondylolisthesis L 5/S 1 Grad I. Man beachte den horizontalen Wurzelabgang nach vorn. Deutliche Bandscheibenvorwölbung auch bei L 3/4 und L 4/5. Operativ bestätigt.

Leider konnten wir infolge Verlustes eines großen Teiles der alten Röntgenbilder der Frage der Entwicklung des Gleitprozesses nur in 7 Fällen über einen Zeitraum von 6 bis 14 Jahren nachgehen. Nur im Falle 11 war eine Vermehrung des Abgleitens aufgetreten, in einem Falle des vierten Grades mit bereits auf der Ecke des Kreuzbeines stehende Gleitwirbel war allerdings nunmehr nach 12 Jahren ein völliges Abgleiten in die Kreuzbeinhöhle eingetreten (Abb. 42).

Unsere Erörterungen haben praktisch wichtige Bedeutung für die Therapie. Es standen bisher alle diejenigen Versteifungsoperationen zur Verfügung, die wir bereits eingehend gewürdigt haben. In Bezug auf die Spondylolisthesis verdienen die vorderen Methoden den Vorzug vor den dorsalen. Mit dem *Albee*span sahen wir 2mal sehr schlechte Ergebnisse, der Versuch einer *Beck*schen Bohrung schlug fehl. Die Indikation ist nur im jugendlichen Alter, die der Verhinderung weiteren Abgleitens auch nur dann gegeben, wenn bei fortlaufender Kontrolle eine Zunahme zu erhärten ist. Im übrigen deckt sich aber die Frage der Spanversteifung der Spondylolisthesis mit der gleichen Behandlung der Osteochondrose.

Neue Gesichtspunkte ergeben sich nun in den Fällen, bei denen die Symptomatik auf einen hinteren Bandscheibenvorfall hinweist. Man wird sich unter den gleichen Voraussetzungen wie auch beim Bandscheibenvorfall ohne Wirbelgleiten zur operativen Behandlung entschließen.

Meyerding hat bei 45 Fällen in 10,7% einen Vorfall vermutet, davon 61% konservativ, 31% mit Fusion, 8% mit Fusion und gleichzeitiger Entfernung des Vorfalles behandelt. Er empfiehlt die kombinierte Operation. Es könne aber auch die Fusion allein genügen.

Wir möchten unseren Standpunkt dahingehend zusammenfassen, daß bei den Fällen mit Vorfallssymptomen zunächst grundsätzlich nur der kleine Eingriff der Vorfallsoperation ausgeführt und in seinem Erfolge abgewartet werden sollte, ehe man sich zu dem doch mit sehr langwieriger Nachbehandlung belasteten versteifenden Eingriff entschließt.

Daß es richtig ist, allein die Versteifungsoperation könne auch Wurzelsymptome günstig beeinflussen, zeigt ein in früheren Jahren operierter Fall, der allerdings einen etwas ungewöhnlichen Verlauf nahm. Über den Weg einer Infektion des Wundbettes nach vorderer Spanversteifung kam es zur Zerstörung der Bandscheibe mit nachfolgender Blockwirbelbildung, so daß der Patient jetzt nach 5 Jahren von seinen ursprünglichen Beschwerden befreit ist, allerdings s. Z. ein bedrohliches Krankenlager durchmachen mußte.

Der radikulären Kompression, den bisher vernachlässigten neurologischen Symptomen beim Wirbelgleiten kommt unter dem Blickpunkt der hinteren Bandscheibenvorfälle eine erhöhte und praktisch chirurgisch wichtige Bedeutung zu. Es ist allerdings keinesfalls so, daß nun sämtliche dabei vorhandenen Beschwerden auf Bandscheibenvorfälle zurückgeführt werden müßten. Zur Abgrenzung gehört eine eingehende Kenntnis der sich gegenseitig überschneidenden Symptomgruppen.

O. Variationen der Lumbosakralgrenze und Bandscheibenvorfall. Beziehung zum Scalenussyndrom.

Über die klinische Bedeutung lumbosakraler Variationen ist eine kaum zu übersehende Literatur vorhanden, die Region des fünften Lendenwirbels gehört zu den unruhigsten des Körpers. Zuerst ist in der ausländischen Literatur die ursächliche Rolle der Sakralisation bzw. Lumbalisation bei der Entstehung von Kreuzschmerzen weitgehend anerkannt worden (*Goldwaith, Calvé, Novè-Josserand*), in der deutschen sind aber sehr bald kritische Ansichten laut geworden (*Liek, Schüller* u. a.). Es ist jedoch nicht von der Hand zu weisen, daß gewisse, wenn auch nicht unbedingte Zusammenhänge bestehen. Allerdings kommt das nur für gewisse Formen in Frage. Die großen Abweichungen in den Häufigkeitsangaben von wenigen Prozenten bis zu 60% beruht vor allem auf der Verschiedenheit der Definition, ob beispielsweise ein vergrößerter Querfortsatz schon als Variation zu bezeichnen ist. Aber auch bei kritischer Auswertung ist es auffallend, daß während im gesamten Material von Normalpersonen die Häufigkeit der Übergangswirbel mit 4 bis 6% angegeben wird (*Heise, Hirsch, Meyer-Borstel*), bei klinischen Patienten Prozentsätze von 25 bis 50% beobachtet werden (*Léri, Ingebrigtsen*). Im Material der Kieler Klinik finden sich nach einer Dissertation von *Göpel* etwa 28% bei Patienten mit Rückenschmerzen gegenüber 10% bei urologischen. Mit *Junghanns* sind wir der Ansicht, daß man allgemein nur von Übergangswirbeln, von numerischer Variation sprechen sollte und es nicht zulässig ist, aus dem Röntgenbild nur eines Wirbelsäulenabschnittes eine Lumbalisation bzw. Sakralisation zu diagnostizieren. Wir verweisen hier auf die grundlegenden Zwillingsuntersuchungen von *Kühne*. Die Gesamtbetrachtung der WS. zeigt, daß es sich um korrespondierende Verschiebungen der Abschnittsgrenzen nach kranial oder kaudal handelt. Kranialverschiebung bedeutet in diesem Sinne eine Sakralisation des fünften Lendenwirbels, kurze 12. Rippe, vergrößerten Querfortsatz D 7 oder Halsrippe. Entsprechend besteht bei Kaudalverschiebung Lumbalisation, massige 12. Rippe bzw. Lendenrippe, hängende, schmächtige erste Rippe.

Eine direkte Auslösung von Beschwerden dürfte in seltensten Fällen bestehen, gegebenenfalls bei einseitiger gelenkiger Sakralisation und gleichzeitiger Arthrosis. Eine Verschmälerung der letzten Bandscheibe, Übergangsbandscheibe, bewirkt besonders ungünstige Raumverhältnisse, evtl. auch eine Einengung des letzten Zwischenwirbelloches (*Yeoman*). In jedem Falle werden durch eine lumbale Skoliose, Schiefstellung des fünften Lendenwirbels besonders ungünstige statische Verhältnisse geschaffen, die den Boden für frühzeitige muskuläre Insuffizienzerscheinungen, Abnutzung der kleinen Gelenke abgeben. In gleicher Weise kommt es aber auch zu einer vermehrten und asymmetrischen Beanspruchung der Bandscheibe und somit zu frühzeitiger Osteochondrose, der Vorbedingung auch für einen hinteren Bandscheibenvorfall. Auf diesem Wege bestehen mittelbare Beziehungen zwischen Variationen und Bandscheibenvorfall. Die neueren operativ gesicherten Erfahrungen haben gezeigt, daß diese Fälle aus der Gruppe der sog. schmerzhaften Sakralisationen abzutrennen sind, ohne daß es allerdings vorerst möglich ist, die zahlenmäßige Häufigkeit auch nur mit annähernder Genauigkeit anzugeben. Es ist ja auch auffallend, daß der von Geburt an bestehende Übergangswirbel frühestens ab zweiten, dritten Lebensjahrzehnt Symptome hervorzurufen pflegt und daß die statisch günstigere knöcherne Sakralisation bzw. die doppelseitige weniger häufig schmerzhaft wird. Schließlich fällt es gerade für die mit Ischialgien kombinierten Lumbagofälle bei Übergangswirbeln auf, daß eine für den Bandscheibenvorfall typische Anamnese und radikuläre Symptomatik vorliegt.

In unserem operativen Material von 91 Fällen haben wir grundsätzlich sämtliche Abschnittsgrenzen geröntgt und kommen zu folgenden Zahlen.

Ausgesprochene Übergangswirbel insgesamt 15
Davon kranialer Typ   6 (2mal einseitig gelenkig)
    kaudaler Typ   9
        Bogenwurzelspalt   1
        offener Bogen S 1   2

Diese Häufigkeit liegt über der Norm, das Zahlenmaterial reicht jedoch zu weitgehenden Folgerungen nicht aus. Ganz ähnliche Verhältnisse fanden *Peyton* und *Simmons*. Die Beobachtungen haben praktisch wichtige Bedeutung.

Die Untersuchungen von *Willis*, vor allem aber von *Maria Frede* und *Kühne* haben erwiesen, daß an den Abschnittsverschiebungen nicht nur das Skeletsystem teilnimmt, sondern in gleicher Weise die Weichteile und damit auch die nervalen Elemente. Das gilt vor allem auch für die Zusammensetzung der Nervenplexus, während nach *Keegan* der Austritt der Wurzeln konstant ist. Ob diesen Variationen eine größere klinische Bedeutung zukommt, ist noch nicht einwandfrei erwiesen, zumal klinische Sektionsbefunde bisher nicht vorliegen, kann aber durchaus vermutet werden. Für die Wurzelversorgung entscheidend ist, daß die Wurzel immer unter dem mit gleicher Zahl bezeichneten Wirbel austritt, die fünfte Lumbalwurzel also unter dem Wirbel Nr. 24, die erste Sakralwurzel unter dem Wirbel Nr. 25. Spezielle Untersuchungen gerade über diese Zusammenhänge beim Bandscheibenvorfall liegen von *Keegan* an einem über 100 Fälle umfassenden Material vor. Die sich für die Höhe des operativen Eingehens ergebenen Folgerungen liegen auf der Hand. Es ist dannach erforderlich, bei Übergangsformen die Gesamtwirbelzahl zu kennen, um die dem neurologischen Befunde entsprechende Wurzel anzugeben.

Daß bei der Spina bifida Weichteilveränderungen in Höhe der Fehlbildung vorkommen, die ebenfalls unter dem klinischen Bilde einer Ischialgie auftreten können, ist seit längerem bekannt und auch operativ bestätigt (*Gudzent, Weskott, Cramer*). Wir haben auch die Form und Größe der Querfortsätze verfolgt (*Friedl* u. a.), auch aus anderer Veranlassung in Normalfällen an 500 urologischen Aufnahmen, und fanden meist den dritten Lendenquerfortsatz am stärksten ausgeprägt. Es läßt sich. wenn nicht regelmäßig, so doch auffallend häufieg, eine Verschiebung in den Größenverhältnissen entsprechend der Verschiebung von Abschnittsgrenzen feststellen.

Wenn wir so zu der Überzeugung gelangt sind, daß die Varianten der Lumbosakralgegend nur eine Teilerscheinung in der Verschiebung der Abschnittsgrenzen der Gesamtwirbelsäule darstellen und selten direkte Ursache klinischer Erscheinungen sind, ist ihre praktische Bedeutung doch darin zu sehen, daß sie den Boden dafür abgeben, daß eine zusätzliche Schädigung, sei es eine mechanisch statische, ein Bandscheibenvorfall, eine Spondylarthrosis, sich um so leichter manifestiert. Es liegt auf der Hand, nach ähnlichen Erscheinungen an anderen Abschnittsgrenzen zu suchen. Über den Lumbodorsalübergang ist bisher nichts Entsprechendes bekannt, wohl aber an der Cervicodorsalgrenze in den Erscheinungen des Scalenussyndroms.

Trotz der in der deutschen Literatur grundlegenden Arbeiten von *Wanke* ist offenbar wenig darauf geachtet worden. *Wanke* hat zuerst auf das gemeinsame Vorkommen von Skalenussyndrom und Lumbagoischias in auffallender Häufigkeit hingewiesen und die Verhältnisse der Skalenuslücke mit denen im Bereich des Foramen piriforme in Parallele gesetzt. Der myalgische und neuralgische Symptomenkomplex des Skalenussyndroms ist auch bei der Ischialgie vorhanden, und wenn Gefäßstörungen fehlen, so ist das aus dem abweichenden Verlauf der Arteria femoralis bzw. subclavia verständlich sowie aus dem verschiedenen Verlauf vegetativer Elemente. Die klinische Bedeutung des Musc. piriformis im Segment L 5 und S 1 haben wir bereits früher gewürdigt, auf die anatomischen Varianten, transmuskulären Nervenverlauf hingewiesen. Die Durchtrennung dieses Muskels (*Freiberg*) unterbricht unserer Meinung nach in geeigneten Fällen genau so einen Circulus vitiosus im Geschehen Wurzelreiz-Muskelspannung-Plexusreiz auf der Basis besonderer anatomischer Verhältnisse wie die Skalenotomie.

Auch an der Hals-Brustgrenze wird nur auf der Basis anatomischer Besonderheiten, hier der Abschnittsverschiebung, der Boden bereitet, damit eine den Skalenus in abnorme Spannung versetzende zusätzliche Schädigung zu klinischen Symptomen führen kann, zu einer Raumbeengung in der hinteren Skalenuslücke. Diese Faktoren sind nach *Wanke* vorwiegend statisch-mechanischer, kaum einmal rheumatischer oder traumatischer Natur, während die primäre Erkrankung des Nerven bisher nicht sicher erwiesen ist. Als Ergebnis neuerer Untersuchungen, über die wir auf der 63. Tagung der Nordwestdeutschen Chirurgenvereinigung berichten konnten, möchten wir die auslösenden Erkrankungen der unteren Halswirbelsäule, d. h. Einengung der Zwischenwirbellöcher, Osteochondrose und zervikalen Bandscheibenvorfall, mehr in den Vordergrund stellen. Hier werden durch Bevorzugung der unteren Zervikalsegmente die gleichen Wurzeln betroffen, die den Musc. scalenus versorgen (C 4 bis 8). Die Skalenotomie durchbricht nur ein Glied in dieser Kette, die Grundkrankheit bleibt bestehen, die Teilerfolge, die langsam eintretende Besserung und andere Besonderheiten im postoperativen Verlauf finden eine Erklärung. Ganz entsprechende Vorgänge spielen sich bei der Piriformotomie ab.

Es ist nach dem Gesagten nicht verwunderlich, wenn bei Vorhandensein von Abschnittsverschiebungen beide Syndrome vorhanden sein können. *Wanke* teilt 10 Beobachtungen von Lumbago-Ischias mit, die er bei 53 Fällen von Skalenussyndrom gleichzeitig beobachtete. Wir selbst sahen in unserem Lumbago-Ischias-Material 3 sehr eindrucksvolle Fälle.

Beispiel: Bei einem 48jährigen Manne, traten nach einem Hufschlag in das Kreuz vor 4 Jahren bei Bergwerksarbeiten in der Gefangenschaft chronisch rezidivierende Lumbago-Ischiasattacken auf, 2 Jahre darauf, ohne bekannten äußeren Anlaß, starke ausstrahlende Schmerzen an der gegenüberliegenden Halsseite bis in den vierten und fünften Finger. Es handelte sich um einen ausgesprochen vegetativ dystonischen Patienten. Röntgenologisch bestand eine Kaudalverschiebung sämtlicher Abschnittsgrenzen der Wirbelsäule.

Die Symptomatik eines Bandscheibenvorfalles sowie in noch stärkerer Ausprägung eines Skalenussyndrom lag vor. Besonders zwischen C 5 und C 6 schwere Osteochondrose! Die Skalenusregion war enorm schmerzhaft, die gleichseitige Gesichtshälfte deutlich kleiner. Nach Entfernung eines großen Vorfalles der vorletzten Bandscheibe schwand die Ischialgie schlagartig, nach Skalenotomie ist im Laufe weniger Wochen eine weitgehende Besserung bis auf kleine Restzustände eingetreten.

Dieser Fall zeigt in selten schöner Vollständigkeit die ganze Problematik der Zusammenhänge: ein in seinem Vegetativum besonders anfälliger Mann mit Kaudalvariante der Wirbelsäule und damit der Weichteile, erkrankt in der Zervikal- und Lumbalregion an Bandscheibenprozessen, die an beiden Stellen zu einem dafür typischen Leidenszustand führen.

Der Neurologe wird vielfach in diesen Fällen zu der Diagnose Neuritis, Polyneuritis, also zu primären Erkrankungen des Nerven gelangen. Es wird eine lohnende Aufgabe sein, weitere Erfahrungen auf diesem Wege zu einer Deutung neurologischer Unstimmigkeiten und abweichender Befunde zu kommen.

P. Gutachtliche Fragen.

In zunehmender Häufung hatten wir in den letzten Monaten Gelegenheit, Zusammenhangsfragen zwischen einem Unfallereignis und einem auf einen Bandscheibenvorfall zurückgeführtes Lumbago-Ischias-Syndrom zu erörtern. Nach Bekanntwerden dieser Fragen in einem größeren Kreise von Ärzten ist es infolge mißverständlicher Deutung der sog. traumatischen Entstehung dazu gekommen, daß eine übergroße Zahl von Verdachtsfällen als unfallbedingt rubriziert werden, ohne dabei zu bedenken, welche entscheidenen Unterschiede zwischen den hierfür gültigen medizinischen Traumen, d. h. ungewohnte Arbeit, Verheben, Bücken, und dem Unfall im rechtlichen Sinne des Gesetzgebers bestehen. Sowohl dem sich darauf fixierenden Patienten wie dem zwar aus bestem Willen aber in sachlicher Unkenntnis handelnden Ärzte entsteht durch das nun beginnende Wechselspiel von Anerkennung und Ablehnung des Unfalles, Berufungsverfahren, Schaden.

Zur Anerkennung des Unfallzusammenhanges ist ein strenger Maßstab anzulegen. Es bestehen weitgehende Parallelen zu der lange Zeit umstrittenen Frage der chronischen Meniskusschädigung.

Aus der Vorgeschichte sind wichtig der Beruf, die Art der körperlichen Belastung, vor allem aber die genaueste Analyse des in Frage stehenden Unfallereignisses. Es muß imstande sein, eine normale Bandscheibe zu zerreißen, und das ist bei den allermeisten geschilderten Traumen nicht der Fall. Vielmehr ist ein Vorpressen, ein Riß infolge dieser medizinischen Traumen nur dann verständlich, wenn bereits ein geschädigtes Gewebe vorliegt. Konstitutionelle Faktoren, Dauerbelastung sind zur Beurteilung heranzuziehen, die Verhältnisse werden klar, wenn bereits früher hexenschußähnliche bzw. Ischiasattacken vorgelegen haben. Chronische Schäden sind weitaus am häufigsten, d. h. Arbeitsschäden (*Baetzner*) Übernützungsschäden (*Henschen*). Die möglichst baldige Einstellung der Arbeit ist zu fordern, langsame kontinuierliche Schmerzzunahme, Krankmeldung vielleicht erst nach Wochen spricht von vornherein gegen Unfallzusammenhang. Die große Schwierigkeit besteht ja darin, daß eine unbedingt sichere klinische Diagnose nicht zu stellen ist, daß man sich aber zur Myelographie bzw. zur Operation in akuten Fällen nicht entschließen wird. Damit sind auch der Bewertung histologischer Befunde Grenzen gesetzt. Nur bei kurzer zeitlicher Aufeinanderfolge von Unfall und Operation sind degenerative Veränderungen, die das Maß physiologischer Abnutzungsvorgänge überschreiten müssen, zu verwerten. Es können zellige, bindegewebige Reaktionen für einen bereits älteren Prozeß sprechen.

Die Frage der Verschlimmerung eines bereits bestehenden Leidens ist dann positiv zu entscheiden, wenn das Unfallereignis allein imstande sein konnte, auch eine gesunde Bandscheibe zu verletzen und Soforterscheinungen ausgelöst wurden, die bei schicksalsmäßigem Verlauf nicht aufgetreten wären. Der Ablauf des krankhaften Geschehens muß also beschleunigt worden sein. Es liegt in der Natur der Erkrankung, daß Rezidive bei verschiedenen Anlässen und im wechselnden Zeitabstand die Regel sind. Auch die Anerkennung der Verschlimmerung wird danach nur in Ausnahmefällen möglich sein. Wenn ein landwirtschaftlicher Arbeiter Kornsäcke trägt und ohne hinzukommenden Fall einen Hexenschuß nach einem mehr oder weniger langen Zwischenraum eine Ischias bekommt, so hat er eine durchaus betriebsübliche Arbeit verrichtet und keinen Unfall erlitten. Anders kann es sein, wenn beispielsweise 4 Mann eine überschwere Kiste an je einer Ecke heben, bei einem plötzlichen Straucheln jedoch der eine davon die Last der gesamten Kiste für einen Augenblick zu halten bekommt.

Eine Entscheidung ist jeweils nur den besonderen Umständen des Einzelfalles möglich. Keinesfalls darf persönliche Einstellung des Gutachters zu einer Umdeutung des Unfallereignisses führen. Es ist auch bei erstmaligen Krankheitserscheinungen daran zu denken, daß eine Osteochondrose lange Zeit klinisch latent verlaufen kann, und wir haben für viele Fälle bereits die Vermutung aussprechen können, daß die grundlegenden pathologischen Veränderungen bereits im Wachstumsalter einsetzen. Die klinische Diagnose eines Bandscheibenvorfalles wird immer eine wahrscheinliche sein, und auch das Röntgenbild ist nicht mit Sicherheit zu verwerten. Das enthebt nicht der Pflicht, in jedem Falle sofort eine röntgenologische Untersuchung durchzuführen. Eine Klärung kann bei positivem Bandscheibenbefund erfolgen, ein negativer Ausfall spricht aber nicht unbedingt gegen eine Bandscheibendegeneration.

Die meisten Autoren, die sich besonders mit der Frage der Unfallentstehung befassen, kommen zu etwa dem im Vorstehenden eingenommenen Standpunkt. Die Fälle von *Siegmund, Otto* sind derartige ohne Trauma im unfallrechtlichen

Sinne. *Wiberg, Jaeger, Schrader* haben neuerdings darauf hingewiesen. Wir selbst konnten im letzten Jahre, weder im operierten Material noch bei 15 Begutachtungen, in keinem Falle einen einwandfreien Unfallzusammenhang bejahen, der in den gutachtlichen Fällen in jedem Falle vom Vorgutachter eingenommen war[1]. Die psychischen Folgen für den Verletzten wie auch die Schädigung des ärztlichen Ansehens liegen auf der Hand. So lange jedoch der Arzt gezwungen ist, diese oftmals nicht angenehmen und seinem Berufe an sich fremden, teilweise sehr juristischen Entscheidungen zu fällen, ist es seine Pflicht, sich mit den wissenschaftlichen Grundlagen derartiger Erkrankungen auch in dieser Hinsicht zu beschäftigen.

In seltenen Ausnahmefällen wird auch einmal ein Unfallzusammenhang zu bejahen sein. Eindeutig liegen die Dinge, wenn gleichzeitig eine knöcherne Verletzung der Wirbelsäule vorhanden ist. *Göcke* und *Lob* haben auf die wichtige Mitwirkung der Bandscheibe, ihre Sprengwirkung, bei der Entstehung von Wirbelbrüchen ausdrücklich hingewiesen. Eine isolierte Bandscheibenverletzung ist jedoch die Seltenheit und nur für einen Mechanismus ist eine solche Auslösung einigermaßen häufig zu bejahen. *Lob* konnte bei experimentellen Überstreckungsversuchen an der Wirbelsäule isolierte Bandscheibeneinrisse erzeugen. Wir verweisen in diesem Zusammenhang auf unseren Seite 265 zitierten Fall eines Fußballers hin, der eine Hyperlordosierungsverletzung erlitt. Im übrigen ist aber noch zu wenig über die typischen Mechanismen bekannt, die mit einiger Wahrscheinlichkeit zu Bandscheibenverletzungen führen.

In diesem Zusammenhang sei an den Fall von *Kocher* 1896 erinnert sowie an die beiden Sektionsbeobachtungen von *Gräff*. Bei diesen liegen schwere Traumen der Halswirbelsäule vor, ein Kopfsprung in seichtes Wasser mit einer Luxation zwischen vierten und fünften Halswirbel bzw. Sturz auf den Kopf mit Commotio und Vorfall der unteren Halsbandscheibe. Die Frage, ob eine Bandscheibenerkrankung als Berufskrankheit angesehen werden kann, ist nach dem bisher vorliegenden Material noch nicht zu entscheiden. Für den Meniskusschaden sind bestimmte berufliche Belastungen als typisch erwiesen worden, so daß nach *Andreesen, Bürkle de la Camp, Magnus* von ärztlicher Seite keine Bedenken für die Anerkennung als Berufskrankheit bestehen. Bei der Bandscheibenerkrankung liegen die Verhältnisse wesentlich schwieriger. Untersuchungen an Bergarbeitern, Tiefbauarbeitern, landwirtschaftlichen Arbeitern würden in erster Linie Hinweise ergeben, doch sei an die verhältnismäßig große Erkrankungsziffer auch nicht körperlich Arbeitender erinnert.

Großzügiger dürfte die Handhabung bei der Beurteilung einer Wehrdienstschädigung sein, die heute noch von praktischer Bedeutung ist, Waffengattung, Dauer der Dienstzeit, Beginn im jugendlichen Lebensalter, sind Faktoren, die verwertet werden können.

Q. Zur Frage der Neuritis und der Schmerzentstehung.

Eine Erörterung der Neuritisfrage unter Einbeziehung der beim Bandscheibenvorfall gewonnenen Erkenntnisse gehört auch in den Rahmen einer chirurgischorthopädischen Abhandlung. Ist es doch — abgesehen von den aus verständlichen Gründen seltenen autoptischen Zufallsbefunden — zum ersten Male möglich, den Boden der Theorie zu verlassen und bioptische Befunde, anatomische Präparate vorzulegen, die, wenn erst in genügender Anzahl vorhanden, eine

---

[1] Wir übersehen 50 selbstverfaßte Gutachten zur Klärung der Zusammenhangsfrage und kamen zu folgenden Entscheidungen: 44 Ablehnungen des Unfallzusammenhanges, 5 Fälle von Verschlimmerung durch das Unfallereignis. Nur einmal konnte ein ursächlicher Zusammenhang begründet werden.

Klärung des auch praktisch wichtigen Problems herbeiführen können. Es handelt sich insbesondere um die Fragestellungen, ob und wie häufig die primäre Neuritis überhaupt vorkommt, wie sich die gegenseitigen Beziehungen zwischen Bandscheibenvorfall und Affektion des Nerven gestalten bzw. ob der Bandscheibenvorfall etwa lediglich eine Erscheinung der gleichen Noxe, beispielsweise einer rheumatischen ist. Auffallenderweise ist man an diesen Fragen auch in zusammenfassenden chirurgischen Bearbeitungen entweder völlig oder doch weitgehend vorbeigegangen. Von neurologischer Seite haben die vertebralen Verhältnisse demgegenüber erst neuerdings stärkere Beachtung gefunden (*Laubenthal*).

Damit lebt erneut der alte chirurgisch-neurologische Streit über die Rolle der mechanisch bedingten Ischialgie gegenüber der primären Neuritis auf. Offensichtlich neigt sich die Waagschale aber mehr und mehr zugunsten der chirurgischen Ansicht. Es wird eine Aufgabe der Zukunft sein, nun nicht von einem Extrem in das andere zu verfallen, sondern zu versuchen, die abweichenden Meinungen, die ja doch sämtlich ihre Begründung gefunden haben, gegeneinander abzuwägen. Es ist heute nicht mehr haltbar, die mechanische, vorfallbedingte Ischias grundsätzlich abzulehnen, bzw. manchmal verzweifelt erscheinende Versuche zu machen, die absolute Vorherrschaft der primären Neuritis doch noch aufrecht zu erhalten. Andererseits aber, das mag vorausgreifend bereits gesagt werden, reichen die bis heute erhobenen Befunde noch nicht aus, um die Neuritis bisheriger Auffassung völlig ad Acta zu legen, wie es *Kuhlendahl* u. a. offenbar anstreben. Es handelt sich wohlgemerkt bei unseren Betrachtungen grundsätzlich um die chronisch rezidivierende Ischias, nicht um die kaum bestrittene Polyneuritis und Neuritis bei klar auf der Hand liegenden Infektionen und Intoxikationen (Diphtherie, Impfung, Blei, Arsen usw.), die aber klinisch meist ganz anders zu verlaufen pflegt.

Für die hier zu diskutierende „Neuritis Lumbosacralis" wurde bisher die rheumatische, infektiös-toxische Genese in den Vordergrund gestellt. Von *Pette* und *Bannwarth* in erster Linie die allergische über den Weg der serösen Entzündung. Sie erklären auf diese Weise sowohl die Dissoziation albumino-cytologique im Liquor wie die histologischen Befunde an den Wurzel und Ganglien. *Pette* hat noch 1942 in seiner monographischen Darstellung der akut entzündlichen Nervenerkrankungen diese Ansicht als einheitliche Genese der Neuritis dargestellt, was zweifellos aber nur für einige Formen zutreffend sein dürfte wie nach Seruminjektionen, gastrointestinalen Intoxikationen u. a. m. Die Rolle der Wirbelsäule wird überhaupt abgelehnt, die Bandscheibenerkrankung nicht einmal erwähnt[1].

Im engeren Sinne liegen die Symptome einer Wurzelischias vor, nach vorherigen französischen Arbeiten in Deutschland zuerst durch *Stursberg* bekanntgeworden, wenn man die klinische Einteilung in radikuläre und funikuläre (*Sicard*) bzw. intra-paravertebrale, intra-pelvine und periphere Formen (*Bing*) zugrunde legt. Es darf hier angeführt werden, daß wir uns abgesehen von den symptomatischen Formen in keinem Falle unseres Krankengutes, bei dem die radikuläre Affektion unwahrscheinlich war, von dem funikulären Sitz der Schädigung überzeugen konnten, so daß gegenüber deren Vorkommen überhaupt, also der genuinen peripheren Ischiasneuritis, größte Skepsis am Platze ist.

Unsere Fragestellung konzentriert sich nunmehr auf die Trennung der Radiculitiden. Wenn man die Symptomatik in den neurologischen Handbüchern (*Wexberg, Pette*) nachliest, so ist die Übereinstimmung mit dem Syndrom des Bandscheibenvorfalles so ausgesprochen, daß man eine diesbezügliche Genese anzunehmen geneigt ist. Gilt das aber nun für alle Formen ?

---

[1] In neuester Zeit ist *Pette* allerdings zu einer weitgehenden Revision seiner damaligen Ansichten gelangt.

Klar liegen die Verhältnisse, wenn ein großer Vorfall deutlich sichtbar die Wurzel abhebt, komprimiert, wenn nach der Operation der schmerzgeplagte Kranke schlagartig beschwerdefrei wird und bleibt. An der primären Rolle der mechanischen Verhältnisse haben auch namhafte Neurologen wie *Laubenthal* keinen Zweifel. Andere hingegen (*Bannwarth*, *Pette*, *Ewald*) sehen auch hierbei die Wurzel als „neuritisch" erkrankt an und messen dem Bandscheibenvorfall nur die Rolle eines Lokalfaktors bei, die latent erkrankte Wurzel werde erst klinisch krank, wenn ein Vorfall hinzukomme. Diese Deutung will den wichtigen Einwand entkräften, warum ausgerechnet die Wurzeln im Bereiche der beiden letzten Bandscheiben in so erdrückender Häufigkeit befallen sind und noch dazu meist einseitig. Für die rheumatische und fokaltoxische Genese haben wir trotz Berücksichtigung dieser Möglichkeit keinen praktisch verwertbaren Anhalt finden können. Bei welchem erwachsenen Menschen findet man nun aber nicht einen Fokus, beispielsweise ein Zahngranulom? Die Myalgien sind nicht rheumatisch sondern radikulär oder statisch! Bei unseren fachneurologisch kontrollierten Patienten wurde mehr mals die Diagnose „Polyneuritis" gestellt auf Grund schmerzhafter Nervenverläufe in der Bizepsfurche, am Plexus brachialis usw. Abgesehen von dem erwähnten, von *Wanke* beschriebenen gleichzeitigen Vorkommen von Lumbago- und Skalenus-Syndrom ist die Auslösung derartiger Schmerzpunkte bei den meist sehr labilen Patienten sehr täuschend. Wir selbst konnten uns nicht in jedem Falle von einer diagnostischen Bedeutung derartiger Befunde überzeugen. Wenn *Ewald* anführt, daß man für die Brachialgien, Interkostalneuralgien die neuritische Genese anerkenne, für die Beinneuralgien aber ablehne, so ist dem entgegenzuhalten, daß wir keinesfalls die Zervikobrachialneuralgien als ausschließlich oder auch nur überwiegend primär entzündlich oder gar allergisch bedingt ansehen, sondern uns bemühen, auch hier die sekundären meist mechanisch ausgelösten Formen infolge Erkrankungen der Halswirbelsäule, Variationen der Abschnittsgrenzen, Prozessen am Schultergürtel zahlenmäßig immer mehr in den Vordergrund zu stellen. Daß es, wie *Andrae* besonders an der Brustwirbelsäule feststellte, klinisch latente Vorfälle gibt, liegt an anatomischen Gegebenheiten, beispielsweise am kurzen horizontalen extraduralen Wurzelverlauf, an fehlender anatomischer Beziehung zwischen Nerv und Bandscheibe. Die mechanischen Bedingungen und Einwirkungen sind nicht zu übersehen. Wir hatten oft genug Gelegenheit, mehrere freigelegte Wurzeln auf ihre Druckschmerzhaftigkeit hin zu prüfen, fanden dieses wichtige Zeichen jedoch immer nur bei gleichzeitigem Vorfall oder nur an einer Wurzel und konnten uns niemals von einer latent „neuritisch" erkrankten Nachbarwurzel ohne Vorfall überzeugen. Käme das vor, müßte ja entsprechend den anatomischen Untersuchungen von *Deutsch*, *Bragard* ein Dehnungsschmerz auch schon vor Entstehung eines Vorfalles auszulösen sein. Es ist nicht einzusehen, warum diese Dinge unnötigerweise durch Annahme mehrerer Noxen kompliziert werden sollen. Bei dem noch nicht ausreichenden Beobachtungsgut ist zuzugeben, daß es Fälle geben mag, bei denen die Kombination Bandscheibenvorfall-Neuritis infektiös toxischer Art vorkommen mag, am ehesten noch in dem Sinne, daß die mechanische Schädigung den Boden für eine bevorzugte Ansiedlung neuritischer Vorgänge abgeben mag. In der Regel ist die bandscheibenbedingte Ischialgie jedoch keine Neuritis Lumbosacralis in diesem Sinne, sondern eine monoradikuläre mechanische Wurzelaffektion. Mit Recht spricht ein französischer Autor (*Mouchet*) von der „Grablegung des Begriffes der rheumatischen essentiellen Ischias."

Dennoch versucht *Ewald* auch in der deutschen Literatur eine Synthese der rheumatischen und mechanischen Bedingungen aufrecht zu erhalten. Es komme danach im quellfähigen Bandscheibengewebe zur serös-hyperergischen entzündlichen Durchtränkung, bei mechanischer Beanspruchung bei dem nunmehr erhöhten Innendruck zur Sprengung des Anulus

fibrosus. Läßt dann die „allergische Nervenentzündung" nach, trete auch der Vorfall wieder zurück. Das gelbe Band reagiere gleichermaßen mit entzündlich reaktiver Verdickung. Nerven- und Liquorveränderungen beruhen auf gleichlaufenden Reaktionen[1].
Noch einen Schritt weiter geht *Thiébaut*. Nach ihm ist alles Geschehen primär rheumatisch. Muskelspasmen, statische Veränderungen sind sekundär. Der Vorfall ist danach geradezu die Folge der Ischiasneuritis, könne nunmehr aber durch zusätzliche mechanische Einwirkung das Leiden im Sinne eines Circulus vitiosus verschlimmern.

Wiederum wäre es auffällig, warum gerade ganz bestimmte Wurzeln isoliert erkranken sollten. Der jeden morphologischen Beweises entbehrenden Hypothese der entzündlich rheumatischen Erkrankung halten wir zunächst unsere pathologisch-anatomischen Ausführungen entgegen. *Ewald*s Frage, ob der Inhalt des vorgefallenen Gewebes in jedem Falle untersucht worden ist, können wir bejahend beantworten und auf das völlige Fehlen histologischer Veränderungen verweisen, die der von ihm u. a. vorgetragenen Deutung entsprechen, sowie auf die zahllosen Befunde von *Schmorl* und seinen Schülern, die die mechanisch-degenerative Entstehung der Osteochondrose genügend erhärtet haben dürften. Ein so erfahrener Kenner wie *Güntz* hat in unserem Material die völlige Abwesenheit entzündlicher Veränderungen bestätigen können. Die Osteochondrose beginnt nicht mit Quellung sondern mit Flüssigkeitsverlust. Das Ödem entsteht im Zuge der degenerativen nekrotischen Prozesse sowie im reaktiv ansprechenden Gewebe der Umgebung und ist zwanglos mechanisch zu erklären. Die Erfolge sog. antirheumatischer Therapie beruhen auf einer Gefäßwirkung und sind unspezifisch. Wie bereits erwähnt, sind auch die Liquorveränderungen des Syndromes von *Guillain-Barré* kein Beweis für die entzündliche Natur der Wurzelerkrankung sondern lediglich ein Zeichen für eine solche überhaupt. Es handelt sich um eine Plasmatranssudation aus den Gefäßen, die bei mechanischer Stauung über Kreislaufstörungen — als grobes Zeichen einer solchen lernten wir bereits die venöse Abflußbehinderung kennen, die „Varikose" — über Stromverlangsamung, Liquordiapedese (*Ricker*) zu verstehen ist. In der gleichen Richtung liegen die Veränderungen im umgebenden Hofgebiet.

Besonders schwierig ist die Deutung der Vorgänge bei Annahme eines intermittierenden, verborgenen, im Augenblick der Operation offenbar zurückgeschlüpften Vorfalles. Wenn man in jedem solchen Grenzfalle einen solchen Mechanismus annimmt, entzieht man natürlich einer Kritik jeden Boden. Um so wichtiger ist es, gerade bei diesen Fällen morphologische, histologische Befunde beizubringen, um auch hier die entzündliche Wurzelaffektion abzugrenzen. Bis heute ist eine Entscheidung noch nicht mit Sicherheit zu fällen. Das Vorhandensein einer degenerierten Bandscheibe spricht offenbar gegen eine primäre Neuritis. Im reaktiv veränderten periduralen Gewebe, geschweige denn im gelben Band, fanden wir niemals Entzündung.

Die entscheidenden Veränderungen müssen wir in der Wurzel selbst suchen und sind daher bemüht gewesen, soweit technisch möglich, entsprechende Präparate bei unseren Wurzeldurchtrennungen zu gewinnen.

Die makroskopischen Veränderungen wie Adhaerenz der Wurzel an der Nachbarschaft, periradikuläre Prozesse habe mehrmals Erwähnung gefunden. Die Wurzel erscheint häufig verdickt, wobei aber auf 2 Täuschungsmöglichkeiten hinzuweisen ist, Auf eine abgeplattete über einem Vorfall reitende Wurzel sowie auf die normalerweise dickere S 1-Wurzel. Ein Vergleich zweier benachbarter Wurzeln verdeutlicht diese Unterschiede.
Histologische Nervenbefunde mit dem Bilde einer Neuritis sind durchaus bekannt, es trifft nicht zu, wie mancherseits behauptet wird (*Symons*), daß noch niemand einen derartig veränderten Ischiasnerven gesehen hat. Es sei an die Mitteilungen von *Klinge, Köppen Krücke*

---

[1] In einer kürzlich erschienenen Arbeit von *Habermann* aus der Göttinger Klinik hat sich allerdings die Stellungnahme wesentlich geändert und entspricht größtenteils der unsrigen. *Habermann* spricht von einer „symptomatischen Lumbosacralneuralgie".

und vor allem von *Döring* erinnert, der im Spinalganglion lymphozytäre Infiltrationen sah sowie an die Befunde von *Holmes* und *Sworn* beim Bandscheibenvorfall.

Wir selbst konnten 9 Wurzelpräparate untersuchen[1], 5 bei Bandscheibenvorfall (2 nicht entfernbare, 3 versehentliche Wurzelverletzungen) und 4 bei negativen Bandscheibenfreilegungen, jedoch isoliert exzessiv schmerzhafter Wurzel.

Aus der ersten Gruppe ist vor allem eine intradurale auf einem Vorfall adhaerente und arachnitisch verklebte Wurzel erwähnenswert. Es fanden sich Lympho- und leukozytäre Zellanhäufungen im Nervengewebe, Fibroblasten. In einem zweiten Falle einer an einem Totalsequester verbackenen Wurzel sah man deutliche zellige Reaktionen perineural im Gebiete der Wurzelscheiden, an der Nervensubstanz selbst keine Veränderungen. In den übrigen 3 Fällen waren weder zellige Reaktionen noch besondere Veränderungen bei Spezialfärbungen der Markscheiden, der Nervenfasern bzw. bei der Fettfärbung erkennbar.

In 2 Fällen der zweiten Gruppe war das histologische Bild ebenfalls normal, obwohl es sich auch hier um die klinisch erkrankte Wurzel handelte, wurden doch die Patienten postoperativ sofort beschwerdefrei. Einmal fehlten zwar jede entzündlich- zelligen Erscheinungen, fanden sich aber Veränderungen der Nervenfasern im Sinne kolbiger Auftreibung und Aufquellung bei negativem pathologischen Fett.

Hochgradige pathologische Prozesse wies jedoch eine schon makroskopisch als erkrankt erkennbar narbig verbackene Wurzel auf. Der motorische und sensible Anteil waren völlig mit der Durascheide verwachsen, die Wurzel verdickt und verhärtet. Das histologische Bild (Abb. 44) zeigt ein zellreiches und gefäßreiches Bindegewebe, das die Nervenkabel ausein-

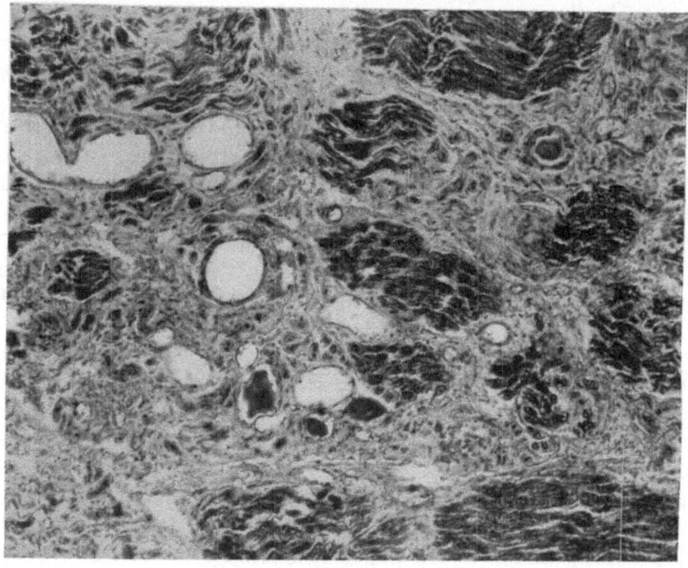

Abb. 44 (s. Text).

andergedrängt hat. Teile des Spinalganglions sind sichtbar. Die Gesamtheit der Veränderungen sind als sklerosierendes Ödem zu bezeichnen, ein Bild, das infolge mechanischen Reizes, mechanisch bedingter Durchblutungsströmungen entstanden ist.

Wir finden also an den Wurzeln neben völlig negativen Befunden auch solche, die wenigstens im pathologisch-anatomischen Sinne dem Bilde einer „Entzündung“ zugeordnet werden können. Die Verwirrung entsteht erst dadurch, daß man diesen morphologischen Veränderungen klinisch eine bestimmte infektiöse, toxische usw. Ätiologie zuordnet und damit außer Acht läßt, daß es nicht erlaubt ist, aus dem gleichen Erscheinungsbild auf die Einheitlichkeit der Ätiologie und auch der Pathogenese zu schließen. Die gesamten positiven Wurzelbefunde wie zellige Reaktionen, Bindegewebswucherung, wie sie auch *Holmes* und *Sworn, Malmros*

---

[1] Die Durchsicht der Präparate verdanken wir größtenteils Herrn Prof. *Creutzfeldt,* Direktor der Univ. Nervenklinik, zum Teil Herrn Priv. Doz. Dr. *Patzelt,* Oberarzt am pathologischen Institut.

mitteilen, das Ödem (sog. seröse Entzündung) sind genau so Folge mechanischer wie auch anderweitiger Schädigung möglicherweise einmal infektiöser, fokaltoxischer, allergischer oder rheumatischer. Daß es so ist, kann aus dem histologischen Bilde bezüglich der primären Neuritis keinesfalls abgeleitet werden, wohl aber sprechen die gleichen Befunde bei einem Bandscheibenvorfall für die sekundäre, mechanisch bedingte Auslösung. Der Beweis für die Richtigkeit der Ansichten über die Entstehung der primären monoradikulären, zu rezidivierender Lumbago-ischias führenden Ischiasneuritis ist noch nicht geführt worden. Sie völlig abzulehnen, ist aber heute noch nicht statthaft, ehe nicht eine größere Anzahl objektiver Befunde vorliegen.

Wenn es auch schwer oder gar unmöglich ist, die Häufigkeitsverhältnisse exakt gegeneinander abzugrenzen, sind wir doch der Auffassung und glauben uns auf Grund eines mehrere Hunderte umfassenden Beobachtungsgutes zu der Ansicht berechtigt, daß die primäre Neuritis die Seltenheit ist, daß selbst bei vorsichtiger Schätzung etwa 80% der Fälle bandscheibenbedingt oder zumindest vertebral ausgelöst und damit sekundär sind. Die These von einer Hundertprozentigkeit ist wie immer in der Biologie gefährlich.

Strittig ist die Frage des Zusammenhanges der reinen Lumbago ohne Ischias mit Bandscheibenvorfällen. Daß ein solcher vorkommt, geht neben operativen Befunden (6% bei *Love* und *Walsh*, auch einem eigenen geheilten Fall) daraus hervor, daß ja oftmals die rezidivierende Lumbago einer Ischias jahrelang vorausgeht. Die extreme Ansicht von *Cyriax* u. a. besteht sicherlich nicht zu Recht, wonach jede Lumbago grundsätzlich auf einem beginnenden Bandscheibenvorfall beruhen soll, es hieße das, die Rolle der kleinen Gelenke, der Muskulatur usw. zu unterschätzen.

Überhaupt gibt die Art der Schmerzentstehung noch mancherlei Rätsel auf. Die Befunde von *Roofe* über Schmerzfasern im hinteren Lamellenring bedürfen noch der Bestätigung, können aber dann eine Erklärung für den Lumbagobeginn abgeben. Nach *Waldenström* kann ein beginnender Vorfall zunächst eine partielle Schädigung der Wurzel hervorrufen, wobei zuerst nur die in der Peripherie gelegenen Schmerzfasern für die Rückenmuskulatur betroffen werden. Es sind ja immer diejenigen Muskelgruppen akut erkrankt, die zum Versorgungsgebiet der irritierten Wurzel gehören, ein Zeichen für die in diesen Fällen radikuläre Auslösung der Myalgie. Die afferenten Schmerzimpulse führen zu einer Reizung der Vorderhornzellen und auf diesem Wege zum schmerzhaften Spasmus. Durch gleiche partielle Schädigung ist auch die verschiedene Stärke der Ausstrahlung, die verschiedene Ausbreitung sensibler und motorischer Ausfälle zu deuten, beispielsweise die unvollständigen Dermatome. Die zeitlich wechselnde Schmerzhaftigkeit beruht auf verschiedener anatomischer Lage und Größe des Vorfalles bzw. Zunahme und Abklingen reaktiver Veränderungen. Das Vorkommen von Spontanheilungen kann auf Resorption vorgefallenen Gewebes, auf dessen organisatorischer Verkleinerung, Gewöhnung des Nerven an die neue Lage, Wanderung des Vorfalles sowie auf Untergang der Schmerzfasern beruhen, wobei im letzteren Falle die neurologischen Symptome auch' bei Beschwerdefreiheit weiterbestehen, wie wir es gerade bei der Spondylolisthesis nachweisen konnten.

Die bisherige Auffassung über die primäre Neuritis bedarf bei der chronisch rezidivierenden Lumbago-Ischias einer grundlegenden Revision. Die von chirurgisch-orthopädischer Seite seit langem vertretene Ansicht der überwiegend sekundären Formen hat ihre weitgehende Bestätigung erhalten, und es ist bisher noch nicht mit Sicherheit erwiesen, in welcher Häufigkeit überhaupt die primäre „Ischiasneuritis" von Bedeutung ist. Für das operative Vorgehen ist die Differenzierung insofern von geringerer praktischer Bedeutung, als auch die evtl. neuritischen monoradikulären Erkrankungen bei strenger Indikation chirurgischer Behandlung zugänglich sind.

Berechtigt sind lediglich die Einwände gegen eine zu freigebige Indikationsstellung, da eine endgültige Beurteilung der Folgen des Eingriffes an Bandscheibe und Wurzel mit nachfolgenden narbigen Veränderungen noch nicht mit genügender Sicherheit möglich ist. Wir sind überzeugt und der Auffassung, daß die Auswahl der zu operierenden Fälle gerade wegen dieses Unsicherheitsfaktors bezüglich des zu erwartenden Operationsbefundes bzw. der im größeren Prozentsatz verbleibenden Restsymptome in Zukunft eine noch strengere sein wird, als sie selbst in dem in dieser Abhandlung vorgelegten eigenen Material bisher gewesen ist.

R. Anhang.
I. Thorakaler Bandscheibenvorfall.

Im pathologisch-anatomischen Material sind kleine, meist sehr harte Bandscheibenausstülpungen nach *Andrae* und auch nach unseren Erfahrungen in der Brustwirbelsäule nicht selten, während über die klinische Bedeutung bisher nur wenig bekannt ist. Nachdem schon *Key* 1838 einen solchen thorakalen Fall zwischen D 10—11 beschrieben hatte, sind weitere von *Ferens, Hellmer, Klinge, Antoni-Olivecrona, Liedberg* und *Zielke* veröffentlicht worden, zumeist mit den klinischen Erscheinungen eines Tumors. Wegen der Seltenheit des Vorkommens sei ein eigener unter der Diagnose eines Rückenmarkstumors operierter Fall mitgeteilt, der uns von der Medizinischen Universitäts-Klinik überwiesen wurde und sich durch einige Besonderheiten auszeichnet.

Die 68jährige Patientin bemerkte seit 6 Jahren eine zunehmende Lähmung des rechten Fußes, die 3 Jahre später auch auf die linke Seite, schließlich auf die Tätigkeit der Blase und des Mastdarmes überging.

Bei der Untersuchung fand sich ein unvollständiges Querschnittssyndrom vom 10. Dorsalsegment nach abwärts unter stärkerem Befallensein der rechten Seite. Besondere radikuläre Schmerzsymptome bestanden nicht. Im Liquor leichte Eiweißvermehrung.

Die Röntgen-Leeraufnahme zeigte eine diffuse Spondylosis, eine Verschmälerung mehrerer Bandscheiben in der Brustkyphose mit Deckplattenveränderungen. Im lumbalen Myelogramm lag ein partieller Stop zwischen D 10 bis 11 vor, nur an der linken Seite ein tropfenweises Vorbeifließen bei steiler Aufrichtung mit Beckenhochlagerung.

Operation: Laminektomie D 10 bis 12. Nach Eröffnung der Dura findet sich nirgends der erwartete Tumor, jedoch an der rechten Seite in Höhe der Bandscheibe D 10/11, eine umschriebene narbig weißliche Verfärbung des dort etwas indurierten Markes, in der Umgebung arachnitische Adhaesionen, Extradural in gleicher Höhe lag eine doppelhöckerige, knorpelharte Vorwölbung. Diese ging, wie histologisch bestätigt werden konnte, von der Bandscheibe aus. Es handelte sich um einen älteren Bandscheibenvorfall mit sehr harter Konsistenz und um eine knöcherne Lippenbildung der Wirbelkörperkanten. Die horizontal verlaufende Wurzel hatte keine anatomische Beziehung zum Vorfall.

Es lag hier ein jahrelang langsam zunehmendes unvollständiges, vorwiegend linksseitiges Querschnittssyndrom vor, ausgelöst durch einen thorakalen sekundär veränderten Bandscheibenvorfall mit erheblichen reaktiv-narbigen Veränderungen an Arachnoidea und Rückenmark. Der langen Anamnese entsprechend kam die entlastende Operation zu spät, um mehr als eine gewisse Aufhellung der Sensibilität zu erreichen. Infolge der fehlenden Beziehung zur Wurzel, der mehr paramedianen Lage bestanden niemals Wurzelerscheinungen, sondern sogleich Marksymptome.

Bei lateralem Sitz wäre das Bild einer Interkostalneuralgie zu erwarten. Über diese Zusammenhänge ist bisher kaum etwas bekannt, es wäre bei sehr hartnäckigen rezidivierenden Formen aber durchaus an die Möglichkeit zu denken.

Wie *Andrae* bei Sektionen, so fanden wir auch bei myelographischen Darstellungen der Brustregion kleine symptomlose Bandscheibenvorfälle nicht allzu selten. Es handelt sich hier um Nebenbefunde bei der Fahndung nach lumbalen Vorfällen. Abb. 19 gibt ein besonders eindrucksvolles Beispiel (s. auch den dazugehörigen Text S. 290).

II. Zervikale Vorfälle.

Die gleichen statisch mechanischen Ursachen, die an der unteren Lumbalregion für die Entstehung der Osteochondrose verantwortlich sind, gelten grundsätzlich auch für die nächst häufige Lokalisation, diejenige an der unteren Halswirbelsäule, zumeist der fünften und sechsten Zervikalbandscheibe. Bei der geringeren Masse der dortigen Bandscheiben, den engeren Raumverhältnissen des Wirbelkanals, dem schmalen Periduralraum sind es oftmals kleinere Vorfälle, die klinische Symptome hervorrufen und die sich je nach der Lage in zwei Hauptformen äußern.

1. Mit Marksymptomen, einseitig oder doppelseitig,

2. mit monoradikulären Symptomen bei lateralem Sitz.

Die erste Gruppe imponiert unter dem Bilde des extraduralen Tumors und soll hier nicht näher erörtert werden. Die Operationsindikation ist unbedingt gegeben, am besten mittels transduralen Zuganges. Derartige Fälle sind schon in früheren Jahren operiert und zumeist als Knorpeltumoren, Ekchondrosen gedeutet worden (*Küttner, Adson, Bucy* u. a.). 1928 konnte *Stookey* bereits 7 Fälle, 1936 *Hawk* 16 Fälle mit richtiger Deutung zusammenstellen. In der deutschen Literatur ist der Fall von *Kortzeborn* (1930) zuerst bekannt geworden.

Diagnostisch schwieriger und in der operativen Anzeigestellung verantwortungsvoller sind die lateralen Vorfälle mit monoradikulären Symptomen. Ein eigener überaus typischer Fall (von Prof. Dr. *Jansen*, Husum, überwiesen) wurde erfolgreich operiert[1].

Eine 40jährige Lehrerin erkrankt vor $\frac{1}{2}$ Jahr an langsam zunehmenden Schmerzen, vom Nacken bis in den Oberarm ziehend. Kein Trauma, aber Zunahme nach Turnunterricht. Allmähliche Ausstrahlung in den Unterarm und die Hand. Taubes Gefühl im Zeigfinger und etwas auch im vierten und fünften Finger. Zunehmendes Schwächegefühl in der Hand. Verschlimmerung bei Hausarbeit, Umräumen, bei Husten und Niesen. Die Kopfneigung nach der kranken Seite ist sehr schmerzhaft. Es fand sich eine starke Fixierung der Halswirbelsäule, besonders der Hyperlordosierung, ein Klopfschmerz der unteren Dorne, leichter Skalenusdruckschmerz, stärkerer Plexusschmerz. Kopfneigung nach der gesunden Seite beschwerdefrei, nach der kranken Seite mit typischen ausstrahlenden Schmerzen. Preßsymptome positiv. Schultergelenke frei, keine Durchblutungsstörungen. 2 cm Atrophie am Ober- und Unterarm. Der Bizepssehnenreflex fehlt an der erkrankten Seite. Streifenförmiges hypaesthetisches Dermatom C 7 von der Ellbogengegend bis zum Zeigefinger, im Sinne einer Paraesthesie, vielleicht etwas auf C 8 übergehend. Im Liquor Nonne positiv, Pandy positiv, 5/3 Zellen, 33 mg% Eiweiß, in der Normomastixkurve Linkszacke bis VII im dritten Röhrchen, d. h. also ein positiver *Guillain-Barré*.

Im Röntgenbild Verschmälerung der Bandscheiben C 5 bis C 7 mit leichter Randwulstbildung. Die Schrägaufnahmen lassen keine Einengung der Zwischenwirbellöcher erkennen.

Operation: Freilegung des linken Halbbogens C 6 und C 7; mit einem kleinen Meißel wird der Zwischenbogenraum vorsichtig eröffnet und technisch ohne Schwierigkeiten der knöcherne Bogen C 6 stärker, C 7 sparsamer eingekerbt. Das Lig. flavum ist überaus dünn. Bei gutem Überblick und nur geringer Medialverschiebung des Durasackes kommt sofort eine erbsgroße Vorwölbung zu Gesicht, die die siebente Zervikalwurzel nach abwärts verdrängt und keine Beziehung zum Mark selbst hat. Nach Inzision lassen sich 2 zusammenhängende Gewebsstücke entfernen.

In diesem Falle ist die monoradikuläre Kompression in überaus deutlicher Weise ausgeprägt. Es liegen weitgehende Parallelen zur Symptomatik der lumbalen Wurzelkompression vor. Die wichtigsten Punkte unter Berücksichtigung einiger für die Zervikalregion spezifischen sind die folgenden:

1. In der Vorgeschichte treten auch kleinere Traumen im allgemeinen weniger in den Vordergrund als in der Lumbalregion. Der Husten- und Niesschmerz pflegt geringer zu sein. Es besteht aber eine deutliche Abhängigkeit von der

---

[1] Von 4 weiteren inzwischen operierten Fällen, streng aus meistenteils konservativ sehr gut ansprechenden ausgewählt, ist ein verknöcherter Vorfall mit schwerer Einengung im Foramen intervertebrale bei einem 80-Jährigen bemerkenswert. Nach Durchtrennung der Wurzel trat schlagartige Heilung ein. In der deutschen Literatur hat sich neuerdings *Reischauer* besonders mit den zervikalen Vorfällen beschäftigt.

Kopfhaltung, beispielsweise von der nächtlichen Ruhelage und anderen mechanischen Faktoren.

2. Spontanschmerzen strahlen oftmals segmentär aus und haben z. T. kausalgiformen Charakter infolge Vorhandenseins sympathischer Fasern in den unteren Zervikalwurzeln. Angina pektoris-ähnliche Bilder sind nicht selten beschrieben worden und wurden auch von uns beobachtet.

3. Seitens der WS. abnorme Gradhaltung bis zur Kyphose, Fixierung, Klopfschmerz. Ausstrahlender Schmerz bei Kopfneigung zur erkrankten Seite infolge Raumbehinderung im lateralen Wirbelkanal oder in den Zwischenwirbellöchern.

4. Neurologisch finden sich neben Myalgien besonders an der wichtigen Skalenusgruppe Neuralgien, segmentäre Atrophien, typische Dermatome (vgl. Abb. 14), sowie Reflexanomalien, die hinsichtlich des Trizeps — (C 7/8) und Bizepssehnenreflexes (C 5/6) lokalisatorische Bedeutung haben.

5. Röntgenologische Bandscheibenveränderungen sind offenbar häufiger vorhanden als an der LWS. Vor allem spielt aber wegen der besonderen Verhältnisse der dorsale Knochenanbau, die Spondylosis eine größere Rolle, da sie zur Einengung der Zwischenwirbellöcher führen können (*Thoma, Güntz*, neuerdings *Duus*). Schrägaufnahmen sind unerläßlich. Myelographische Befunde sind auch hier bei lateralen Vorfällen nicht zu erwarten.

6. Differentialdiagnostisch ist die Abgrenzung der Einengung im Foramen intervertebrale auch ohne gleichzeitigem Vorfall praktisch kaum möglich. Um so kleiner muß der Eingriff gestaltet werden, um so strenger die Indikation sein. Die Häufigkeitsverhältnisse zwischen Vorfall und knöcherner Einengung sind noch nicht bekannt, sicherlich aber ist es nicht richtig, wenn *Duus* den Vorfall noch nicht einmal erwähnt. Die operative Behandlung bei negativem Vorfallbefund steht noch im Anfangsstadium. Eigene Ergebnisse mit einer fixierenden Operation zweier Dornfortsätze sind noch nicht zu übersehen. — Die reine Dekompression kann erfolgreich sein, jedoch wird man gerade an der HWS. mit der Opferung eines Gelenkfortsatzes sehr zurückhaltend sein.

7. Die Abgrenzung Skalenussyndrom erfolgt durch den Dehnungsschmerz bei Kopfbeugung nach der gesunden Seite, durch Pulsdifferenzen, stärkere vasomotorische Störungen, die mehr diffusen neurologischen Ausfälle, schließlich durch den röntgenologischen Nachweis einer Verschiebung der Abschnittsgrenzen. Neuerdings hat *Janzen* auf eine häufige Asymmetrie des Gesichtes und der oberen Rumpfhälfte hingewiesen, Beobachtungen, die wir bei vielen Fällen von Skalenussyndrom bestätigen können.

Sicherlich aber gibt es nicht selten die Kombination Bandscheibenvorfall bzw. Zwischenwirbellocheinengung und Skalenussyndrom. Wir sehen in der Affektion der Zervikalwurzel (meist sind C 5 — C 7 befallen, d. h. deren Rami dorsales die auch die Muskel scaleni versorgen) eine der Ursachen des Muskelspasmus, wodurch es bei topographisch ungünstigen Verhältnissen in der Skalenuslücke zum zusätzlichen Ablauf der Erscheinungen des Skalenussyndroms kommen kann. Stehen diese ganz im Vordergrunde, so unterbrechen wir mit der Skalenotomie an dieser Stelle den Circulus vitiosus in operativ einfacher und gefahrloser Weise.

So konnten wir kürzlich eine Patientin behandeln, die einen deutlichen Bandscheibenprozeß zwischen C 5 bis 6 mit Einengung der Zwischenwirbellöcher hatte. Es bestand ferner eine ausgeprägte Halsrippe und ganz im Vordergrund des klinischen Bildes ein klassisches Skalenussyndrom wie es von *Wanke* eihgehend beschrieben worden ist. Wir haben lediglich die Skalenotomie durchgeführt, einen gegenüber einem Eingriff an der Halswirbelsäule viel kleineren Eingriff und erwarten eine weitgehende Besserung der Beschwerden, was allerdings nach unseren langjährigen Erfahrungen erst im Laufe einiger Monate einzutreten pflegt.

Über einen zweiten in vielerlei Hinsicht sehr interessanten Fall berichteten wir bereits auf Seite 350.